普通高等医学院校五年制临床医学专业第二轮教材（器官系统化教材）

U0265559

呼吸与泌尿系统

（供临床医学、预防医学及相关专业用）

总主编　姜希娟

主　编　谭俊珍　王　谦

副主编　夏　雷　赵舒武　赵　伟

编　者　（以姓氏笔画为序）

王　杰（天津中医药大学）　　　　王　彧（天津中医药大学）

王　谦（北京中医药大学）　　　　王　媛（山东中医药大学）

王炎炎（天津中医药大学）　　　　王媛媛（北京中医药大学）

刘建卫（天津中医药大学）　　　　刘超武（天津中医药大学）

刘慧敏（山东中医药大学）　　　　许蓬娟（天津中医药大学）

李虎虎（天津中医药大学）　　　　李姝玉（北京中医药大学）

杨　波（天津中医药大学）　　　　杨　琳（天津中医药大学）

张　帅（天津中医药大学）　　　　张少卓（天津中医药大学）

范思邈（天津中医药大学）　　　　周　涛（天津中医药大学）

赵　伟（天津中医药大学）　　　　赵舒武（天津中医药大学）

夏　雷（山东中医药大学）　　　　徐慧颖（长春中医药大学）

章明星（天津中医药大学）　　　　谭俊珍（天津中医药大学）

教材编委会秘书　杨　琳　许蓬娟

中国健康传媒集团

中国医药科技出版社

内 容 提 要

　　本教材是"普通高等医学院校五年制临床医学专业第二轮教材（器官系统化教材）"之一，全书以器官系统为中心，以呼吸系统与泌尿系统疾病为导向，按照"正常－异常－药物治疗"的模式，将与呼吸系统及泌尿系统相关的组织胚胎学、人体解剖学、生理学、病理学、病理生理学、药理学知识有机融合起来，遵循"三基、五性"的原则，将各学科有机融合，注重知识横向、纵向联系。在内容选取上，与国家执业医师资格考试接轨，参照最新的专家共识及诊治指南，体现了科学性、先进性和适用性。本教材为书网融合教材，即纸质教材有机融合数字教材、数字化教学服务（在线教学、在线作业、在线考试），从而使教材内容更加立体化、多样化，易教易学。

　　本教材主要供高等医学院校五年制临床医学、预防医学及相关专业师生教学使用。

图书在版编目（CIP）数据

　　呼吸与泌尿系统/谭俊珍，王谦主编．—北京：中国医药科技出版社，2022.12
　　普通高等医学院校五年制临床医学专业第二轮教材（器官系统化教材）
　　ISBN 978 - 7 - 5214 - 3682 - 2

　　Ⅰ.①呼… Ⅱ.①谭… ②王… Ⅲ.①呼吸系统疾病 - 诊疗 - 医学院校 - 教材 ②泌尿系统疾病 - 诊疗 - 医学院校 - 教材 Ⅳ.①R56 ②R69

　　中国版本图书馆 CIP 数据核字（2022）第 257851 号

美术编辑　陈君杞

版式设计　友全图文

出版　**中国健康传媒集团** | 中国医药科技出版社

地址　北京市海淀区文慧园北路甲 22 号

邮编　100082

电话　发行：010 - 62227427　邮购：010 - 62236938

网址　www. cmstp. com

规格　889×1194mm $\frac{1}{16}$

印张　16

字数　470 千字

版次　2022 年 12 月第 1 版

印次　2022 年 12 月第 1 次印刷

印刷　三河市万龙印装有限公司

经销　全国各地新华书店

书号　ISBN 978 - 7 - 5214 - 3682 - 2

定价　**69.00 元**

获取新书信息、投稿、为图书纠错，请扫码联系我们。

出版说明

为了贯彻《中共中央、国务院中国教育现代化2035》"加强创新型、应用型、技能型人才培养规模"的战略任务要求，落实《国务院办公厅关于加快医学教育创新发展的指导意见》，紧密对接新医科建设对医学教育改革的新要求，满足新时代医疗卫生事业对人才培养的新需求，中国医药科技出版社在教育部、国家药品监督管理局的领导下，通过走访主要院校对2016年出版的"全国普通高等医学院校五年制临床医学专业'十三五'规划教材"进行了广泛征求意见，有针对性的制定了第二版教材的出版方案，旨在赋予再版教材以下特点。

1.立德树人，融入课程思政

把立德树人贯穿、落实到教材建设全过程的各方面、各环节。课程思政建设应体现在知识技能传授中厚植爱国主义情怀，加强品德修养、增长知识见识、培养奋斗精神灌输，不断提高学生思想水平、政治觉悟、道德品质、文化素养等。医学教材着重体现加强救死扶伤的道术、心中有爱的仁术、知识扎实的学术、本领过硬的技术、方法科学的艺术的教育，培养医德高尚、医术精湛的人民健康守护者。

2.精准定位，培养应用人才

坚持体现《中共中央、国务院中国教育现代化2035》"加强创新型、应用型、技能型人才培养规模"的战略任务，落实《国务院办公厅关于加快医学教育创新发展的指导意见》中"立足基本国情，以服务需求为导向，以新医科建设为抓手，着力创新体制机制，分类培养研究型、复合型和应用型人才"的医学教育目标，结合医学教育发展"大国计、大民生、大学科、大专业"的新定位，注重人才培养应从疾病诊疗提升拓展为预防预防、诊疗和康养，以健康促进为中心，服务生命全周期、健康全过程的转变，精准定位教材内容和体系。教材编写应体现以医疗卫生事业需求为导向，以岗位胜任力为核心，以培养医工、医理、医文学科交叉融合的高素质、强能力、精专业、重实践的本科医学人才培养目标。

3.适应发展，优化教材内容

必须符合行业发展要求。构建教材内容结构，要体现医疗机构对医学人才在临床实践能力、沟通交流能力、服务意识和敬业精神等方面的要求；体现临床程序贯穿于教学的全过程，培养学生的整体临床意识；体现国家相关执业资格考试的有关新精神、新动向和新要求；注重吸收行业发展的新知识、新技术、新方法，体现学科发展前沿，并适当拓展知识面，为学生后续发展奠定必要的基础；满足以学生为中心而开展的各种教学方法的需要，充分发挥学生的主观能动性。

4.遵循规律，注重"三基""五性"

遵循教材规律。针对普通高等医学院校本科医学类专业教学需要，教材内容应注重"三基"（基本知识、基础理论、基本技能）、"五性"（思想性、科学性、先进性、启发性、适用性）；内容成熟、术语规范、文字精炼、逻辑清晰、图文并茂、易教易学；注意"适用性"，即以普通高等学校医学教育实际和学生接受能力为基准编写教材，满足多数院校的教学需要。

5.创新模式，提升学生能力

加强"三基"训练，着力提高学生分析问题和解决问题的能力。在不影响教材主体内容的基础上要保留"案例引导""学习目标""知识链接""目标检测"模块，去掉知识拓展模块。进一步优化各模块的内容，培养学生理论联系实践的实际操作能力、创新思维能力和综合分析能力；增强教材的可读性和实用性，培养学生学习的自觉性和主动性。

6.丰富资源，优化增值服务内容

搭建与教材配套的中国医药科技出版社在线学习平台"医药大学堂"（数字教材、教学课件、图片、视频、动画及练习题等），实现教学信息发布、师生答疑交流、学生在线测试、教学资源拓展等功能，促进学生自主学习。

本套教材凝聚了省属院校高等教育工作者的集体智慧，体现了凝心聚力、精益求精的工作作风，谨此向有关单位和个人致以衷心的感谢！

尽管所有参与者尽心竭力、字斟句酌，教材仍然有进一步提升的空间，敬请广大师生提出宝贵意见，以便不断修订完善！

普通高等医学院校五年制临床医学专业第二轮教材

建设指导委员会名单

主 任 委 员　樊代明

副主任委员　（以姓氏笔画为序）

于景科（济宁医学院）　　　　　王金胜（长治医学院）

吕雄文（安徽医科大学）　　　　朱卫丰（江西中医药大学）

杨　柱（贵州中医药大学）　　　吴开春（第四军医大学）

何　涛（西南医科大学）　　　　何清湖（湖南医药学院）

宋晓亮（长治医学院）　　　　　郑金平（长治医学院）

唐世英（承德医学院）　　　　　曾　芳（成都中医药大学）

委　　　员　（以姓氏笔画为序）

于俊岩（长治医学院附属和平　　于振坤（南京医科大学附属南京
　　　　　医院）　　　　　　　　　　　　明基医院）

马　伟（山东大学）　　　　　　丰慧根（新乡医学院）

王　玖（滨州医学院）　　　　　王伊龙（首都医科大学附属北京天坛医院）

王旭霞（山东大学）　　　　　　王育生（山西医科大学）

王桂琴（山西医科大学）　　　　王雪梅（内蒙古医科大学附属医院）

王勤英（山西医科大学）　　　　艾自胜（同济大学）

叶本兰（厦门大学医学院）　　　付升旗（新乡医学院）

朱金富（新乡医学院）　　　　　任明姬（内蒙古医科大学）

刘春杨（福建医科大学）　　　　闫国立（河南中医药大学）

江兴林（湖南医药学院）　　　　孙国刚（西南医科大学）

孙思琴（山东第一医科大学）　　李永芳（山东第一医科大学）

李建华（青海大学医学院） 李春辉（中南大学湘雅医学院）

杨　征（四川大学华西口腔医 杨少华（桂林医学院）
　　　　学院） 杨军平（江西中医学大学）

邱丽颖（江南大学无锡医学院） 何志巍（广东医科大学）

邹义洲（中南大学湘雅医学院） 张　闻（昆明医科大学）

张　敏（河北医科大学） 张　燕（广西医科大学）

张秀花（江南大学无锡医学院） 张晓霞（长治医学院）

张喜红（长治医学院） 陈万金（福建医科大学附属第一医院）

陈云霞（长治医学院） 陈礼刚（西南医科大学）

武俊芳（新乡医学院） 林友文（福建医科大学）

林贤浩（福建医科大学） 明海霞（甘肃中医药大学）

罗　兰（昆明医科大学） 周新文（华中科技大学基础医学院）

郑　多（深圳大学医学院） 单伟超（承德医学院）

赵幸福（南京医科大学附属 郝少峰（长治医学院）
　　　　无锡精神卫生中心） 郝岗平（山东第一医科大学）

胡　东（安徽理工大学医学院） 姚应水（皖南医学院）

夏　寅（首都医科大学附属北京 夏超明（苏州大学苏州医学院）
　　　　天坛医院） 高凤敏（牡丹江医学院）

郭子健（江南大学无锡医学院） 郭崇政（长治医学院）

郭嘉泰（长治医学院） 黄利华（江南大学附属无锡五院）

曹玉萍（中南大学湘雅二医院） 曹颖平（福建医科大学）

彭鸿娟（南方医科大学） 韩光亮（新乡医学院）

韩晶岩（北京大学医学部） 游言文（河南中医药大学）

数字化教材编委会

总主编　姜希娟
主　编　谭俊珍　王　谦
副主编　夏　雷　赵舒武　赵　伟
编　者　(以姓氏笔画为序)

王　杰 (天津中医药大学)	王　彧 (天津中医药大学)
王　谦 (北京中医药大学)	王　媛 (山东中医药大学)
王炎炎 (天津中医药大学)	王媛媛 (北京中医药大学)
刘建卫 (天津中医药大学)	刘超武 (天津中医药大学)
刘慧敏 (山东中医药大学)	许蓬娟 (天津中医药大学)
李虎虎 (天津中医药大学)	李姝玉 (北京中医药大学)
杨　波 (天津中医药大学)	杨　琳 (天津中医药大学)
张　帅 (天津中医药大学)	张少卓 (天津中医药大学)
范思邈 (天津中医药大学)	周　涛 (天津中医药大学)
赵　伟 (天津中医药大学)	赵舒武 (天津中医药大学)
夏　雷 (山东中医药大学)	徐慧颖 (长春中医药大学)
章明星 (天津中医药大学)	谭俊珍 (天津中医药大学)

教材编委会秘书　杨　琳　许蓬娟

PREFACE 前 言

国务院办公厅"关于加快医学教育创新发展的指导意见"国办发〔2020〕34 号文件指出，我国医学人才存在培养质量和创新能力亟待提高等问题。我们要"以新内涵强化医学生培养""培养医德高尚、医术精湛的人民健康守护者"。

当前，传统的以学科为基础的课程模式，因其存在基础知识重复讲授、理论知识与临床实践脱节等问题而慢慢被摒弃。以疾病为中心到以患者为中心的医学模式的转变，对医学人才提出了更高要求，敦促医学课程体系必须发生变革，因此更多的院校开展了课程整合，而相应整合教材的编写也被提上日程。

为了推动医学教育改革，我们着手编写器官系统化教材——《呼吸与泌尿系统》。本教材以"淡化学科，注重整合"为编写原则，突破经典教材编写的定式，引导学生灵活运用理论知识，逐步形成临床思维，继而提高解决临床问题的能力。本教材以器官系统为中心，以呼吸系统和泌尿系统疾病为导向，按照"正常 – 异常 – 药物治疗"的模式，将呼吸系统和泌尿系统相关的人体解剖学、组织胚胎学、生理学、病理学、病理生理学、药理学知识有机融合。实现结构与功能、正常与异常、宏观与微观、生理与病理、病理生理与药物治疗原理的有机结合，利于学生临床思维的培养。

本教材的内容编排和任务分工如下：第一章 呼吸系统大体结构由王媛媛负责，第二章 呼吸系统组织结构由王媛负责，第三章 呼吸的过程和原理由许蓬娟、张帅、徐慧颖负责，第四章 呼吸系统疾病的病理与治疗由王谦、李姝玉、张少卓负责，第五章 呼吸衰竭由王炎炎负责，附 呼吸系统三幕式病例分析由刘超武负责，第六章 泌尿系统的大体结构由刘建卫、章明星、赵伟负责，第七章 泌尿系统组织结构及其发生由赵舒武负责，第八章 泌尿系统的功能由谭俊珍、周涛、刘慧敏、范思邈负责，第九章 水、电解质代谢紊乱由夏雷负责，第十章 酸碱平衡紊乱由李虎虎、杨琳负责，第十一章 泌尿系统疾病由王谦、王杰负责，第十二章 肾功能不全由王彧负责，附 泌尿系统三幕式病例分析由杨波负责；杨琳、许蓬娟兼任编写秘书。教材中部分图片来自山东数字人科技有限公司。在此一并表示感谢！

本书主要供全国高等医药院校长学制和五年制临床及相关专业学生作教科书使用，同时也可供广大临床医师、执业医师考试、研究生考试和临床工作参考。

本教材内容经编委会确定，通过各自编写、修改初稿，交叉审稿，副主编、主编再审稿等环节，力求精益求精。尽管我们在编写过程中秉承严谨态度，但限于编者专业水平及医学学科的飞速发展，尤其是编写整合教材经验不足，如有不妥之处，敬请广大师生批评指正。

编　者
2022 年 9 月

目 录 CONTENTS

上篇　呼吸系统

下篇　泌尿系统

上篇　呼吸系统

第一章　呼吸系统大体结构

📖 学习目标

1. 掌握　呼吸系统的组成；喉的位置；喉腔的分部；气管的位置和组成；左右主支气管的形态差别；肺的形态、位置和分叶；胸膜和胸膜腔的概念；壁层胸膜的分部；胸膜和肺的体表投影。

2. 熟悉　上、下呼吸道的概念；喉软骨的组成及连结；纵隔的概念、分区。

3. 了解　鼻的分部、鼻旁窦及其开口位置；喉肌的作用。

呼吸系统（respiratory system）由呼吸道和肺组成（图1-1）。呼吸道包括鼻、咽、喉、气管和主支气管，临床上把鼻、咽、喉称为上呼吸道（upper respiratory tract），气管和主支气管及其分支称为下呼吸道（lower respiratory tract）。肺由肺内各级支气管、肺泡以及血管、淋巴管、神经等组成。呼吸系统的主要功能是进行气体交换，即吸入 O_2，呼出 CO_2。

⇒ 案例引导

临床案例　患儿，男，2岁，于入院前三天吞食花生米出现呛咳，家长自行拍背处理后症状缓解未予重视，后患者咳嗽加重并出现喘息，送院检查，X线提示右肺主支气管及右肺上叶支气管高密度，结合病史，考虑气管异物，行支气管镜取出。

讨论　1. 异物进入右肺的路径。

2. 如何避免吸入异物，尤其是幼儿？

3. 吸入异物后应如何处理？

第一节　呼吸道的大体结构

一、鼻

鼻（nose）分为外鼻、鼻腔和鼻旁窦。它既是呼吸道的起始部，又是嗅觉器官。

（一）外鼻

外鼻（external nose）以鼻骨和软骨为支架，外被皮肤和少量结缔组织。外鼻与额相连部称鼻根，

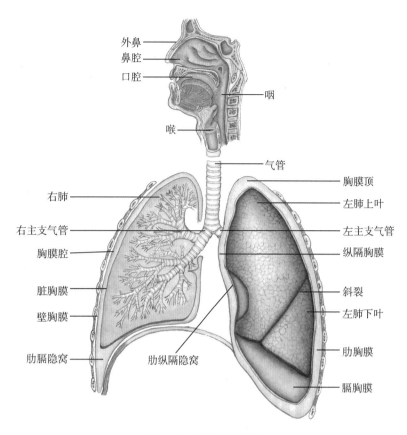

图1-1　呼吸系统概貌

向下延为鼻背，末端称鼻尖。鼻尖两侧的弧形隆起称鼻翼（nasal ala），呼吸困难的患者常有鼻翼扇动。从鼻翼向外下方至口角的浅沟为鼻唇沟（nasolabial）。鼻尖和鼻翼是痤疮和疖肿的好发部位。

（二）鼻腔

鼻腔（nasal cabity）是由骨和软骨围成的腔，内衬有黏膜，被鼻中隔分成左右两半，向前经鼻孔（nostril）与外界相通，向后经鼻后孔与咽相通。每侧鼻腔以鼻阈为界分为前下部的鼻前庭（nasal vestibule）和后部的固有鼻腔（nasal cavity proper）。鼻前庭由皮肤覆盖，生有鼻毛，有过滤和净化空气功能，因其缺少皮下组织，所以发生疖肿时疼痛剧烈。固有鼻腔外侧壁自上而下可见上、中、下鼻甲突向鼻腔，上、中、下鼻甲下方的腔分别为上、中、下鼻道（图1-2）。上鼻甲的后上方与鼻腔顶之间的陷凹为蝶筛隐窝。鼻中隔（nasal septum）由筛骨垂直板、犁骨和鼻中隔软骨及表面覆盖的黏膜构成，位置通常偏向一侧。其前下方血管丰富，外伤或干燥刺激均易引起出血，故称为易出血区（Little区）。位于上鼻甲内侧面与其相对的鼻中隔以上部分呈淡黄色的鼻黏膜称为嗅区（olfactory region），含有感受嗅觉的嗅细胞。鼻腔其余部分呈粉红色的黏膜称为呼吸区，内含丰富的血管和腺体。

（三）鼻旁窦

鼻旁窦（paranasal sinuses）为开口于鼻腔的含气空腔，包括额窦、筛窦、蝶窦和上颌窦（图1-3）。腔内衬以黏膜并与鼻腔黏膜相移行，可调节吸入空气的温度、湿度及在发音时起共鸣作用。额窦位于额骨体内，左右各一，开口于中鼻道。筛窦位于筛骨迷路内，依据窦口的部位将其分为前、中、后群。前、中群开口于中鼻道，后群开口于上鼻道。蝶窦位于蝶骨体内，被中隔分为左、右两腔，开口于蝶筛隐窝。上颌窦位于上颌骨内，是鼻旁窦中体积最大的一对，其开口位置高于窦底。

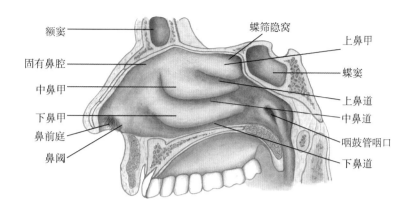

图1-2 鼻腔外侧壁（右侧）

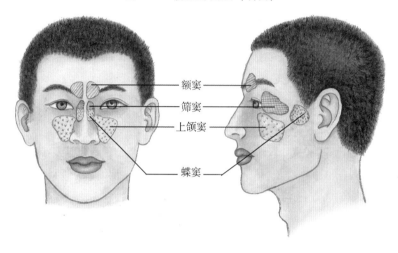

图1-3 鼻旁窦投影

二、喉

喉（larynx）由软骨、韧带、喉肌及喉黏膜构成，它不仅是呼吸管道，也是发音器官。其上界是会厌上缘，下界达环状软骨下缘。上经喉口与喉咽相通，下端借环气管韧带连接气管。成年人的喉在第3～6颈椎之间。喉的两侧是颈部血管、神经和甲状腺侧叶等。

（一）喉软骨

喉软骨是喉的支架，由甲状软骨、环状软骨、会厌软骨和杓状软骨等构成（图1-4）。

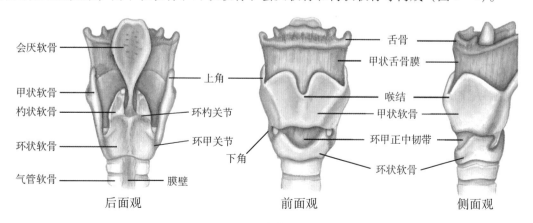

图1-4 喉软骨连结

1. 甲状软骨（thyroid cartilage）　是喉软骨中最大者，构成喉的前壁和外侧壁。由左右两个四边形软骨板组成。两板前缘愈着处形成前角，前角上端向前突出，称喉结（laryngeal prominence），成年男子尤为明显，为男性第二性征之一。喉结上方呈"V"形的切迹，称上切迹。板后缘游离并分别向上、下发出一对突起，称上角和下角。上角借韧带与舌骨大角连接，下角与环状软骨相关节。

2. 环状软骨（cricoid cartilage）　位于甲状软骨的下方，是喉软骨中唯一完整的软骨环。它由前部低窄的环状软骨弓和后部高阔的环状软骨板构成。软骨弓平对第6颈椎，是颈前部重要的体表标志。环状软骨对保持呼吸道畅通起重要作用，损伤后可发生喉腔狭窄。

3. 会厌软骨（epiglottic cartilage）　位于舌骨体后上方，上宽下窄呈叶状。下端借甲状会厌韧带连于甲状软骨前角内面上部。会厌软骨被覆黏膜称会厌（epiglottis），是喉口的活瓣，平时喉口保持开张状态，当吞咽时，在舌根后坠及喉上提的共同作用下，喉口即被会厌关闭，以防止食物和唾液误入喉腔。

4. 杓状软骨（arytenoid cartilage）　位于环状软骨板的上方，左右各一。杓状软骨底与环状软骨板上缘构成环杓关节，底向前伸出的突起称声带突，有声带附着；向外侧伸出的突起称肌突，为喉肌附着处。

（二）喉的连结

喉的连结包括喉软骨间及喉软骨与舌骨、气管之间的纤维连结（图1-4）。

1. 甲状舌骨膜（thyrohyoid membrane）　是位于舌骨与甲状软骨上缘之间的结缔组织膜。

2. 环甲关节（cricothyroid joint）　由环状软骨外侧部关节面和甲状软骨下角构成。在环甲肌作用下，甲状软骨在冠状轴上做前倾和复位运动，使甲状软骨前角与杓状软骨之间的距离增大或缩小，进而使声带紧张或松弛。

3. 环杓关节（cricoarytenoid joint）　由环状软骨板上缘关节面和杓状软骨底构成。在该关节上杓状软骨可沿垂直轴向内侧或外侧旋转。使声门缩小或开大。

4. 方形膜（quadrangular membrane）　起始于甲状软骨前角后面和会厌软骨两侧缘，向后附着于杓状软骨内缘。其下缘游离称前庭韧带，构成前庭襞的支架。

5. 弹性圆锥（conus elasticus）　是由弹力纤维构成的圆锥形弹性纤维膜。起自甲状软骨前角后面，呈扇形向下、向后分别止于环状软骨上缘和杓状软骨声带突。其上缘游离增厚，紧张于甲状软骨至声带突之间，称声韧带（vocal ligament）。声韧带连同声带肌及覆盖于其表面的喉黏膜一起，称为声带（vocal cord）。甲状软骨下缘与环状软骨弓之间的弹性圆锥中部纤维增厚称环甲正中韧带（median cricothyroid ligament）。急性喉阻塞时，可在此切开以建立临时的通气道（图1-5）。

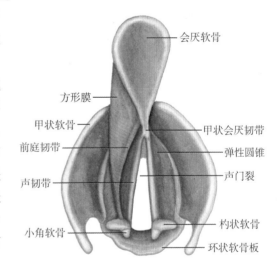

图1-5　方形膜和弹性圆锥（上面）

会厌软骨
方形膜
甲状软骨
前庭韧带
声韧带
小角软骨
甲状会厌韧带
弹性圆锥
声门裂
杓状软骨
环状软骨板

（三）喉肌

喉肌（laryngeal muscle）是发音的动力器官。依其功能可分为两群。一群作用于环杓关节，可开大或缩小声门；另一群作用于环甲关节，可紧张或松弛声带，通过喉肌的运动可以控制声带的紧张、松弛和声门的开关，来调节发音的强弱和声调的高低（图1-6）。环甲肌起自环状软骨弓前外侧面，止于甲状软骨下缘，作用是紧张声带。环杓后肌起于环状软骨后面，止于杓状软骨肌突，作用是开大声门，紧张声带。

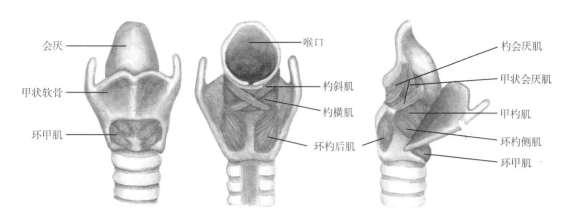

图 1-6 喉肌

（四）喉腔

喉腔（laryngeal cavity）是由喉壁围成的管腔（图 1-7）。喉腔向下通气管，向上经喉口与咽相通。喉口（aditus laryngis）是喉腔的上口，由会厌上缘、杓会厌襞和杓间切迹围成。喉腔的侧壁有上、下两对水平方向突入腔内的黏膜皱襞，上方的为前庭襞（vestibular fold），两侧前庭襞之间的裂隙称前庭裂（rima estibuli）。下方的为声襞（vocal fold），两侧声襞之间的裂隙称声门裂（fissure of glottis），是喉腔中最狭窄的部位（图 1-8）。喉前庭（laryngeal vestibule）位于喉口与前庭襞之间，呈上宽

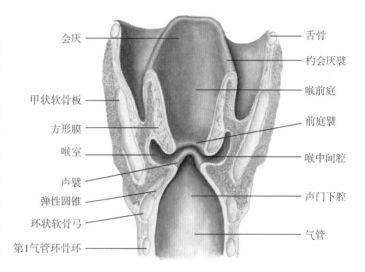

图 1-7 喉的额状切面

下窄漏斗状。喉中间腔（intermediate cavity of larynx）是前庭裂和声门裂之间的狭窄部分，经前庭襞和声襞间向两侧的突出部分称喉室（ventricle of larynx）。声门下腔（infraglottic cavity）位于声襞与环状软骨下缘之间。声门下腔的黏膜下组织疏松，炎症时易发生喉水肿，尤以婴幼儿更易产生急性喉水肿而致喉梗塞，从而产生呼吸困难或窒息。

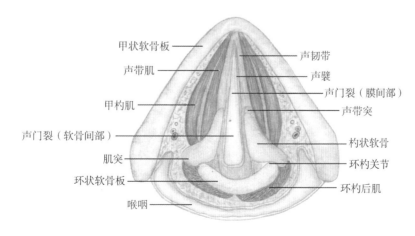

图 1-8 声门裂（经声襞横断面）

三、气管与主支气管

（一）气管

气管（trachea）由呈"C"形的透明软骨、平滑肌和结缔组织构成。是一后壁略扁平的并具有一定舒张性的圆筒状管道。上端平第 6 颈椎起自环状软骨下缘，向下进入胸腔，至胸骨角平面（相当于第 4 胸椎体平面）分为左、右主支气管（图 1 - 9）。分杈处称为气管杈（bifurcation of trachea），气管杈的内面有一个向上凸出的半月形纵嵴，称气管隆嵴（carina of trachea）（图 1 - 10），是支气管镜检查的重要定位标志。气管以颈静脉切迹平面分为颈部和胸部，颈部短而浅表，沿颈前正中线下行，在胸骨颈静脉切迹上方可以触及。胸部较长，位于胸腔内。

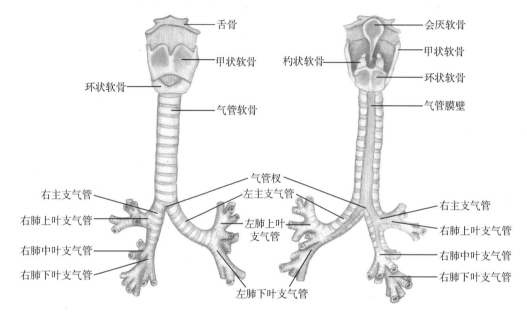

图 1 - 9　气管和主支气管

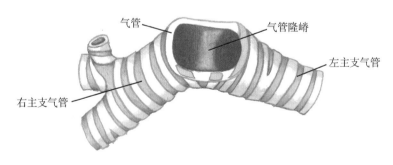

图 1 - 10　气管隆嵴

（二）主支气管

左、右主支气管（bronchi）分出后向外下方进入肺门，二者分杈处下方形成一个 65°~80° 的夹角。

右主支气管（right principal bronchus）短粗而陡直，长 1.9~2.1cm，外径 1.5cm。气管中线延长线与右主支气管下缘间的夹角在男性为 21°~24°。经气管坠入的异物多进入右主支气管。

左主支气管（left principal bronchus）细长而走向倾斜，长 4.5~4.8cm，外径 1.4cm。气管中线延长线与左主支气管下缘间的夹角在男性为 36°~39°。

第二节　肺的大体结构

一、肺的位置和形态

肺（lung）位于胸腔内，膈上方，纵隔的两侧。肺的表面被覆脏胸膜，正常肺呈浅红色，质柔软呈海绵状，富有弹性。因右侧膈下有肝，故右肺较宽短；因心偏左，而致左肺较狭长（图1-11）。

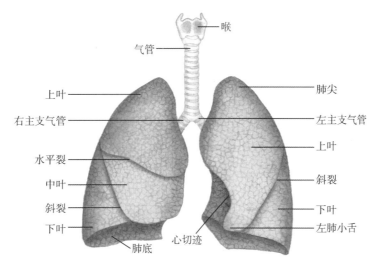

图1-11　肺的形态

肺呈圆锥形，分1尖、1底、2面、3缘。肺尖（apex of lung）钝圆，经胸廓上口伸入颈根部，在锁骨内侧1/3段向上突至锁骨上方达2.5cm。肺底（base of lung）又称膈面，紧邻膈上方，因膈上推使肺底呈半月形凹陷。肋面与胸廓的前、外、后壁相邻。纵隔面中央有椭圆形凹陷，称肺门（hilum of lung），其内有支气管、血管、神经、淋巴管等出入，这些结构被结缔组织包裹，称肺根（root of lung）。肺前缘锐利，左肺前缘下部有心切迹和左肺小舌。后缘在脊柱两侧的肺沟中，为肋面与纵隔面在后方的移行处。下缘位于膈上，其位置随呼吸运动而显著变化。

左肺斜裂由后上斜向前下，将左肺分为上、下叶。右肺的斜裂和水平裂将右肺分为上、中、下叶。

二、支气管树与肺段

在肺门处，左、右主支气管分为次级支气管，进入肺叶，称为肺叶支气管（lobar bronchi）。肺叶支气管进入肺叶后，再继续分支，称肺段支气管。故称主支气管为一级支气管，肺叶支气管为二级支气管，肺段支气管为三级支气管。支气管经多次分支形成树状，称为支气管树（bronchial tree）（图1-12）。

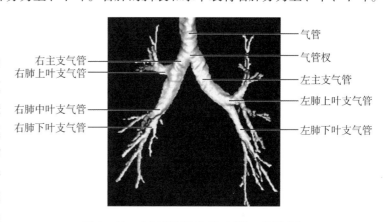

图1-12　支气管树整体观（CT三维重建）

支气管肺段（bronchopulmonary segments）是每一肺段支气管及其分支分布区的全部肺组织的总称，简称肺段。

三、肺的血管

肺有两套血管系统，即功能性血管系统和营养性血管系统。

1. 肺动脉、肺静脉 是肺的功能性血管，负责肺循环的气体交换活动。肺动脉从肺门入肺后，其分支与支气管的各级分支伴行，直至肺泡隔内形成密集的毛细血管网。毛细血管内的血液与肺泡进行气体交换后汇入小静脉，小静脉逐渐汇聚最后在肺门处汇合成为肺静脉。

2. 支气管动脉、支气管静脉 是肺的营养性血管，负责肺组织的新陈代谢活动。其分支与支气管的分支伴行，在各级支气管管壁内形成毛细血管网，为肺组织输送营养。管壁内的毛细血管一部分汇入肺静脉，另一部分形成支气管静脉，与支气管伴行由肺门出肺。

第三节　胸　膜

胸膜（pleura）是覆盖于肺表面、胸廓内面、膈上面和纵隔侧面的浆膜，按其分布部位可分为脏胸膜（visceral pleura）和壁胸膜（parietal pleura）两部，二者相互移行形成一个密闭的浆膜囊，即胸膜腔（pleural cavity），内含有少量浆液，可减少呼吸时的摩擦。左、右胸膜腔是各自独立的，互不相通（图1-1）。

胸膜腔内的压力，不论吸气或呼气时，总是低于外界大气压，故呈负压，这是肺扩张的重要因素。负压使脏胸膜与壁胸膜相互贴附在一起，所以胸膜腔实际上是两个潜在性的腔隙。当刀枪或胸背部穴位针刺等外伤造成胸膜破裂时，负压使外界空气容易通过胸壁伤口或经肺破裂处进入胸膜腔，形成气胸。

一、脏胸膜

脏胸膜被覆于肺的表面，与肺紧密结合而不易分离，并伸入肺叶间裂内，又称肺胸膜。

二、壁胸膜

壁胸膜按所附着的部位可分为相互移行转折的4部分。①肋胸膜（costal pleura）：衬贴于肋骨与肋间肌内面；②膈胸膜（diaphragmatic pleura）：覆盖于膈上面；③纵隔胸膜（mediastinal pleura）：贴附于纵隔的两侧面，其中部包绕肺根移行于脏胸膜；④胸膜顶（cupula of pleura）：肋胸膜与纵隔胸膜上延至胸廓上口平面以上，呈穹窿状，称胸膜顶，覆盖于肺尖上方。胸膜顶经胸廓上口伸向颈根部，最高可达锁骨内1/3段上方2~3cm。

三、胸膜隐窝

壁胸膜相互移行转折之处的胸膜腔称胸膜隐窝（pleural recesses）。在下方肋胸膜与膈胸膜相互转折处的胸膜隐窝称肋膈隐窝（costodiaphragmatic recess）。肋膈隐窝的深度一般可达两个肋间隙，即使在深吸气时，肺下缘也不能充满此空间，是胸膜腔的最低部位，胸膜腔积液首先聚积于此，故临床常在此处进行胸腔穿刺，抽出积液或进行胸腔闭式引流。

四、肺和胸膜的体表投影

壁胸膜各部相互转折之处形成胸膜的返折线，胸膜返折线在体表的投影位置，标志着胸膜腔的范围（图1-13）。

1. 肺的体表投影 肺尖深入并充满胸膜顶内，投影与胸膜顶同。右肺前缘与胸膜前界一致。左肺前缘在第 4 肋软骨处向外弯曲至胸骨旁线，转向外下，呈略凸向外的弧形线下行，形成心切迹，至第 6 肋软骨中点移行为下界。肺下界投影线较胸膜下界高出约 2 个肋的距离，即在锁骨中线与第 6 肋相交，在腋中线与第 8 肋相交，在肩胛线与第 10 肋相交，在脊柱旁终于第 10 胸椎棘突平面。

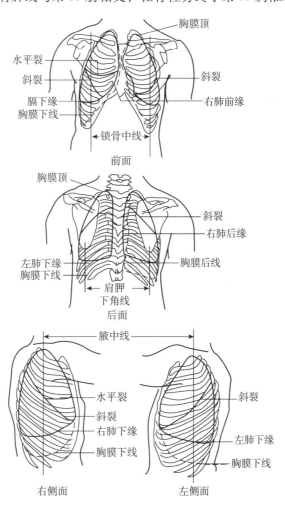

图 1-13　胸膜和肺的体表投影

2. 胸膜的体表投影　两侧胸膜顶和胸膜前界的体表投影与肺尖和肺的前缘基本一致。两侧胸膜下界的体表投影比两肺下缘的投影大约低两肋（表 1-1）。

表 1-1　肺下缘与胸膜下界的体表投影

肺和胸膜 \ 标志线	锁骨中线	腋中线	肩胛线	近脊柱处
肺下缘	第 6 肋	第 8 肋	第 10 肋	平第 10 胸椎棘突
胸膜下界	第 8 肋	第 10 肋	第 11 肋	平第 12 胸椎棘突

第四节　纵　隔

纵隔（mediastinum）是左右纵隔胸膜间全部器官与组织结构的总称，前界为胸骨，后界为脊柱胸段，两侧为纵隔胸膜，向上达胸廓上口，向下至膈，成人纵隔位置略偏左侧。当胸部或腹部器官病变时，可引起纵隔的移位或变形。

通常以胸骨角平面（平对第4胸椎椎体下缘）将纵隔分为上纵隔与下纵隔（图1-14）。

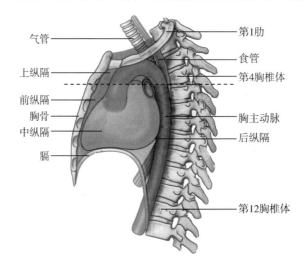

图1-14　纵隔的分部

一、上纵隔

上纵隔（superior mediastinum）主要内容为胸腺，左、右头臂静脉和上腔静脉，左、右膈神经，迷走神经，喉返神经，主动脉弓及其3个大分支，食管，气管，胸导管及淋巴结。

二、下纵隔

下纵隔（inferior mediastinum）以心包为界，又可分为前纵隔、中纵隔和后纵隔。

1. 前纵隔（anterior mediastinum）　位于胸骨与心包前壁之间，内含胸腺的下部、部分纵隔前淋巴结及疏松结缔组织。

2. 中纵隔（middle mediastinum）　位于前、后纵隔之间，内含心包、心和出入心的大血管根部、奇静脉弓、膈神经、心包膈血管等。

3. 后纵隔（posterior mediastinum）　位于心包后壁与脊柱之间，内含主支气管、食管、胸主动脉、胸导管、奇静脉、半奇静脉、迷走神经、胸交感干和淋巴结。

答案解析

目标检测

思考题

1. 喉软骨的名称和主要特征。

2. 左、右肺的形态区别。

3. 左、右主支气管的形态区别。

4. 壁胸膜的分部及肋膈隐窝。

5. 肺下缘和胸膜下界的体表投影。

（刘建卫　章明星）

第二章　呼吸系统组织结构及其发生

📖 学习目标

1. **掌握** 气管壁的形态结构特点，肺导气部、呼吸部的组成及结构特点，气血屏障的结构及功能。

2. **熟悉** 肺导气部的结构变化规律，肺泡壁、肺泡隔的结构与功能之间的关系。

3. **了解** 鼻、喉的结构特点，呼吸系统的胚胎发生过程及其先天性畸形的发生机制。

呼吸系统（respiratory system）由气体通行的呼吸道和气体交换的肺组成。其中，从鼻腔到肺内终末细支气管主要负责传导气体，为导气部；从肺内呼吸性细支气管至末端的肺泡是气体交换的部位，为呼吸部。

⇒ 案例引导

　　临床案例 患者，女，25岁。主诉：阵发性气喘9年，加重伴发热2天。现病史：患者9年前因装修新居接触油漆后出现气喘，可闻及哮鸣音，伴咳嗽、咽部不适，离开环境及对症治疗后病情好转。病程中反复出现气喘，呈阵发性，春秋季节易发作，接触油漆、汽油、煤油等易诱发，使用支气管扩张剂后迅速缓解。支气管舒张试验阳性。2天前气喘加重，端坐呼吸，伴发热，高达38.5℃，咳嗽、咳痰，痰稠不易咳出，为求明确诊治收住入院。既往史：年幼时曾患皮肤湿疹，无烟酒嗜好。家族史：母亲患哮喘病，职业无特殊。

　　讨论 1. 根据所学呼吸系统相关知识，分析患者发生气喘时的主要病变部位在哪一级支气管？支气管扩张剂是通过作用于管壁上的哪些组织结构而迅速缓解其症状的？

　　　　2. 结合免疫相关知识，分析与患者发病相关的细胞有哪些？

第一节　呼吸道的组织结构

呼吸道包括鼻、咽、喉、气管、主支气管和各级分支。通常称鼻、咽、喉为上呼吸道，气管和各级支气管为下呼吸道。

一、上呼吸道

（一）鼻

鼻是呼吸道的起始部分，又是嗅觉器官。鼻腔的内表面覆以黏膜，由上皮和固有层构成；黏膜深部与软骨、骨或骨骼肌相连。根据结构、位置和功能的不同，可将鼻黏膜分为前庭部、呼吸部和嗅部。

1. 前庭部（vestibular region） 为鼻腔入口处，是临近外鼻孔的部分。鼻翼内表面为未角化的复层扁平上皮，近外鼻孔处上皮出现角化，与表皮相移行，并有鼻毛和皮脂腺。鼻毛能阻挡空气中的尘埃等异物，是过滤吸入空气的第一道屏障。固有层为细密结缔组织，其深层与鼻的软骨膜相连。

2. 呼吸部（respiratory region）　　占鼻黏膜的大部分，包括下鼻甲、中鼻甲、鼻道及鼻中隔中下部的黏膜，因血管丰富而呈粉红色。黏膜表面上皮为假复层纤毛柱状上皮，含有较多杯状细胞，基膜较厚。纤毛向咽部摆动，将黏着的细菌及尘埃颗粒推向咽部而被咳出。固有层为疏松结缔组织，内含混合性腺，称为鼻腺，还有丰富的静脉丛与淋巴组织，损伤时黏膜容易出血。腺体分泌物与杯状细胞分泌物共同形成一层黏液覆盖于纤毛上，丰富的血流通过散热和渗出对吸入的空气加温、加湿。

3. 嗅部（olfactory region）　　位于鼻中隔上部两侧、上鼻甲及鼻腔顶部。人的嗅部黏膜面积约为 $2cm^2$，有些动物的嗅黏膜面积大，例如犬的约为 $100cm^2$，故其嗅觉发达。嗅黏膜生理状态下呈棕黄色，由嗅上皮和固有层组成。嗅上皮为较厚的假复层柱状上皮，由嗅细胞、支持细胞和基细胞组成，无纤毛细胞和杯状细胞（图 2-1）。

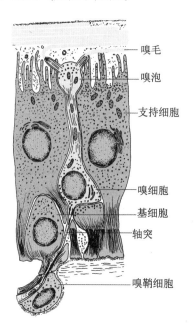

图 2-1　嗅黏膜上皮细胞超微结构模式图

（1）嗅细胞（olfactory cell）　　呈梭形，夹在支持细胞之间，是一种双极神经元。它是体内唯一存在于上皮内的感觉神经元。嗅细胞分为胞体、树突和轴突三部分。其树突伸至上皮游离面，末端膨大形成球状，称嗅泡。从嗅泡放射性发出数十根不动纤毛，称为嗅毛，嗅毛较长，浸埋于上皮表面嗅腺的分泌物中，可接受有气味物质的刺激。嗅毛内含的微管主要为单微管，故不能摆动。从嗅细胞基部发出一条细长轴突，穿过上皮基膜进入固有层时，被施万细胞又称嗅鞘细胞（olfactory ensheathing cell）的神经胶质细胞包裹，构成无髓神经纤维，许多条无髓神经纤维组成嗅神经。嗅毛为嗅觉感受器，有多种受体，分别接受不同化学物质的刺激，使嗅细胞产生神经冲动，传入中枢，产生嗅觉。

（2）支持细胞（supporting cell）　　数目较多，呈高柱状，顶部宽大，基部较细，细胞游离面有许多微绒毛。细胞核呈卵圆形，位于嗅上皮的浅部，细胞质内线粒体较多，常见黄色色素颗粒。支持细胞起支持、保护和隔离嗅细胞的作用。

（3）基细胞（basal cell）　　呈圆形或锥形，位于上皮基底部，基细胞具有干细胞的功能，可增殖分化为嗅细胞和支持细胞。

嗅黏膜固有层为薄层结缔组织，富含血管、淋巴管和神经，并有许多浆液性嗅腺，腺泡分泌的浆液沿导管排至鼻黏膜表面，可溶解有气味的物质，刺激嗅毛，引起嗅觉。分泌物可不断清洗上皮表面，保持嗅细胞对物质刺激的敏感性。

（二）喉

喉连接咽和气管，具有通气和发声功能。喉以软骨为支架，软骨之间以韧带、肌肉或关节相连。会厌表面为黏膜，内部为会厌软骨（弹性软骨）。会厌舌面及喉面上部的黏膜上皮为复层扁平上皮，内有味蕾，喉面基部为假复层纤毛柱状上皮。固有层为疏松结缔组织，弹性纤维较丰富，并有混合性腺和淋巴组织（图 2-2）。

喉的侧壁黏膜形成两对皱襞，上为室襞，下为声襞，二者之间为喉室。喉室的黏膜及黏膜下层与室襞的结构相似。黏膜

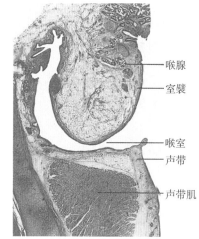

图 2-2　喉（纵切面）光镜图（低倍）

表面衬以假复层纤毛柱状上皮，夹有杯状细胞。固有层和黏膜下层为疏松结缔组织，内有丰富的混合腺和淋巴组织。声襞又称声带，分为膜部和软骨部，其较薄的游离缘为膜部，基部为软骨部。膜部黏膜表面覆有复层扁平上皮，固有层较厚，其浅层为疏松结缔组织，炎症时易发生水肿，深层为致密结缔组织，内含大量弹性纤维与表面平行排列，形成了致密板状结构，称声韧带。固有层下方的骨骼肌为声带肌。声带振动主要发生在膜部。声带的软骨部黏膜结构与室襞相仿。

二、下呼吸道

（一）气管

气管与主支气管的管壁结构相似，由内向外均可依次分为黏膜、黏膜下层和外膜三层（图2-3）。

1. 黏膜 由上皮和固有层组成。上皮为假复层纤毛柱状上皮，由纤毛细胞、杯状细胞、刷细胞、小颗粒细胞和基细胞组成（图2-4）。

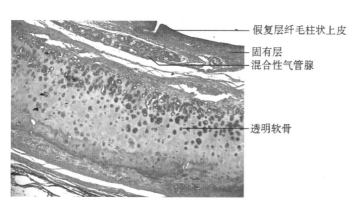

假复层纤毛柱状上皮
固有层
混合性气管腺
透明软骨

图2-3 气管光镜图（低倍）

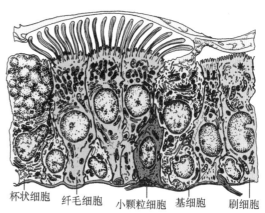

杯状细胞　纤毛细胞　小颗粒细胞　基细胞　刷细胞

图2-4 气管上皮超微结构模式图

（1）纤毛细胞（ciliated cell） 数量最多，胞体呈柱状，游离面纤毛密集，纤毛有规律的向咽部定向快速摆动，将黏液及其黏附于其上的尘粒和细菌等异物推向咽部并排出，因而纤毛细胞有净化吸入空气的作用。吸入有害气体或患有慢性支气管炎，均可使纤毛减少，变形，膨胀或消失。

（2）杯状细胞 数量较多，散在于纤毛细胞之间，细胞顶部胞质含有大量黏原颗粒，其形态与肠黏膜杯状细胞相同。其分泌的黏蛋白与管壁内腺体分泌物共同构成黏液性屏障，可黏附气体中的尘埃颗粒，溶解有毒气体。

（3）刷细胞（brush cell） 数量较少，呈柱状，游离面有许多长而直的微绒毛，形如刷状。刷细胞的功能目前尚不清楚。有报道刷细胞的基底面与传入神经末梢形成突触，故认为刷细胞可能有感受刺激的作用。

（4）小颗粒细胞（small granule cell） 数量较少，呈锥形，单个或成团分布于上皮深部，HE染色不易与基细胞区别，是一种内分泌细胞。电镜下观察其细胞质内有许多分泌颗粒，含5-羟色胺等物质，可调节呼吸道平滑肌的收缩和腺体的分泌。

（5）基细胞 呈锥形，位于上皮基部，为干细胞，有增殖能力，可分化为上皮中其他各类细胞。

在黏膜上皮中还可见到梭形细胞，它们是处于分化过程中的细胞。衰老的纤毛细胞和杯状细胞会不断脱落。

光镜下，气管上皮与固有层之间可见明显的基膜。固有层为细密的结缔组织，含有较多弹性纤维，也常见淋巴组织，具有免疫防御功能。其中的浆细胞和上皮细胞联合分泌sIgA，释放入管腔，对细菌和病毒有杀灭作用。

2. 黏膜下层 为疏松结缔组织，含有较多的胶原纤维、血管和淋巴管，与固有层和外膜没有明显分界。其内有较多混合性腺，称为气管腺，其黏液性腺泡分泌的黏液与杯状细胞分泌的黏液共同形成覆盖在黏膜表面的厚黏液层；浆液性腺泡分泌的稀薄液体位于黏液层下方，有利于纤毛的正常摆动。黏膜下层还有弥散淋巴组织和淋巴小结等，其与上皮细胞共同分泌形成 sIgA，释放入气管腔内，对细菌、病毒有杀灭作用，发挥免疫防御功能。

3. 外膜 较厚，主要由 16~20 个"C"形透明软骨环构成管壁支架，软骨环之间以弹性纤维构成的膜状韧带连接。软骨环的缺口朝向气管后壁，内有弹性纤维组成的韧带、平滑肌束和气管腺。咳嗽反射时平滑肌收缩，气管腔缩小，利于清除痰液。

（二）主支气管

主支气管壁的结构与气管基本相同。随着管腔变小，管壁变薄，黏膜、黏膜下层和外膜三层分界不明显；环状软骨逐渐变为不规则的软骨片，而平滑肌纤维逐渐增多，呈螺旋形排列。

第二节　肺的组织结构

肺表面覆以光滑的浆膜，为胸膜脏层，利于呼吸运动。浆膜深部的结缔组织深入肺内，将肺分成许多小叶。肺组织分为肺实质和肺间质两部分。肺间质包括肺内结缔组织及血管、淋巴管和神经等，肺实质即肺内支气管的各级分支及其终末的大量肺泡。主支气管由肺门进入肺后，顺序分支为叶支气管（左肺 2 支，右肺 3 支）、段支气管、小支气管、细支气管（管径 1mm 左右）、终末细支气管（直径 0.5mm 左右）、呼吸性细支气管、肺泡管、肺泡囊和肺泡。从主支气管（第 1 级）至肺泡大约有 24 级分支。因主支气管由肺门进入肺后形成一系列分支的管道，形似一颗倒置的树，故称支气管树。其中，从叶支气管至终末细支气管为肺的导气部，呼吸性细支气管及其以下的各级分支均不同程度地出现肺泡，为肺的呼吸部。每一细支气管连同它的各级分支和肺泡，组成一个肺小叶（pulmonary lobule）。肺小叶呈锥体形，其尖朝向肺门，底向着肺表面，小叶间有结缔组织间隔，在肺表面可见肺小叶底部的轮廓，直径约 1~2.5cm（图 2-5）。每叶肺有 50~80 个肺小叶，肺小叶是肺的结构单位，临床上将肺小叶范围内的炎症病变称小叶性肺炎。

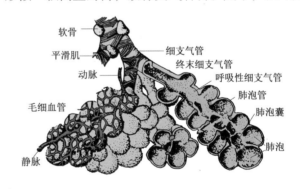

图 2-5　肺小叶立体结构模式图

一、肺导气部

肺导气部的各段管道随支气管分支，管径逐渐变小，管壁变薄，结构亦趋简单。

（一）叶支气管至小支气管

管壁结构与主支气管相似，但随着管径变细，管壁逐渐变薄，三层结构分界逐渐不明显。上皮仍为假复层纤毛柱状上皮，但由厚逐渐变薄，杯状细胞、腺体和软骨片也都逐渐减少；平滑肌纤维相对增多，呈现为不成层的环形平滑肌束；外膜结缔组织内的软骨为不规则的软骨片并逐渐减少（图 2-6）。

（二）细支气管和终末细支气管

细支气管（bronchiole）直径约 1.0mm，黏膜上皮由起始段的假复层纤毛柱状上皮逐渐变为单层纤毛柱状上皮。杯状细胞很少或消失；管壁内的腺体和软骨片逐渐减少直至消失；环行平滑肌逐渐增加，黏膜皱襞随管径变细而逐渐明显（图2-6）。终末细支气管（terminal bronchiole）直径约为0.5mm，内衬单层柱状上皮，杯状细胞、腺体和软骨片均消失，平滑肌增多并形成完整的环行平滑肌，黏膜皱襞明显（图2-6）。此时肺内导气部由以软骨为支架的管道逐渐变为肌性管道，以适应呼吸功能的需要。细支气管和终末细支气管壁中的环行平滑肌可在自主神经的支配下收缩或舒张，调节进入肺小叶的气流量。

电镜观察发现，终末细支气管上皮由纤毛细胞和分泌细胞组成。其中纤毛细胞逐渐减少，主要以分泌细胞即无纤毛的克拉拉细胞（Clara cell）为主，这种细胞在小支气管已经出现，然后逐渐增多。克拉拉细胞为高柱状，其游离面略高于纤毛细胞，呈圆顶状凸向管腔，胞质染色浅；顶部胞质内可见发达的滑面内质网和较多的分泌颗粒（图2-7）。滑面内质网有解毒功能，可分解管腔中的黏液，降低分泌物的黏稠度，利于排出。当上皮损伤时，克拉拉细胞可增殖分化为纤毛细胞。

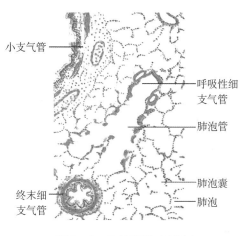

图2-6　肺仿真图（低倍）

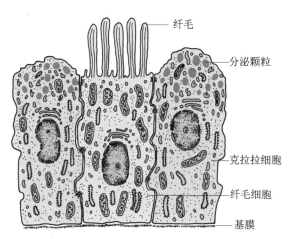

图2-7　终末细支气管上皮细胞超微结构模式图

二、肺呼吸部

肺呼吸部是呼吸系统完成换气功能的部位，其各部的共同特点是都有肺泡。

（一）呼吸性细支气管

呼吸性细支气管（respiratory bronchiole）是终末细支气管的分支，每个终末细支气管可分支形成2~3个呼吸性细支气管，其管壁结构与终末细支气管相似，但管壁不完整，有少量肺泡的开口，故具有换气功能。管壁上皮为单层立方，由克拉拉细胞和少许纤毛细胞组成，上皮下方有少量环行平滑肌纤维和弹性纤维。在肺泡开口处，单层立方上皮移行为单层扁平上皮（图2-8），上皮下方有少量环形平滑肌纤维和弹性纤维。

（二）肺泡管

肺泡管（alveolar duct）是呼吸性细支气管的分支，每个呼吸性细支气管分支形成2~3个肺泡管。每个肺泡管管壁上有20~60个肺泡开口于管腔，故其自身的管壁结构很少，仅在相邻肺泡开口之间保留少许管壁结构，故在光镜下可见相邻肺泡开口之间有结节状膨大，并且突入管腔（图2-8）。膨大表面覆以单层立方或扁平上皮，深部有弹性纤维和被横切的环形平滑肌束。

（三）肺泡囊

肺泡囊（alveolar sac）与肺泡管相连，每个肺泡管分支形成2~3个肺泡囊，其是由许多肺泡共同开口而围成的囊腔。在相邻肺泡开口处无平滑肌，仅有少量结缔组织，故无结节状膨大（图2-8）。

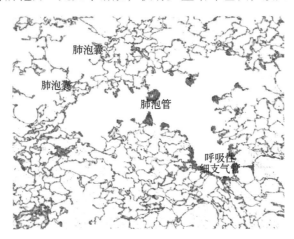

图2-8　肺呼吸部光镜图（低倍）

（四）肺泡

肺泡（pulmonary alveolus）是支气管树的终末部分，为半球形囊泡，直径约200μm，开口于肺泡囊、肺泡管或呼吸性细支气管，是肺进行气体交换的部位，构成肺的主要结构。成人肺有3亿~4亿个肺泡，吸气时总表面积可达140m²。肺泡壁很薄，由单层肺泡上皮细胞和基膜组成。相邻肺泡之间的薄层结缔组织称肺泡隔（图2-9）。

1. 肺泡上皮　是指肺泡表面的一层完整的上皮，由Ⅰ型肺泡细胞和Ⅱ型肺泡细胞组成（图2-9）。

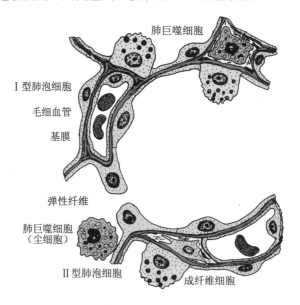

图2-9　肺泡模式图

Ⅰ型肺泡细胞（type Ⅰ alveolar cell）：呈扁平状，覆盖肺泡表面积的95%，是进行气体交换的部位，构成气-血屏障。细胞含核部分略厚并向肺泡腔内突出，无核部分胞质菲薄，厚约0.2μm，光镜下难以辨认。电镜下，胞质内细胞器少，有较多的吞饮小泡，小泡内含有微小的尘埃颗粒和表面活性物质，细胞可将这些物质转运到间质内清除。上皮细胞之间有紧密连接和桥粒，能防止组织液向肺泡内渗入。Ⅰ型肺泡细胞无增殖能力，损伤后由Ⅱ型肺泡细胞增殖分化补充。

Ⅱ型肺泡细胞（type Ⅱ alveolar cell）：体积较小，呈圆形或立方形，散在分布于Ⅰ型肺泡细胞之间，覆盖肺泡约5%表面积。细胞核圆形，细胞质着色浅，电镜下，细胞质内富含线粒体和溶酶体，有较发达的粗面内质网和高尔基复合体。核上方有较多高电子密度的分泌颗粒，颗粒大小不等，内含同心圆或平行排列的板层状结构，称板层小体（lamellar body），其内容物为磷脂（主要是二棕榈酰卵磷脂）、蛋白质和糖的复合物。细胞以胞吐方式将颗粒内物质分泌到肺泡上皮表面，铺展形成一薄层液体膜，称表面活性物质（surfactant）。表面活性物质有降低肺泡表面张力，稳定肺泡大小的作用。呼气时肺泡缩小，表面活性物质密度增加，表面张力降低，防止肺泡萎缩；吸气时肺泡扩张，表面活性物质密度减小，肺泡回缩力加大，可防止肺泡过度膨胀。Ⅱ型肺泡细胞有分裂、增殖并分化为Ⅰ型肺泡细胞的潜能。

某些早产儿因Ⅱ型肺泡细胞尚未发育完善，不能产生表面活性物质，致使婴儿出生后肺泡不能扩张，呼吸困难，出现新生儿呼吸窘迫综合征。患儿可因血氧不足，肺毛细血管通透性增加，血浆蛋白漏出，在肺泡上皮表面形成一层透明膜样物质，故又称新生儿透明膜病。

2. 肺泡隔（alveolar septum）　相邻肺泡之间的薄层结缔组织为肺泡隔，属于肺的间质。肺泡隔内有密集的连续毛细血管网与肺泡壁相贴，有丰富的弹性纤维，其弹性起回缩肺泡的作用。老年人的弹性纤维发生退化，吸烟可加速退化进程。肺泡弹性减弱后，回缩较差，呼气时肺内残留气体增加，久之肺泡扩大导致肺气肿，影响肺的换气功能。此外，肺泡隔内还有成纤维细胞、肺巨噬细胞、浆细胞和肥大细胞，此外还有毛细淋巴管和神经纤维。

肺巨噬细胞（pulmonary macrophage）来源于血液中的单核细胞，单核细胞随血流进入肺间质，成熟后转化为肺巨噬细胞。肺巨噬细胞体积较大，形状不规则，广泛分布于间质内，在肺泡隔中最多。有的游走进入肺泡腔。肺巨噬细胞具有活跃的吞噬功能，能清除进入肺泡和肺间质的尘粒、细菌等异物，发挥重要的免疫防御作用。吞噬了较多尘粒的肺巨噬细胞称为尘细胞（dust cell）。吞噬了异物的肺巨噬细胞，有的沉积在肺间质内，有的从肺泡腔经呼吸道随黏液咳出，还有的进入肺淋巴管，再迁移至肺门淋巴结。

3. 肺泡孔（alveolar pore）　是相邻肺泡之间气体流通的小孔，直径 $10\sim15\,\mu m$，一个肺泡壁上可有1个或数个肺泡孔，是平衡肺泡内气体的孔道，其数目随着年龄增长而增加。当某个终末细支气管或呼吸性细支气管阻塞时，可通过肺泡孔建立侧支通气，防止肺泡萎陷。但在肺部感染时，炎症也可通过肺泡孔蔓延扩散。

4. 气-血屏障（blood-air barrier）　肺泡与血液之间气体交换所通过的结构称为气-血屏障，又称呼吸膜。它由肺泡表面活性物质层、Ⅰ型肺泡细胞、融合了的肺泡上皮基膜和毛细血管内皮基膜、毛细血管内皮构成（图2-9），此结构无结缔组织。气血屏障很薄，总厚度为 $0.2\sim0.5\,\mu m$，有利于气体迅速交换。临床上急慢性炎性细胞浸润、渗出或增生均会影响气体交换功能。

第三节　呼吸系统的胚胎发生

人胚第4周时，胚盘已由扁平的盘状向腹侧卷折为柱状。神经管头端迅速膨大，形成脑的原基，即脑泡。脑泡腹侧的局部间充质增生，使胚体头部外观呈较大的圆形突起，称额鼻突（frontonasal process）。同时，口咽膜尾端的原始心脏发育增大并突起，称心隆起（heart bulge）。

人胚第4~5周，随着额鼻突与心隆起的出现，原始咽两侧的间充质增生，渐次形成由头端向尾端走向的6对柱状弓形隆起，背腹方向，左右对称，称鳃弓（branchial arch）。其中轴为中胚层间充质，外表面被覆体表外胚层，内表面被覆咽部内胚层，相邻鳃弓之间的5对条形凹陷为鳃沟（branchial groove）。人胚前4对鳃弓外观明显，第5对出现不久即消失，第6对很小，不明显。在鳃弓发生的同时，原始咽两侧壁内胚层向外膨出，形成左右5对囊状突起，称咽囊（pharyngeal pouch）。位置与鳃沟相对应，鳃沟底壁的外胚层与咽囊顶壁的内胚层以及二者之间的少量间充质构成的薄膜，称鳃膜（branchial membrane）（图2-10）。

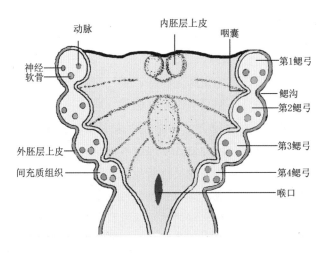

图2-10 咽囊与鳃弓

鳃弓、鳃沟、鳃膜与咽囊统称为鳃器（branchial apparatus）。在鱼类和两栖类幼体，鳃器演化为具有呼吸功能的鳃等器官。早期人胚的鳃器存在时间短暂，鳃弓将参与颜面和颈的形成，其间充质分化为肌组织、血管、软骨和骨；咽囊内胚层则是多种重要器官发生的原基。人胚早期鳃器的出现，是个体发生重演种系发生的现象，也是生物进化与人类起源的佐证之一。

一、鼻的发生

在胚胎第4周，额鼻突形成的同时，第1鳃弓的腹侧部分为上下两支，分别称为上颌突和下颌突。左右下颌突很快在胚腹侧中线融合，将口咽膜和心隆起隔开。额鼻突、左右上颌突、已愈合的左右下颌突围成的凹陷称口凹（stomodeum），即原始口腔。原始口腔的底是口咽膜，将口凹与原始咽隔开，口咽膜于第24天左右破裂，原始口腔便与原始咽相通。

约在第4周末，额鼻突下缘的两侧，局部表面外胚层增生、变厚，形成两个椭圆形的增厚区，称鼻板（nasal placode），中央凹陷为鼻窝（nasal pit），其下缘有一条细沟与口凹相通。鼻窝周围的间充质增生突起，形成一马蹄形隆起，位于鼻窝内侧者，称内侧鼻突（median nasal prominence），外侧者称外侧鼻突（lateral nasal prominence），两个突起的上部相连续。

人胚第5周，首先是左、右下颌突向中线生长并融合，将发育形成下颌与下唇。继而，左、右上颌突也向中线生长，分别先后与同侧的外侧鼻突及内侧鼻突融合，形成上颌、上唇外侧的大部分。与此同时，两侧鼻窝亦向中线靠拢，左右内侧的鼻突，形成鼻梁和鼻尖。其下缘向下方迁移并与正向中线生长的左、右上颌突融合，形成人中和上唇的正中部。上颌突将发育形成上唇的外侧部分与上颌。此时，鼻窝与口凹分开。外侧鼻突将形成鼻翼和鼻外侧壁大部。额鼻突的其他部分主要发育成前额，当上颌突与内侧鼻突完全愈合后，鼻窝与口凹相连的细沟被封闭，由于鼻梁的抬高，原来朝向前方的鼻窝转向下方，即为外鼻孔。鼻窝向深部扩大，形成原始鼻腔。早先原始鼻腔和原始口腔间隔以菲薄的口鼻膜，第7周时，鼻窝底壁破裂，原始鼻腔和原始口腔相通（图2-11）。

腭的发生起源于两个部分，即正中腭突与外侧腭突。从第5周开始，左、右内侧鼻突愈合后，内侧面间充质向原始口腔内长出一个短小的突起，称正中腭突（median palatine process），将形成腭前端的一小部分。左右上颌突内侧面间充质增生，向原始口腔内长出的一对扁平膜状突起，称外侧腭突（lateral palatine process）。最初外侧腭突在舌的两侧斜向下生长，随着口腔的不断扩大，舌的位置下降，左右外

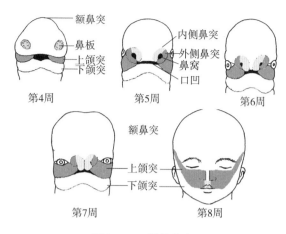

图 2－11　鼻的发生

侧腭突逐渐在舌的上方呈水平方向生长，并在中线愈合，形成腭的大部分。其前缘与正中腭突会拢融合，三者正中交会处残留一小孔，即切齿孔，至第 12 周腭的愈合完成。以后，腭前部间充质骨化为硬腭，后部则为软腭。软腭后缘正中组织增生突出，形成腭垂，即悬雍垂（图 2－12）。

　　腭将原始鼻腔和原始口腔分隔成为永久口腔和鼻腔。鼻腔在腭的后缘与咽相通。伴随腭的形成，额鼻突的下部在形成鼻梁和鼻尖的同时，向原始鼻腔内垂直长出板状隔膜，即鼻中隔。鼻中隔向下生长，最终与腭在中线融合，鼻腔即被一分为二。鼻腔外侧壁各发生三个皱襞，分别形成上、中、下三个鼻甲（图 2－12）。

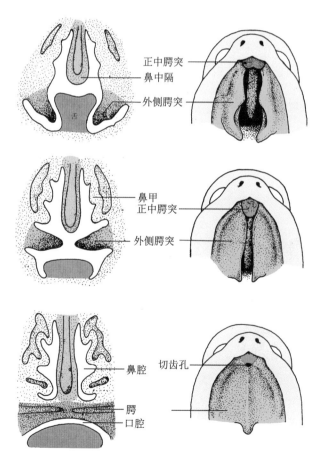

图 2－12　腭的发生及口腔与鼻腔的分隔

二、咽的发生

人胚第3~4周时，随着三胚层胚盘头褶、尾褶及侧褶的发生，圆柱状胚体形成，卵黄囊顶部的内胚层被包卷入胚体内，形成一条头尾方向的纵行封闭管道，称为原始消化管（primitive digestive tube），是消化系统和呼吸系统的原基。原始咽为消化管头端的膨大部，起自口咽膜，止于喉气管憩室起始部；呈左右宽、腹背窄、头端宽、尾端窄的扁漏斗形，是消化道与呼吸道的共同通道。第4周时，头端的口咽膜破裂，咽与原始口腔和原始鼻腔相通。原始咽侧壁有5对膨向外侧的囊状突起称咽囊，分别与外侧的5对鳃沟相对。随着胚胎的发育，咽囊演化出一些重要的器官（详见消化系统的发生）。原始咽的其余部分形成咽，头端正对口凹底部，尾端与食管相通。

三、喉、气管和肺的发生

人胚发育第4周时，原始咽尾端腹侧壁正中出现一条纵行沟，称喉气管沟（laryngotracheal groove）。此沟逐渐加深，并从尾端向头端愈合，形成一长形盲囊，称喉气管憩室（laryngotracheal diverticulum），是喉、气管和肺的原基。喉气管憩室位于食管的腹侧，两者之间的间充质增生形成气管食管隔。

喉气管憩室的上端发育为喉，中段发育为气管；末端膨大形成两个分支，称肺芽（lung bud），是主支气管和肺的原基（图2-13）。肺芽呈树枝状反复分支，左肺芽分为2支，右肺芽分为3支，分别形成左肺和右肺的肺叶支气管。发育至第2个月，肺叶支气管分支形成肺段支气管，左肺8~9支，右肺10支。第6个月时达17级左右，分别形成了肺叶支气管、段支气管，终末细支气管直至呼吸性细支气管、肺泡管和肺泡囊。第7个月时，支气管树黏膜上皮分化出Ⅰ型肺泡细胞，原始肺泡形成。随着肺泡数量增多，肺泡上皮还分化出Ⅱ型肺泡细胞，并开始分泌表面活性物质。此时，肺内血液循环系统发育完善，即便早产的胎儿也可进行正常的呼吸，能够存活。喉气管憩室和肺芽周围的脏壁中胚层分化为喉、气管、支气管壁及肺内间质中的结缔组织、软骨和平滑肌。

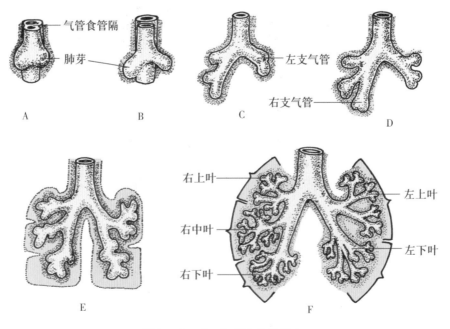

图2-13 喉、气管和肺的发生

A→F 示发生过程

四、呼吸系统常见畸形

1. 气管食管瘘（tracheoesophageal fistula）　　因气管食管隔发育不良，导致气管与食管分隔不完全，两者间有瘘管相通，常伴有不同形式的食管闭锁（图2-14）。

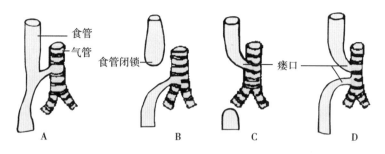

图2-14　气管食管瘘

2. 透明膜病（hyaline membrane disease）　　由于Ⅱ型肺泡细胞分化不良，不能分泌足够的表面活性物质，致使肺泡表面张力增大。胎儿出生后，因肺泡不能随呼吸运动而扩张，出现呼吸困难。光镜下可见肺泡萎缩、间质水肿、肺泡上皮表面覆盖一层从血管渗出的透明状血浆蛋白膜，故称为透明膜病。该病主要见于妊娠28周前的早产儿。

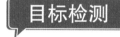

答案解析

思考题

1. 简述气管壁的形态结构特点。
2. 简述肺导气部的形态变化规律。
3. 简述肺呼吸部的组成及形态结构特点。
4. 简述气-血屏障的结构及功能。
5. 简述呼吸系统常见的先天性畸形及其发生机制。

（王　媛）

第三章　呼吸的过程和原理

➡ 案例引导

临床案例　某班中学生进行1000米跑步测试，很多同学都气喘吁吁，有的同学是浅而快的呼吸，有的同学是深而慢的呼吸。

讨论　如果你参加这样的测试，会选择怎样的呼吸形式才更有助于取得好成绩呢？为什么？

呼吸（respiration）是机体与外界环境之间的气体交换过程。在人和高等动物，呼吸过程包括3个环节：①外呼吸（external respiration），指外界环境与肺毛细血管血液之间的气体交换过程，包括肺通气（pulmonary ventilation，肺泡与外界环境之间的气体交换过程）和肺换气（gas exchange in lungs，肺泡与肺毛细血管血液之间的气体交换过程）；②气体（O_2和CO_2）在血液中的运输；③内呼吸（internal respiration），指组织细胞与毛细血管血液间的气体交换以及组织细胞内的氧化代谢的过程，其中组织细胞与毛细血管血液之间的气体交换过程又称组织换气（gas exchange in tissues）。3个环节相互衔接且同时进行（图3-1）。

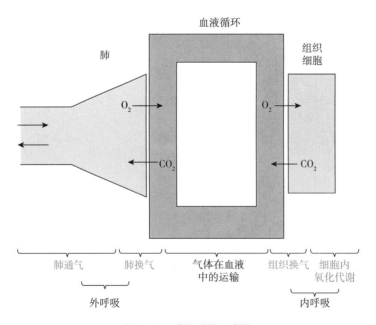

图 3-1　呼吸过程示意图

呼吸系统的主要功能是从外界环境摄取机体所需要的O_2，并向外界排出代谢产生的CO_2。因此，呼吸是维持机体正常代谢和生命活动所必需的基本生理功能之一，一旦呼吸停止，生命便将终止。呼吸系统的功能与血液循环系统紧密相连，气体在肺部与外界环境之间的交换依赖于肺循环，在全身器官组织与细胞的交换依赖于体循环。此外，呼吸系统和肾脏共同调节机体的酸碱平衡，维持内环境的稳定。

第一节　肺通气

肺通气是外界环境与肺之间的气体交换过程。实现肺通气的器官包括呼吸道、肺泡、胸膜腔、膈和胸廓等。呼吸道是气体流通的通道，具有加温、加湿、过滤和清洁作用，以及引起防御性呼吸反射（咳嗽反射和喷嚏反射）等保护功能；肺泡是肺换气的主要场所；胸膜腔是连接肺和胸廓的重要结构，胸膜腔内负压使肺在呼吸过程中能随胸廓的张缩而张缩；膈和胸廓中的胸壁肌则是产生呼吸运动的动力组织。

一、肺通气原理

气体进出肺取决于肺通气动力和肺通气阻力的相互作用。按照物理学原理，气体总是从压力高处向压力低处流动。所以，必须在肺泡气与外界大气之间存在一定的压力差，才能实现肺通气。

（一）肺通气的动力

肺泡气与外界大气之间的压力差是实现肺通气的直接动力（direct force）。一定海拔高度，外界大气压力相对恒定，在呼吸过程中，发生变化的只能是肺泡内气体的压力，即肺内压（alveolar pressure 或 intrapulmonary pressure）。肺内压在呼吸过程中的变化取决于肺的扩张和回缩，但肺自身不具有主动张缩能力，其张缩依赖于胸廓的扩张和缩小，而胸廓的张缩又由呼吸肌的收缩和舒张引起。呼吸肌的收缩和舒张所引起的胸廓节律性扩大和缩小称为呼吸运动（respiratory movement），是实现肺通气的原动力（primary force）。

1. 呼吸运动　呼吸运动包括吸气运动（inspiratory movement）和呼气运动（expiratory movement）吸气时胸廓扩大，呼气时则胸廓缩小。吸气肌主要是膈肌和肋间外肌，呼气肌主要是肋间内肌和腹肌。此外，还有一些辅助吸气肌，如斜角肌、胸锁乳突肌和胸背部的其他肌肉等，这些肌肉只在用力呼吸时参与呼吸运动。

（1）呼吸运动的过程　平静呼吸时，吸气肌收缩才能实现吸气运动，因此吸气是一个主动过程。引起吸气运动的主要是膈肌和肋间外肌，由于脊椎的位置是固定的，而胸骨可以上下移动，所以当肋间外肌收缩时，肋骨和胸骨上举，肋骨下缘向外侧偏转，从而增大了胸腔的前后径和左右径。膈肌静止时向上隆起，形似穹隆，构成胸腔的底。膈肌收缩时，隆起的中心下移，从而增大胸腔的上下径。故吸气时，胸腔的上下径、前后径和左右径均增大，引起胸腔及肺容积增大，肺内压降低，当其低于大气压时，气体流入肺内。平静呼气时，不需要呼气肌参与，而是因膈肌和肋间外肌舒张，胸廓及肺靠其自身的回缩力回位，使胸廓上下径、前后径和左右径均缩小，引起胸腔和肺的容积减小，肺内压升高，当其高于大气压时，气体由肺内流出，产生呼气，是一个被动过程。

用力吸气时，除吸气肌加强收缩外，辅助吸气肌也参与收缩。用力呼气时，除吸气肌舒张引起被动呼气外，还存在呼气肌参与收缩，使胸廓进一步缩小，促进更多气体更快的排出。

（2）呼吸运动的形式　根据参与呼吸活动的呼吸肌的作用的不同，呼吸运动可表现为不同的呼吸形式（breathing pattern）。

1）腹式呼吸和胸式呼吸　以膈肌舒缩为主并伴随腹部起伏的呼吸运动称为腹式呼吸（abdominal breathing）。以肋间外肌舒缩为主并伴随胸部起伏的呼吸运动称为胸式呼吸（thoracic breathing）。一般情况下，成年人的呼吸运动中腹式呼吸与胸式呼吸同时存在，可以某种形式占优势；只有在胸部或腹部活动受限时，才可能出现某单一形式的呼吸。如妊娠后期、腹腔巨大肿块、腹水、胃肠道胀气或腹膜炎症等情况下，因膈肌运动受限，故主要依靠肋间外肌舒缩而呈胸式呼吸；而肋骨骨折、胸腔积液或急性胸膜炎等情况导致胸廓运动受限，则主要依靠膈肌舒缩而呈腹式呼吸。婴幼儿因肋骨排列基本与脊柱垂直，倾斜度小，肋骨运动不易扩大胸腔容量，因此也以腹式呼吸为主。

2）平静呼吸和用力呼吸 安静状态下正常人的呼吸平稳而均匀称为平静呼吸（eupnea），频率为12~18 次/分，其中吸气为主动过程，呼气是被动过程。当机体活动加剧、呼吸道不通畅或肺通气阻力增大时，亦或吸入气中 CO_2 含量增加或 O_2 含量减少时，呼吸将加深加快，称为用力呼吸（forced breathing）。用力吸气时，除吸气肌参与收缩外，控制第一对肋骨和胸骨运动的胸锁乳突肌及斜角肌也参与收缩，可使胸骨柄及第一对肋骨向上向外提起，扩展胸廓上部，胸廓和肺的容积进一步扩大，更多的气体被吸入肺内。用力呼气时，除吸气肌舒张引起被动呼气过程外，还有呼气肌收缩产生的主动呼气过程。其中，腹肌收缩增加腹内压，向上推挤膈肌，使胸腔上下径减小；肋间内肌走行方向与肋间外肌相反，收缩使肋骨和胸骨下移，同时肋骨向内侧旋转，使胸腔前后径、左右径进一步缩小，肺内压升高，呼出更多的气体。在缺 O_2 或 CO_2 增多较严重的情况下，会出现呼吸困难（dyspnea），不仅呼吸明显加深，还可出现鼻翼扇动等，主观上也存在胸部压迫感。

2. 肺内压 肺内压是指肺泡内气体的压力。肺通过呼吸道与外界相通，呼吸道通畅、气流暂停时，肺内压与大气压相等。吸气时，肺容积增大，肺内压降低并低于大气压，外界气体经呼吸道进入肺。随着肺内气体量增加，肺内压逐渐升高，至吸气末，肺内压与大气压相等，气流暂停。呼气时，肺容积缩小，肺内压升高并高于大气压，肺内气体经呼吸道流向外界。至呼气末，肺内压又与大气压相等，气流再次暂停（图 3-2）。

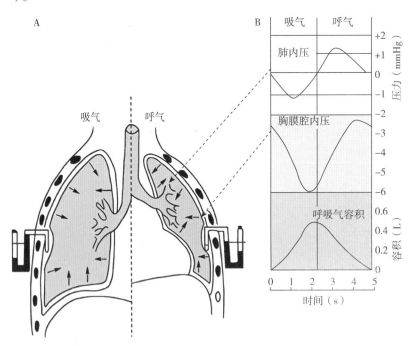

图 3-2 呼吸过程中肺内压、胸膜腔内压、呼吸气容积的变化（B）
及胸膜腔内压直接测量（A）示意图

呼吸过程中肺内压变化的程度，视呼吸的缓急、深浅和呼吸道通畅与否而定。平静呼吸时，肺内压变化较小，吸气时，肺内压较大气压低 1~2mmHg，即肺内压为 -2~-1mmHg；呼气时，肺内压较大气压高 1~2mmHg。用力呼吸或呼吸道不够通畅时，肺内压波动幅度增大，如紧闭声门，尽力进行呼吸动作，吸气时肺内压可变为 -100~-30mmHg，呼气时可达 60~140mmHg。

在呼吸过程中，由于肺内压呈周期性变化，造成肺内压和大气压之间的压力差，继而推动气体进出肺。一旦自然呼吸停止，可根据这一原理，人为建立肺内压和大气压之间的压力差维持肺通气，这便是人工呼吸（artificial respiration）。人工呼吸首先需保持呼吸道通畅，注意清除呼吸道内异物及痰液等，否则操作对肺通气无效。其次，人工呼吸可通过人工呼吸机进行，也可用口对口人工呼吸、节律性举臂压背或挤压胸廓等方式进行。

3. 胸膜腔内压　正常情况下，胸膜腔内约有 $10\mu m$ 厚的浆液，没有气体，这一薄层浆液有 2 方面的作用：一是在两层胸膜之间起润滑作用。由于浆液黏滞性低，在呼吸过程中可减小两层胸膜之间的摩擦；二是浆液分子间的内聚力使两层胸膜贴附在一起，不易分开，参与胸膜腔负压的形成，使肺随胸廓的运动而张缩。因此，胸膜腔的密闭性和两层胸膜间浆液分子的内聚力有重要的生理意义。

胸膜腔内的压力称为胸膜腔内压（intrapleural pressure），简称胸内压，可用 2 种方法进行测定。一种是直接法，将与检压计相连接的注射针头斜刺入胸膜腔内，检压计液面可直接指示胸膜腔内的压力（见图 3 - 2A），但缺点是有刺破胸膜脏层和肺的危险。另一种是间接法，让受试者吞下带有薄壁气囊的导管至下胸段的食管，测量呼吸过程中食管内压间接指示胸膜腔内压变化。原因在于食管在胸腔内且其壁薄而软，在呼吸过程中食管内压的变化与胸膜腔内压的变化基本一致，故可通过测量食管内压的变化间接反映胸膜腔内压的变化。

测量结果显示，胸膜腔内压可随呼吸运动而发生周期性波动。一般情况下，若以大气压为 0 计，胸膜腔内压比大气压低，为负压，称为胸膜腔负压或胸内负压。平静呼气末胸膜腔内压为 -5 ~ -3mmHg，吸气末为 -10 ~ -5mmHg（图 3 - 2B）。而在用力呼吸时，胸膜腔内压波动将大幅增加。紧闭声门用力吸气时，胸膜腔内压可降至 -90mmHg；而紧闭声门用力呼气时，胸膜腔内压可升高至 110mmHg。

胸膜腔负压的形成与肺和胸廓的自然容积不同有关。人出生后，胸廓发育较肺更快，故胸廓的自然容积明显大于肺的自然容积。由于两层胸膜紧紧贴在一起且密闭，肺受胸廓向外牵引而始终处于被动扩张状态，被扩张的肺所产生的回缩力向内牵拉胸廓，使胸廓容积缩小。当胸廓容积小于其自然容积时，胸廓会产生向外扩展的回位力，使胸廓容积趋于扩大，回到其自然容积位置。在肺的内向回缩力和胸廓的外向回位力的共同作用下，胸膜腔内压便低于大气压，形成负压。

胸膜腔负压的形成受作用于胸膜腔的 2 种力影响：一是肺内压，使肺泡处于扩张状态；二是肺回缩压，使肺泡缩小，方向与肺内压相反（图 3 - 2A，箭头所示）。胸膜腔内压就是这两种力的代数和：

$$胸膜腔内压 = 肺内压 + （-肺回缩压）\qquad\qquad (3-1)$$

在吸气末或呼气末，呼吸道内气流暂停，肺内压等于大气压，故

$$胸膜腔内压 = 大气压 + （-肺回缩压）\qquad\qquad (3-2)$$

若设大气压为 0 计，则

$$胸膜腔内压 = -肺回缩压\qquad\qquad (3-3)$$

可见胸膜腔内压的大小主要是肺回缩压形成的。

胸膜腔内保持负压具有重要意义。它不仅作用于肺，牵引其扩张，还作用于胸腔内其他器官，尤其是壁薄可扩张性大的腔静脉和胸导管等，促进静脉血和淋巴液的回流。

胸膜腔内保持负压的一个重要前提是胸膜腔须维持密闭状态。临床上，如外伤致胸壁破裂或因肺气肿使肺泡破裂，导致密闭的胸膜腔与大气相通，空气进入胸膜腔形成气胸（pneumothorax）。此时胸膜腔负压减小或消失，肺因其自身回缩力而塌陷，造成肺不张。尽管呼吸运动仍在进行，肺却减小或失去随胸廓运动而运动的能力，其程度视气胸程度和类型而变。气胸时，肺通气功能受影响，静脉和淋巴液回流也受到阻碍。严重者不但患侧呼吸和循环功能发生障碍，由于纵隔向健侧移位甚至出现纵隔随呼吸左右摆动，还将累及健侧的呼吸和循环功能，如不紧急处理，可危及生命。

（二）肺通气的阻力

肺通气过程中遇到的阻力称为肺通气的阻力，肺通气阻力增大是临床上肺通气障碍最常见的原因。肺通气阻力分为弹性阻力和非弹性阻力 2 类：弹性阻力是平静呼吸时的主要阻力，约占肺通气总阻力的 70%，包括肺弹性阻力和胸廓弹性阻力；非弹性阻力约占总阻力的 30%，包括气道阻力、惯性阻力和组织的黏滞阻力，其中又以气道阻力为主。弹性阻力在气流停止状态下仍存在，属于静态阻力；非弹性阻力仅在气体流动时才发生，属动态阻力。

1. 弹性阻力和顺应性 弹性组织对抗外力作用所引起的变形的力称为弹性阻力（elastic resistance，R）。机体各种组织（包括肺和胸廓）均可认为是弹性组织。顺应性的高低可用来量度弹性阻力的大小。

（1）顺应性 顺应性（compliance，C）是指在外力作用下弹性组织发生变形的难易程度。顺应性大表示弹性组织变形能力强，易扩张；顺行性小表示弹性组织变形能力差，不易扩张。顺应性可用单位跨壁压变化（ΔP）所引起的容积变化（ΔV）来表示，即：

$$C = \frac{\Delta V}{\Delta P}(\text{L/cmH}_2\text{O}) \qquad (3-4)$$

两个大小相同的橡皮囊，一个为薄壁囊，一个为厚壁囊，在相同的跨壁压（ΔP）作用下，薄壁囊的容积变化（ΔV_1）大于厚壁囊的容积变化（ΔV_2），因而薄壁囊的顺应性（$\Delta V_1/\Delta P$）大于厚壁囊的顺应性（$\Delta V_2/\Delta P$）。由于顺应性与弹性阻力在数值上互为倒数，所以顺应性越大，表示弹性阻力越小；而顺应性越小，则表示弹性阻力越大。

（2）肺的弹性阻力和肺顺应性 肺具有弹性，在被扩张时可产生弹性回缩力，其方向与肺扩张的方向相反，成为吸气的阻力，呼气的动力，即肺弹性回缩力是肺的弹性阻力。肺弹性阻力可用肺顺应性（compliance of lung，C_L）表示：

$$肺顺应性(C_L) = \frac{肺容积的变化(\Delta V)}{跨肺压的变化(\Delta P)}(\text{L/cmH}_2\text{O}) \qquad (3-5)$$

1）肺顺应性 测定肺顺应性时，可采用分步吸气（向肺内充气）或分步呼气（从肺内抽气）的方法，每步吸气或呼气后，在受试者屏息，保持气道通畅的情况，测定肺容积和胸膜腔内压（此时呼吸道内没有气体流动，肺内压等于大气压，故只需测定胸膜腔内压即可知跨肺压），并绘制压力 - 容积曲线（pressure - volume curve，$V-P$ 曲线），此为肺的顺应性曲线（图 3-3 为肺的静态顺应性曲线）。由于测定是在呼吸道无气流情况下进行的，故也称肺的静态顺应性（static compliance）。曲线的斜率反映不同肺容量下的肺顺应性和弹性阻力的大小。曲线斜率大，则肺顺应性大，弹性阻力小；反之则肺顺

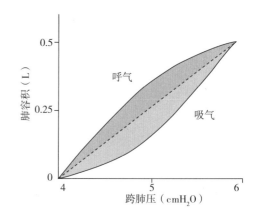

图 3-3 肺的静态顺应性曲线

应性小，弹性阻力大。正常成年人平静呼吸时，肺顺应性约为 0.2L/cmH$_2$O，正好位于顺应性曲线斜率最大的中段，故肺弹性阻力小，呼吸省力。

2）肺总量对肺顺应性的影响 肺总量是指肺所能容纳的最大气体量。不同个体因身材（主要是胸腔容积）差异肺总量亦不相同。肺总量也会影响肺顺应性。肺总量大者其顺应性较大；反之亦然。吸入同等容积气体后，肺总量较大者扩张程度较小，弹性回缩也较小，弹性阻力小，仅需要较小的跨肺压即可，顺应性大；肺总量较小者扩张程度较大，由于不同个体间肺总量存在差别，为了排除其影响，将其标准化，以肺顺应性除以肺总量得到单位肺容量的顺应性，即比顺应性（specific compliance），可用下

式计算：

$$比顺应性 = \frac{平静呼吸时的肺顺应性(L/cmH_2O)}{功能余气量(L)} \qquad (3-6)$$

3）肺弹性阻力的来源　肺弹性阻力来自 2 个方面，分别是：肺的弹性成分和肺泡表面张力（surface tension）。

肺的弹性成分主要来自肺自身的弹力纤维和胶原纤维等结构。当肺扩张时，这些纤维被牵拉而倾向于回缩。肺扩张越大，纤维受牵拉幅度越大，回缩力和弹性阻力均越大；反之则减小。

肺泡的表面张力是一种源于肺泡内表面液 – 气界面的使液体表面积尽量缩小的力。由于液体分子之间的引力远大于液 – 气面的液体与气体分子间的引力，所以液体表面产生尽可能缩小的趋势。肺泡近似于球形，其液 – 气界面的表面张力方向朝向中心，倾向于使肺泡缩小，有助于肺的回缩。实验表明，向动物离体肺充空气比充生理盐水所需的跨肺压大得多，前者约为后者的 3 倍（图 3 – 4）。原因在于充空气时，肺泡内存在肺泡表面张力，使其弹性阻力大大增加；而充生理盐水时，无液 – 气界面故不存在肺泡表面张力，仅有肺组织的弹性成分所产生的阻力作用。由此可见，肺泡表面张力是肺弹性阻力的主要来源，约占肺总弹性阻力的 2/3，而肺弹性成分的弹性阻力仅占 1/3。因此，表面张力对肺的张缩具有重要作用。此外，实验还发现向动物离体肺充入与抽出空气时的肺顺应性曲线并不重叠，这一现象称为滞后现象（hysteresis）；充生理盐水时，滞后现象不明显，由此可见，滞后现象的产生主要与肺泡表面张力有关。

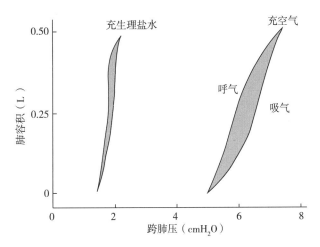

图 3 – 4　充生理盐水和充空气时肺的顺应性曲线

根据 Laplace 定律，肺泡内液 – 气界面的压强 P（N/m^2）与肺泡内液 – 气界面的表面张力系数 T（N/m）成正比，与肺泡半径 r（m）成反比，即：

$$P = \frac{2T}{r} \qquad (3-7)$$

若表面张力系数不变，则肺泡回缩力与肺泡半径成反比，即小肺泡的回缩力大；大肺泡的回缩力小。若大小肺泡之间彼此连通，在肺泡回缩力的作用下，小肺泡内的气体将流入大肺泡，造成小肺泡萎陷而大肺泡过度膨胀，肺泡将失去稳定性（图 3 – 5）。此外，若表面张力过大，还将使肺顺应性降低，吸气阻力增大，严重可导致肺水肿。但由于肺泡内存在降低表面张力的表面活性物质，故上述情况实际不会发生。

肺泡表面活性物质（pulmonary surfactant）是一种含脂质与蛋白质的混合物，由肺泡Ⅱ型上皮细胞合成和分泌，其主要成分是二棕榈酰卵磷脂（dipalmitoyl phosphatidyl choline，DPPC）。DPPC 分子的一

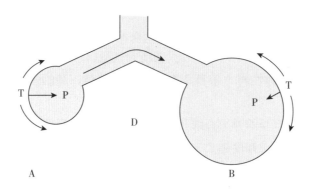

图 3 – 5 大小不同的肺泡内压及气流方向示意图

端为非极性疏水脂肪酸，不溶于水；另一端为极性端，易溶于水。因此，DPPC 分子可垂直排列于肺泡内的液 – 气界面，极性端插入液体层，非极性端朝向肺泡腔，形成单分子层以降低表面张力，并可随肺泡的张缩而改变其密度。表面活性物质结合蛋白至少有 SP – A、SP – B、SP – C 和 SP – D4 种，它们对维持 DPPC 的功能及其分泌、清除和再利用等均有重要作用。正常肺泡表面活性物质不断更新，以保持其正常功能。

肺泡表面活性物质的主要生理功能是降低肺泡表面张力，减小肺泡的回缩力。肺泡表面活性物质可使肺泡液 – 气界面的表面张力系数下降到 $(5 \sim 30) \times 10^{-3} N/m$，低于血浆的表面张力（$5 \times 10^{-2} N/m$）。肺泡表面活性物质的重要生理意义包括以下 3 方面：①降低吸气阻力，减少吸气做功。②维持肺泡容积的相对稳定：由于小肺泡内肺泡表面活性物质的密度大，降低表面张力作用强，使小肺泡内压力不致过高，防止小肺泡的塌陷；大肺泡表面张力则因表面物质的稀疏而不致明显下降，维持肺内压与小肺泡相等，不致过度膨胀，保持了大小肺泡的稳定性，有利于吸入气体在肺内分布均匀。③防止肺水肿：肺泡表面活性物质可降低肺泡表面张力，减小肺泡回缩力，降低表面张力对肺毛细血管血浆和肺组织间液的"抽吸"作用，使肺组织液生成减少，阻止液体渗入肺泡，防止肺水肿的发生。

在胚胎发育过程中，肺泡 II 型上皮细胞发育较晚，在胎儿 6 ~ 7 个月或更晚才开始合成和分泌肺泡表面活性物质，故妊娠 28 周前的早产儿会因缺乏肺泡表面活性物质而出现新生儿呼吸窘迫综合征（neonatal respiratory distress syndrome，NRDS），严重者可导致新生儿死亡。由于肺泡液可进入羊水，临床可通过抽取羊水检查其中表面活性物质的含量和成分，协助判断肺发育的成熟状态，以便在肺表面活性物质含量过低时采取相应措施，如适当延长妊娠时间或用糖皮质激素促进其合成，以防 NRDS 的发生。新生儿出生后也可直接给予外源性肺表面活性物质替代。成年人患肺炎、肺血栓等疾病时，也可因肺表面活性物质减少而发生肺不张。

总之，若发生肺充血、肺组织纤维化或肺表面活性物质减少时，肺的顺应性降低，弹性阻力增加，患者表现为吸气困难；而发生肺气肿时，肺弹性成分被大量破坏，肺回缩力减小，顺应性增大，弹性阻力减小，患者表现为呼气困难。上述情况均会导致肺通气功能降低。

（3）胸廓的弹性阻力和顺应性　胸廓具有弹性，呼吸运动时也产生弹性阻力。但因胸廓弹性阻力增大而使肺通气发生障碍的情况较少见，所以临床意义相对较小。胸廓处于自然位置时的肺容量约为肺总量的 67%，此时胸廓无变化，不表现弹性阻力。肺容量小于总量的 67% 时（如平静呼气或深呼气），胸廓被牵引向内而缩小，胸廓的弹性阻力向外，是吸气的动力、呼气的阻力；肺容量大于肺总量的 67% 时（如深吸气），胸廓被牵引向外而扩大，其弹性阻力向内，成为吸气的阻力、呼气的动力。所以胸廓的弹性阻力既可以是吸气或呼气的阻力，也可以是吸气或呼气的动力，视胸廓的位置而定。这与肺的弹性阻力不同，肺弹性阻力始终是吸气的阻力。胸廓的弹性阻力可用胸廓的顺应性（compliance of chest wall，C_{chw}）来表示，即：

$$顺应性(C_{\text{chw}}) = \frac{胸腔容积的变化(\Delta V)}{跨胸壁压的变化(\Delta P)} \ (\text{L/cmH}_2\text{O}) \tag{3-8}$$

其中，跨壁压为胸膜腔内压与胸壁外大气压之差。正常人的胸廓顺应性是 0.2L/cmH$_2$O。胸廓顺应性可因肥胖、胸廓畸形、胸膜增厚和腹腔内占位性病变等因素而降低，但临床由此引发的肺通气障碍较少见，故临床意义相对较小。

（4）肺和胸廓的总弹性阻力和总顺应性　因为肺和胸廓的弹性阻力呈串联关系，所以肺和胸廓的总弹性阻力是两者弹性阻力之和，平静呼吸时肺和胸廓的总弹性阻力可用下式计算：

$$\frac{1}{C_{\text{L+chw}}} = \frac{1}{C_{\text{L}}} + \frac{1}{C_{\text{chw}}} = \frac{1}{0.2} + \frac{1}{0.2} \tag{3-9}$$

如以顺应性来表示，肺和胸廓在平静呼吸时的总顺应性（$C_{\text{L+chw}}$）为 0.1L/cmH$_2$O。

2. 非弹性阻力　非弹性阻力（inelastic resistance）包括惯性阻力、黏滞阻力和气道阻力。惯性阻力（inertial resistance）是气流在发动、变速、换向时因气流和组织的惯性而产生的阻止肺通气的力，平静呼吸时，呼吸频率较低、气流速度较慢，惯性阻力小，可忽略不计。黏滞阻力（viscous resistance）来自呼吸时组织相对位移所发生的摩擦，平静呼吸时此阻力亦较小。气道阻力（airway resistance）是来自气体流经呼吸道时气体分子之间及气体分子与气道壁之间的阻力，是非弹性阻力的主要成分，占 80% ~ 90%。非弹性阻力在气体流动时产生，并随流速加快而增加，是动态阻力。

气道阻力的大小可用维持单位时间内气体流量所需要的压力差来表示：

$$气道阻力 = \frac{大气压与肺内压之差(\text{cmH}_2\text{O})}{单位时间内气体流量(\text{L/s})} \tag{3-10}$$

健康人平静呼吸时的总气道阻力为 1 ~ 3cmH$_2$O·s/L，主要发生在鼻（约占总气道阻力的 50%）、声门（约占 25%）、气管及支气管（约占 15%）等部位，仅 10% 的阻力发生在口径小于 2mm 的细支气管。气道阻力越小，呼吸越省力；反之阻力越大，呼吸越费力。

气道阻力受气流流速、气流形式及气道管径等影响。气流流速快，阻力大；流速慢，阻力小。气流形式有层流和湍流，层流阻力小，湍流阻力大；气流过快或气道不规则容易发生湍流。如气道内有黏液、渗出物或肿瘤、异物等时，可用排痰、清除异物、减轻黏膜肿胀等方法减少湍流，降低阻力。气道管径大小是影响气道阻力最重要的因素，管径缩小，气道阻力增大。气道管径可受以下 4 方面因素影响。

（1）气道跨壁压　指呼吸道内外的压力差。呼吸道内压力高，跨壁压大，气道管径被动扩大，气道阻力变小；反之则增大。

（2）肺实质对气道壁的外向放射状牵引　小气道的弹力纤维和胶原纤维与肺泡壁的纤维彼此穿插，这些纤维像帐篷的拉线一样对气道壁发挥牵引作用，以保持没有软骨支持的细支气管的通畅。

（3）自主神经系统对气道管壁平滑肌的调节　气道平滑肌受交感、副交感神经的双重支配，两者均有紧张性作用。交感神经使气道平滑肌舒张，口径变大，气道阻力减小；副交感神经使平滑肌收缩，口径变小，阻力增加。临床常用拟肾上腺素类药物解除支气管痉挛，缓解呼吸困难。此外，呼吸道平滑肌的舒缩还受自主神经释放的共存递质的调制，如神经肽（血管活性肠肽、神经肽 Y、速激肽等）。它们或作用于接头前受体，调制递质释放，或作用于接头后受体，调制平滑肌对递质的反应或直接改变平滑肌的活动状态。

（4）化学因素的影响　儿茶酚胺可使气道平滑肌舒张；前列腺素（prostaglandin，PG）F$_{2\alpha}$ 可使其收缩，而 PGE$_2$ 却使之舒张；过敏反应时，由肥大细胞释放的组胺和白三烯等物质可使支气管收缩；吸入气 CO$_2$ 含量的增加可刺激支气管、肺的 C 类纤维，反射性地使支气管收缩，气道阻力增加。呼吸道上皮细胞还可合成、释放内皮素，使呼吸道平滑肌收缩。哮喘患者肺内皮素的合成、释放增加，提示内皮素可能参与哮喘的病理生理过程。

在上述4种因素中，前3种均随呼吸而发生周期性变化，气道阻力也因之出现周期性改变。吸气时，跨壁压增大（因胸膜腔负压增大），弹性成分对小气道的牵引作用增强（因肺的扩展），以及交感神经兴奋等均可使气道口径增大，阻力减小；呼气时则相反，气道口径变小，阻力增大，这也成为哮喘患者呼气比吸气更加困难的主要原因。

二、肺通气功能的评价

肺通气过程受多种因素影响，包括呼吸肌的收缩活动、肺和胸廓的弹性特征以及气道阻力等，通气不足是肺通气功能下降的直接表现。呼吸肌麻痹、肺和胸廓的弹性变化以及气胸等可引起肺的扩张受限，从而导致限制性通气不足（restrictive hypoventilation）；而支气管平滑肌痉挛、气道异物、气管和支气管等黏膜腺体分泌过多以及气道外肿瘤压迫引起气道口径减小或呼吸道阻塞时，则可引起阻塞性通气不足（obstructive hypoventilation）。测定肺通气功能可明确肺通气功能是否存在异常，并鉴别肺通气功能异常的类型及程度。

（一）肺容积和肺容量

在呼吸运动中，了解肺通气的简单方法是用肺量计（肺功能仪）测量和记录进出肺的气体量。肺容积和肺容量是评价肺通气功能的基础。

1. 肺容积（pulmonary volume） 不同状态下肺所能容纳的气体量，其可随呼吸运动而变化。通常可将肺容积分为潮气量、补吸气量、补呼气量和余气量，它们互不重叠，全部相加后等于肺总量（图3-6）。

（1）潮气量（tidal volume，TV） 每次呼吸时吸入或呼出的气体量称为潮气量，因似潮水涨落而得名。平静呼吸时，正常成年人的潮气量为400～600ml。运动时，潮气量增大，最大可达肺活量。潮气量的大小与呼吸肌收缩强度、胸和肺的机械特性以及机体的代谢水平有关。

（2）补吸气量（inspiratory reserve volume，IRV） 平静吸气末，再尽力吸气所能吸入的气体量为补吸气量。正常成年人为1500～2000ml，补吸气量可反映吸气的储备能力。

（3）补呼气量（expiratory reserve volume，ERV） 平静呼气末，再尽力呼气所能呼出的气体量为补呼气量。正常成年人为900～1200ml，补呼气量可反映呼气的储备能力。

（4）余气量（residual volume，RV） 最大呼气末存留于肺内不能再呼出的气体量为余气量，其只能通过间接方法测定，正常成年人为1000～1500ml。目前认为，余气量是由于最大呼气之末、细支气管，特别是呼吸性细支气管关闭所致，支气管哮喘和肺气肿患者因呼气困难而使余气量增加。余气量的存在可避免肺泡在低肺容积条件下发生塌陷。若肺泡塌陷，则需要极大的跨肺压才能恢复肺泡的再扩张。

2. 肺容量（pulmonary capacity） 肺容量包括深吸气量、功能余气量、肺活量和肺总量（图3-6）。

（1）深吸气量（inspiratory capacity，IC） 从平静呼气末做最大吸气时所能吸入的气体量为深吸气量，它等于潮气量与补吸气量之和，是衡量最大通气潜力的重要指标之一。胸廓、胸膜、肺组织和呼吸肌等的病变，可使深吸气量减少而降低最大通气潜力。

（2）功能余气量（functional residual capacity，FRC） 平静呼气末尚存留于肺内的气体量为功能余气量，等于余气量与补呼气量之和。正常成年人约2500ml，肺气肿患者的功能余气量增加，肺实质病变时减小。其生理意义在于缓冲呼吸过程中肺泡气 O_2 分压和 CO_2 分压（PO_2 和 PCO_2）的变化幅度。由于功能余气量的稀释作用，吸气时肺内 PO_2 不至突然升得过高，PCO_2 不至降得过低；呼气时肺内 PO_2 不会降得过低，PCO_2 不会升得过高。这样，肺泡气和动脉血的 PO_2 和 PCO_2 就不会随呼吸而发生大幅度波动，有利于肺换气。

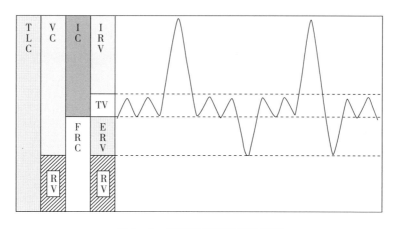

图 3-6　肺容积和肺容量示意图

TV：潮气量；IRV：补吸气量；ERV：补呼气量；RV：余气量；

FRC：功能余气量；IC：深吸气量；VC：肺活量；TLC：肺总量

（3）肺活量、用力肺活量和用力呼气量　最大吸气后，从肺内所能呼出的最大气体量称为肺活量（vital capacity，VC），其等于潮气量、补吸气量与补呼气量之和。肺活量有较大的个体差异，与身材、性别、年龄、体位、呼吸肌强弱等有关。正常成年男性的肺活量平均约为3500ml，女性约为2500ml。

肺活量反映了肺一次通气的最大能力，因此作为测定肺功能的常用指标。但由于测定肺活量时不限制呼气的时间，所以不能充分反映肺组织的弹性状态和气道的通畅程度等。例如，某些患者肺组织弹性降低或呼吸道狭窄，但所测得的肺活量仍可正常。因此，应测量用力肺活量和用力呼气量以更好地反映肺通气的状态。用力肺活量（forced vital capacity，FVC）是指一次最大吸气后，尽力尽快呼气所能呼出的最大气体量。正常时，用力肺活量略小于在没有时间限制条件下测得的肺活量。用力呼气量（forced expiratory volume，FEV）是指一次最大吸气后尽力尽快呼气，在一定时间内所能呼出的气体量。通常以第1、2、3秒末的 FEV 占 FVC 的百分数来表示，正常人的占比分别约为83%、96%和99%，其中以第1秒末的占比最具应用价值，是临床上最常用鉴别阻塞性肺疾病和限制性肺疾病的指标（图3-7）。

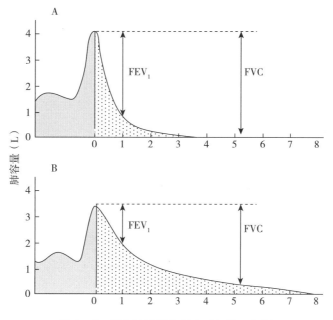

图 3-7　用力肺活量和用力呼气量示意图

A. 正常人；B. 气道狭窄患者

（4）肺总量（total lung capacity，TLC）　指肺所能容纳的最大气体量，它是肺活量和余气量之和，其值可受性别、年龄、身材、运动情况和体位改变而不同。正常成年男性平均约为 5000ml，女性约为 3500ml。

3. 功能余气量的测定　临床肺功能测定中，可以通过肺量计或气流仪测得肺容积和肺容量中的大部分指标，但是无法测得 RV，因此也不能测得 FRC 和 TLC，故上述两指标需用其他方法间接测得，如氦稀释法。因氦气扩散迅速，不被吸收，易于测定。被试者经一密闭系统重复呼吸容器内的气体（含已知浓度的氦气），根据氦气被肺内气体稀释的程度可以算得 FRC，FRC 被确定后便能较容易地获得 RV 和 TLC。

（二）肺通气量和肺泡通气量

1. 肺通气量（pulmonary ventilation）　每分钟进或出肺的气体总量，它等于潮气量乘以呼吸频率。平静呼吸时，正常成年人潮气量约为 500ml，呼吸频率 12～18 次/分，则肺通气量为 6～9L/min。肺通气量随性别、年龄、身材和活动量的不同而有差异。为便于比较，肺通气量应在基础条件下测定，以每平方米体表面积的肺通气量来计算。

体力劳动或体育运动时，肺通气量增大。尽力作深而快呼吸时，每分钟所能吸入或呼出的最大气体量为最大随意通气量（maximal voluntary ventilation）。它反映单位时间内充分发挥全部通气能力所能达到的通气量，是估计机体能进行最大运动量的生理指标之一。测定时，一般只测量 10 秒或 15 秒最深最快的呼出或吸入量，再换算成每分钟的，即为最大通气量。正常成人最大通气量一般可达 120～150L，是平静呼吸时肺通气量的 25 倍左右。比较平静呼吸时的每分通气量与最大通气量，可了解肺通气功能的储备能力，通常用通气储量百分比表示：

$$通气储量百分比 = \frac{最大通气量 - 每分平静通气量}{最大通气量} \times 100\% \tag{3-11}$$

其正常值等于或大于 93%。当肺或胸廓顺应性降低、呼吸肌收缩力下降或气道阻力增大时均可降低最大随意通气量。

2. 无效腔和肺泡通气量　每次吸入的气体，一部分将留在上呼吸道至呼吸性细支气管之间的呼吸道内，这部分气体不参与肺泡与血液之间的气体交换，此传导性呼吸道的容积称为解剖无效腔（anatomical dead space）。解剖无效腔与体重相关，约 2.2ml/kg。体重为 70kg 的成年人，解剖无效腔约为 150ml。进入肺泡的气体也可因血流在肺内分布不均而未能全都与血液进行气体交换，这部分未能进行气体交换的肺泡容积称为肺泡无效腔（alveolar dead space），正常人平卧状态肺泡无效腔接近于零。肺泡无效腔与解剖无效腔合称为生理无效腔（physiological dead space）。健康人平卧时生理无效腔等于或接近于解剖无效腔。

由于无效腔的存在，每次吸入的新鲜空气不能全部到达肺泡进行有效的气体交换，因而为计算真正有效的气体交换量，应以肺泡通气量（alveolar ventilation）为准，它是指每分钟吸入肺泡的新鲜空气量，用公式表示：肺泡通气量 =（潮气量 - 无效腔气量）× 呼吸频率。如潮气量为 500ml，无效腔量为 150ml，则每次吸入的新鲜空气量为 350ml。若功能余气量为 2500ml，则每次呼吸仅使肺泡内气体更新约 1/7。若潮气量减半和呼吸频率加倍或潮气量加倍而呼吸频率减半时，肺通气量保持不变，但是肺泡通气量却发生明显变化。由表 3-1 所示。故从气体交换而言，在一定的呼吸频率范围内，与浅而快的呼吸相比，深而慢的呼吸更有效。

表 3-1　不同呼吸频率和潮气量时的肺通气量和肺泡通气量

呼吸频率（次/分）	潮气量（ml）	肺通气量（ml/min）	肺泡通气量（ml/min）
16	500	8000	5600
8	1000	8000	6800
32	250	8000	3200

临床上在某些情况下（如配合支气管镜检查，治疗急性呼吸衰竭等），使用一种特殊形式的人工通气，即高频通气（high frequency ventilation，HFV）。HFV 是一种频率很高、潮气量很低的通气方式，其频率可为 60 ~ 100 次/分或更高，潮气量小于解剖无效腔，但却可以保持有效的通气和换气，这似乎与上述浅快呼吸不利于气体交换的观点相矛盾。但高频通气的原理与通常情况下的原理不尽相同，它与气体对流的加强及气体分子扩散的加速有关。目前，临床上将其应用于新生儿的急性呼吸窘迫综合征及阻塞性睡眠呼吸暂停低通气综合征，取得了较好的疗效。

（三）最大呼气流速 – 容积曲线

临床为诊断气道阻塞情况，常测定最大呼气流速 – 容积（maximum expiratory flow volume，MEFV）曲线。让受试者尽力吸气后，尽力尽快呼气至余气量，同步记录呼出的气量和流速，即可绘制成最大呼气流速随肺容积变化而变化的关系曲线，即 MEFV 曲线，肺容积变化常用肺容积所占肺活量的百分比表示。MEFV 曲线的升支较陡，在肺容积较大时，呼气流速随呼气肌用力程度的增加而加大，曲线很快达到峰值。MEFV 曲线的降支较平坦，表示呼气过程中不同肺容积时的最大呼气流速。在小气道阻力增高时，特定的肺容积，其最大呼气流速降低，且 MEFV 曲线降支下移（图 3 – 8），其原因与气道的动态挤压有关。

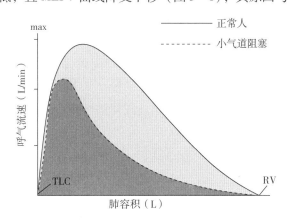

图 3 – 8 最大呼气流速 – 容积曲线

（四）呼吸功

呼吸功（work of breathing）是指呼吸肌在呼吸运动中克服弹性阻力和非弹性阻力实现肺通气所做的功。通常以跨壁压（单位时间内压力，单位：cmH_2O）变化乘以肺容积（潮气量或每分肺通气量，单位：L）变化来计算，单位为焦耳（J），按 $1J = 10.2(L \cdot cmH_2O)$ 进行换算。正常人平静呼吸时，呼吸功很小，主要用于吸气运动，约 0.25J，其耗能仅占全身总耗能的 3% ~ 5%。劳动或运动时，呼吸加深，潮气量增大，呼吸功增加。病理情况下，当弹性阻力或非弹性阻力增大时，呼吸功也增大。剧烈运动时，呼吸耗能可升高 25 ~ 50 倍，但由于全身总耗能也增大 15 ~ 20 倍，所以呼吸耗能仍只占总耗能的 3% ~ 4%。

第二节　肺换气和组织换气

呼吸气体交换是指肺泡和血液之间、血液和组织细胞之间的氧和二氧化碳的交换过程，包括肺换气和组织换气，其气体交换的原理一致，都是以气体扩散的方式使得气体跨越呼吸膜和毛细血管进行转运。

一、气体交换的基本原理

（一）气体扩散

肺换气和组织换气均以气体扩散方式进行。根据分子运动论，气体分子不停地进行不规则的运动。

气体分子从气压高处向气压低处发生净转移的过程称为气体的扩散（diffusion）。气体的分压差（ΔP）是气体扩散的动力，混合气体中各种气体都按其各自的分压差扩散，直到达到动态平衡。

（二）影响气体扩散的因素

单位时间内气体扩散的容积称为气体扩散速率（diffusion rate，D）。根据 Fick 弥散定律，扩散速率（D）与组织两侧的气体分压差（ΔP）、温度（T）、扩散面积（A）和气体分子溶解度（S）成正比，而与扩散距离（d）和气体分子量（MW）的平方根成反比。气体扩散速率与各影响因素的关系如下式所示，即

$$D \propto \frac{\Delta P \cdot T \cdot A \cdot S}{d \cdot \sqrt{MW}} \tag{3-12}$$

1. 气体的分压差 气体的分压（partial pressure，P）是指混合气体中每一种组分气体所产生的压力。在温度恒定时，某种气体的分压等于混合气体的总压力乘以该气体所占容积百分比。例如空气是混合气体，含有 O_2（容积百分比约为21%）、CO_2（容积百分比约为0.04%）等，在标准状态下大气压约为760mmHg，则 O_2 分压（PO_2）为 760×21%，即 159mmHg，CO_2 分压（PCO_2）为 760×0.04%，即 0.3mmHg。气体的分压差（ΔP）是指两个区域之间某气体分压的差值。分压差大，则扩散快，扩散速率大；分压差小，则扩散慢，扩散速率小，分压差是气体扩散的动力和决定气体扩散方向的关键因素。

2. 气体的分子质量和溶解度 Graham 定律指出，在相同条件下，气体的扩散速率与气体分子质量（molecular weight，MW）的平方根成反比，即气体分子量小则其扩散速率快。在液体中或气 - 液界面上，扩散速率还与该气体在液体中的溶解度成正比。气体溶解度（solubility，S）是指单位分压下溶解于单位容积溶液中达到饱和时的气体量。一般以 1 个大气压、38℃、100ml 液体中溶解的气体毫升数来表示。气体溶解度与分子量的平方根之比（$S/\sqrt{MW}$）为扩散系数（diffusion coefficient），它取决于气体分子本身的特性。虽然 CO_2 的分子量（44）略大于 O_2 的分子量（32），但因为 CO_2 在血浆中的溶解度（51.5%）约为 O_2（2.14%）的 24 倍，所以 CO_2 的扩散系数约为 O_2 的 20 倍（24/1.14）。

3. 扩散面积和距离 扩散速率（D）与扩散面积（A）成正比；与扩散距离（d）成反比。扩散面积越大，扩散距离越小，扩散速率越快。

4. 温度 气体分子的扩散速率（D）与温度（T）成正比。正常人体的体温相对恒定，温度因素可忽略不计。

（三）呼吸气体和人体不同部位气体的分压

1. 空气和肺泡气的成分和分压 人体吸入的空气，主要成分是 N_2 和 O_2，但 N_2 不被组织需要，是无关气体，所以空气中具有生理意义的成分是 O_2 和 CO_2。空气中各气体的容积百分比一般不存在地域差异，但分压可因总大气压的差异而不同。吸入的空气在呼吸道内被水蒸气饱和，所以呼吸道内吸入气的成分已不同于大气，各种气体成分的分压也发生相应的改变。呼出气是无效腔内留存的吸入气和部分肺泡气的混合气体。而肺泡气与呼出气的成分也不同，肺泡气中 O_2 和 CO_2 的容积百分比显著变化（表 3-2）。

2. 血液和组织气体的分压 人体动、静脉血中所含气体量和分压各不相同，在同一组织，它们还受组织活动水平的影响。血液和组织中的 PO_2 和 PCO_2 详见表 3-2。表中值仅是安静状态下的大致数值。

表 3-2 空气、肺泡气、血液和组织中气体的分压（mmHg）

	空气	肺泡气	动脉血	混合静脉血	组织
PO_2	159	104	100	40	30
PCO_2	0.3	40	40	46	50

(三) 肺扩散容量

气体在单位分压差的作用下，每分钟通过呼吸膜扩散的气体毫升数称为肺扩散容量（diffusing capacity of lung，D_L），即

$$D_L = \frac{V}{|\ \overline{P_A} - \overline{P_C}\ |} \tag{3-13}$$

式中 V 代表每分钟通过呼吸膜扩散的气体量（ml/min），$\overline{P_A}$ 代表肺泡气中该气体的平均分压，$\overline{P_c}$ 代表肺毛细血管血液内该气体的平均分压。

肺扩散容量是一种衡量呼吸气体通过呼吸膜能力的指标之一。正常成年人安静状态下，O_2 的 D_L 平均约为 20ml/（min·mmHg），CO_2 的 D_L 约为 O_2 的 20 倍。剧烈运动时 O_2 的 D_L 增大到 60ml/（min·mmHg），CO_2 的 D_L 增加到 1200ml/（min·mmHg）。这是因为参与肺换气的呼吸膜面积和肺毛细血管血流量增加，以及通气与血流的不均匀分布得到改善所致，所以 D_L 增大。此外，体位变化和个体大小等因素也可以影响 D_L。

二、肺换气

(一) 肺换气过程

当混合静脉血流经肺毛细血管时，肺泡气的 PO_2 为 104mmHg，比血液 PO_2（40mmHg）高；肺泡气的 PCO_2 为 40mmHg，比血液 PCO_2（46mmHg）低。在分压差的作用下，肺泡气中的 O_2 向血液净扩散，血液中的 CO_2 向肺泡扩散，即由静脉血扩散到肺泡，使静脉血 CO_2 含量降低，O_2 含量升高，成为动脉血，完成肺换气过程，如图 3-9 所示。O_2 和 CO_2 在血液和肺泡之间的扩散都极为迅速，仅需 0.3 秒即可达到平衡。通常血液流经肺毛细血管的时间约 0.7 秒，所以当混合静脉血流经肺毛细血管全长约 1/3 时，肺换气过程已基本完成。可见，肺换气有很大的时间储备能力，即使血流速度加倍，也能完成气体交换。

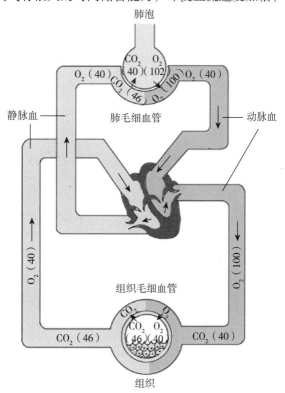

图 3-9 肺换气和组织换气示意图 [图中数字为气体分压（mmHg）]

（二）影响肺换气的因素

气体分压差等影响气体的扩散速率的因素都可以影响肺换气。这里进一步讨论扩散距离、扩散面积以及通气/血流比值对肺换气的影响。

1. 呼吸膜的厚度 呼吸膜（respiratory membrane）是肺泡与血液进行气体交换须通过的肺泡 - 毛细血管膜，又称气 - 血屏障，由6层结构组成（图 3 - 10）：含肺表面活性物质的液体分子层、肺泡上皮细胞层、肺泡上皮基底膜层、胶原纤维和弹性纤维交织成网的间质层、毛细血管基膜层及毛细血管内皮细胞层。呼吸膜的厚度即为气体的扩散距离，气体扩散速率与其成反比。呼吸膜的平均厚度约 $0.6\mu m$，有的部位仅为 $0.2\mu m$，适于气体扩散通过，故气体扩散速率很快。

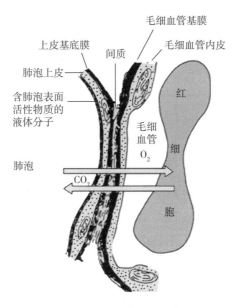

图 3 - 10 呼吸膜结构示意图

2. 呼吸膜的面积 在肺部与毛细血管进行气体交换的呼吸膜面积就是扩散面积，与单位时间内的气体交换量成正比。正常成年人有 3 亿多个肺泡，两肺的总扩散面积很大，达 $50 \sim 100m^2$。在平静呼吸时，用于气体扩散的呼吸膜面积约 $40m^2$，因此有相当大的储备面积。运动时，因肺毛细血管开放数量和开放程度的增加，有效扩散面积也大大增加，达 $70m^2$ 以上，保证了肺泡与血液间能迅速地进行气体交换。

3. 通气/血流比值 因为肺换气的交换效率除了受到呼吸膜的影响，还受到肺泡通气量、肺血流量和两者比值的影响。每分钟肺泡通气量（$\dot{V_A}$）和每分钟肺血流量（$\dot{Q}$）的比值（$\dot{V_A}/\dot{Q}$）称为通气/血流比值（ventilation/perfusion ratio）。正常成年人安静时，$\dot{V_A}/\dot{Q}$ 约为 $4.2/5 = 0.84$，此时两者最匹配，流经肺部的混合静脉血全部变成动脉血，气体交换率最高。$\dot{V_A}/\dot{Q}$ 比值增大可能是由于肺通气过度和（或）肺血流量不足，部分肺泡气体不能与血液充分气体交换，肺泡无效腔增大，从而降低肺换气效率。反之，$\dot{V_A}/\dot{Q}$ 比值减小则意味着肺通气不足和（或）肺血流量过多，部分静脉血未能充分进行气体交换而混入动脉血中，如同发生了功能性动 - 静脉短路。因此，无论 $\dot{V_A}/\dot{Q}$ 比值增大或减小，只要两者匹配不佳，气体交换的效率都会降低，$\dot{V_A}/\dot{Q}$ 可作为检测肺换气功能的指标。

正常成年人直立时，由于重力作用，在肺内肺通气量和肺血流量的分布不均匀，各个局部的 $\dot{V_A}/\dot{Q}$

并不相同，0.84 是指全肺的平均水平。如图 3 - 11 所示，肺尖部的肺通气量和肺血流量都较肺底部少，但肺血流量的减少更为显著，所以肺尖部的 $\dot{V}_A/\dot{Q}$ 偏高，最高达 3.3，而肺底部的 $\dot{V}_A/\dot{Q}$ 偏低，最低至 0.63，呈现相对的通气不足。从总体上来说，虽然正常情况下存在肺泡通气量和血流量的不均匀分布，但由于呼吸膜面积远超过肺换气的实际需要，所以并不明显影响 O_2 的获得和 CO_2 的释放。

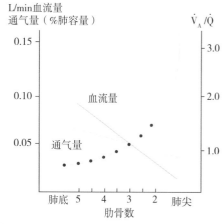

图 3 - 11　正常人直立时肺通气和血流量的分布

三、组织换气

血液流经体循环毛细血管时与组织细胞进行的气体交换是组织换气。其原理和影响因素与肺换气相似，不同的是气体的交换发生于液相介质（血液、组织液、细胞内液）之间，且 O_2 和 CO_2 扩散方向与肺换气方向相反，扩散膜两侧 O_2 和 CO_2 的分压差因细胞内氧化代谢的强度和组织血流量的多少而异。

在组织部位，由于组织细胞进行有氧代谢，O_2 被不断利用并产生 CO_2，PO_2 可低至 30mmHg 以下，而 PCO_2 升高到 50mmHg 以上。因此，动脉血流经组织毛细血管时，CO_2 从组织液和细胞向血液扩散，O_2 顺分压差从血液向组织液和细胞扩散（图 3 - 9），动脉血因释放 O_2 和获得 CO_2 而变成静脉血，完成组织换气。CO_2 分压差虽不如 O_2 的分压差大，但它的扩散速度比 O_2 快，故仍能迅速完成气体交换。

第三节　气体在血液中的运输

肺换气过程中摄取的 O_2 通过血液循环运输到机体各器官和组织供细胞利用；由细胞代谢产生的 CO_2 经组织换气进入血液循环，运输到肺泡，排出体外。因此，血液是运输 O_2 和 CO_2 的媒介。血液循环通过对 O_2 和 CO_2 的运输将肺换气和组织换气联系起来。

在血液中 O_2 和 CO_2 的运输形式有物理溶解和化学结合两种。动脉血中物理溶解的 O_2 量仅约 15ml/min，静脉血中物理溶解的 CO_2 流量约为 145ml/min。然而，即使在安静状态下，机体耗 O_2 量约 250ml/min，CO_2 生成量约 200ml/min；运动时机体的耗 O_2 和 CO_2 生成量将成倍增加。显然，单靠物理溶解的形式来运输 O_2 和 CO_2 远不能适应机体的代谢需要。实际上，在进化过程中机体形成了非常有效的化学结合运输形式。如表 3 - 3 所示，血液中的 O_2 和 CO_2 主要以化学结合形式存在，而物理溶解形式较少，但起着重要的"桥梁"作用。因为肺换气或组织换气时，进入血液的气体必须先溶解在血浆中，提高其分压，才能进行化学结合；结合状态的气体也必须先解离成溶解状态，才能逸出血浆。物理溶解和化学结合两者之间处于动态平衡。下面主要讨论化学结合形式的 O_2 和 CO_2 的运输。

表 3 - 3　血液中 O_2 和 CO_2 的含量（ml/100ml 血液）

	动脉血			混合静脉血		
	物理溶解	化学结合	合计	物理溶解	化学结合	合计
O_2	0.31	20	20.31	0.11	15.2	15.31
CO_2	2.53	46.4	48.93	2.91	50.0	52.91

一、氧的运输

血液中以物理溶解的形式运输的 O_2 仅约 1.5%，其余 98.5% 的 O_2 则以化学结合的形式运输。O_2 进入血液，与红细胞内血红蛋白（hemoglobin，Hb）结合，以氧合血红蛋白（oxyhemoglobin，HbO_2）的形式运输。

（一）血红蛋白的分子结构

1个Hb分子由1个珠蛋白和4个血红素组成，每个血红素基团是由4个吡咯基组成的一个环，中心为一个二价铁（Fe^{2+}），1个Fe^{2+}结合1个O_2，使Hb成为氧合血红蛋白（oxyhemoglobin，HbO_2）。每个珠蛋白有4条多肽链，每条多肽链与1个血红素相连接构成Hb的亚单位。Hb的4个亚单位之间由盐键连接。

（二）血红蛋白与O_2结合的特征

1. 反应迅速和可逆性　Hb与O_2可结合也可解离，是可逆的，且反应迅速。不需酶的催化，但反应方向受到PO_2的影响。当血液流经肺部时，PO_2高，Hb与O_2结合，形成HbO_2；当血液流经组织时，PO_2低，HbO_2迅速解离，释出O_2，成为Hb，反应式如下表示：

$$Hb + O_2 \underset{PO_2\ 低（组织）}{\overset{PO_2\ 高（肺部）}{\rightleftharpoons}} HbO_2 \qquad\qquad (3-14)$$

2. 反应过程是氧合　Fe^{2+}与O_2的结合不改变铁的离子价，即Fe^{2+}与O_2结合后仍是二价铁。因此，该结合反应是氧合（oxygenation），而不是氧化（oxidation），结合O_2之后的Hb是氧合Hb，而不是氧化Hb；未结合O_2的Hb称为去氧Hb，而不是还原Hb。

3. Hb与O_2结合的量　1分子Hb可结合4分子O_2。在100% O_2饱和状态下，1g Hb可结合的最大O_2量为1.39ml。Hb结合O_2量的评价指标包括Hb氧容量、Hb氧含量和Hb氧饱和度。

（1）Hb氧容量（oxygen capacity of Hb）　是指在100ml血液中，Hb所能结合的最大O_2量。正常红细胞中含有少量不能结合O_2的高铁Hb，所以1g Hb实际结合的O_2量约为1.34ml。正常成年人的血液中Hb浓度为15g/100ml，则Hb的氧容量为1.34×15=20.1ml/100ml。

（2）Hb氧含量（oxygen content of Hb）　是指在100ml血液中，Hb实际结合的O_2量。当动脉血PO_2为100mmHg时，Hb氧含量为19.4ml/100ml，而当静脉血PO_2为40mmHg时，Hb氧含量约为14.4ml/100ml。

（3）Hb氧饱和度（oxygen saturation of Hb）　是指Hb氧含量与Hb氧容量的百分比。如动脉血的PO_2达150mmHg时，Hb氧含量可达20.1ml/100ml，与Hb氧容量相等，则Hb氧饱和度是100%，也称氧饱和；静脉血的Hb氧含量是15ml/100ml，则Hb氧饱和度约为75%。

通常情况下血浆中物理溶解的O_2极少，可忽略不计。因此，Hb氧容量、Hb氧含量和Hb氧饱和度可分别视为血氧容量（oxygen capacity of blood）、血氧含量（oxygen content of blood）和血氧饱和度（oxygen saturation of blood）。

HbO_2呈鲜红色，Hb呈紫蓝色。正常血液中Hb含量约为2.6g/100ml，当血液中Hb含量达50g/L以上时，皮肤、黏膜、甲床等浅表毛细血管丰富的部位呈暗紫色，称为发绀（cyanosis）。发绀是机体缺氧的指征之一，但也有例外。例如，严重贫血患者，其Hb量大量减少，机体虽然缺氧，但不出现发绀现象。红细胞增多时（如高原性红细胞增多症），Hb含量可达5g/100ml以上，机体可出现发绀但并不一定缺氧。煤气中毒患者，由于一氧化碳血红蛋白呈现樱桃红色，虽机体有缺氧而不显现发绀。

4. 氧解离曲线呈S形　反映Hb氧饱和度与氧分压之间关系的曲线称为氧解离曲线。由于Hb的变构效应，氧解离曲线呈S形。Hb有Hb紧密型（tense form，T型）和HbO_2疏松型（relaxed form，R型）两种构象，两者可相互转换。R型Hb对O_2的亲和力为T型的500倍。当Hb与O_2结合时，盐键逐步断裂，其分子构象逐渐由T型变为R型，对O_2的亲和力逐渐增加；反之，当HbO_2释放O_2时，Hb分子逐渐由R型变为T型，对O_2的亲和力逐渐降低。无论在结合O_2还是释放O_2的过程中，Hb的4个亚单位彼此之间有协同效应，即 1 个亚单位与 O_2 结合后，由于变构效应，其他亚单位更易与 O_2 结合；反之，当 HbO_2 的 1 个亚单位释出 O_2 后，其他亚单位更易释放 O_2。因此，氧解离曲线呈 S 形。

（三）氧解离曲线

1. 氧解离曲线（oxygen dissociation curve） 是表示血液 PO_2 与 Hb 氧饱和度关系的曲线（图 3 - 12），也称为氧合血红蛋白解离曲线（oxyhemoglobin dissociation curve）。该曲线表示在不同 PO_2 下 O_2 与 Hb 的解离和结合情况。

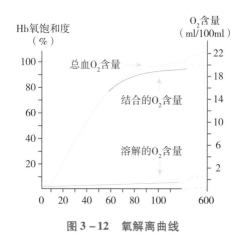

图 3 - 12 氧解离曲线

2. 氧解离曲线的分段和意义 根据氧解离曲线的 S 形变化趋势和功能意义，可人为将曲线分为三段。

（1）氧解离曲线的上段 相当于血液 PO_2 在 60 ~ 100mmHg 之间时的 Hb 氧饱和度（图 3 - 12 右段），其特点是曲线较平坦，表明在此范围内 PO_2 对 Hb 氧饱和度或血氧含量影响不大，可以认为反映 O_2 与 Hb 结合的部分。例如，当 PO_2 为 100mmHg（相当于动脉血 PO_2）时，Hb 氧饱和度为 97.4%，血氧含量约为 19.4ml/100ml。如果将吸入气的 PO_2 提高到 150mmHg，即提高了 50%，而 Hb 氧饱和度最多为 100%，只增加了 2.6%，物理溶解的 O_2 量也只增加大约 0.5ml/100ml，此时血氧含量约为 20.0ml/100ml，增加不到 1ml。这就是为何 $\dot{V}_A/\dot{Q}$ 不匹配时肺泡通气量的增加几乎无助于 O_2 的摄取的道理。反之，当 PO_2 从 100mmHg 下降到 60mmHg 时，Hb 氧饱和度为 90%，血氧含量下降并不多。因此，即使在高原、高空或在某些肺通气或肺换气功能障碍性疾病患者，吸入气 PO_2 有所下降，只要动脉血 PO_2 不低于 60mmHg，Hb 氧饱和度仍能维持在 90% 以上，血液仍可携带足够量的 O_2，不致引起明显的低氧血症。

（2）氧解离曲线的中段 相当于血液 PO_2 在 40 ~ 60mmHg 时的 Hb 氧饱和度（图 3 - 12 中段），反映 O_2 与 Hb 解离的部分。其特点是曲线较陡。如上述，动脉血 PO_2 为 100mmHg 时，Hb 氧饱和度为 97.4%，血氧含量约为 19.4ml/100ml。当 PO_2 为 40mmHg（相当于混合静脉血）时，Hb 氧饱和度约为 75%，血氧含量约为 14.4ml/100ml，即每 100ml 血液流经组织时释放 5ml O_2。因此，这段曲线可以反映安静状态下血液对组织的供 O_2 情况。

（3）氧解离曲线的下段 相当于血液 PO_2 在 15 ~ 40mmHg 时的 Hb 氧饱和度（图 3 - 12 左段），其特点是曲线最为陡直，表明血液 PO_2 发生较小变化即可导致 Hb 氧饱和度的明显改变。在组织活动增强（如运动）时，组织中的 PO_2 可降至 15mmHg，HbO_2 进一步解离，释放出更多的 O_2，Hb 氧饱和度也降至更低水平，血氧含量仅约 4.4ml/100ml。这样，每 100ml 血液能供给组织 15ml O_2（包括曲线中段部分的释 O_2 在内）。因此，这段曲线可以反映血液供 O_2 的储备能力。

3. 影响氧解离曲线的因素 O_2 的运输，即 Hb 与的结合或解离，受到许多因素影响，使氧解离曲线的位置发生偏移，意味着 Hb 对 O_2 的亲和力发生了变化。P_{50} 是 Hb 氧饱和度达 50% 时的 PO_2，正常约为

26.5mmHg，通常用 P_{50} 来表示 Hb 对 O_2 的亲和力（图 3-13）。P_{50} 增大，表示 Hb 对 O_2 的亲和力降低，需要更高的 PO_2 才能使 Hb 氧饱和度达到 50%，氧解离曲线右移；P_{50} 降低，表示 Hb 对 O_2 的亲和力增加，Hb 氧饱和度达 50% 所需的 PO_2 降低，氧解离曲线左移。pH、PCO_2、温度、有机磷化合物、CO、Hb 的质和量等因素均可影响血液对 O_2 的运输。

（1）血液 CO_2 和 pH 的影响　　血液 PCO_2 升高或 pH 降低时，Hb 对 O_2 的亲和力降低，P_{50} 增大，曲线右移；而 PCO_2 降低或 pH 升高时，则 Hb 对 O_2 的亲和力增加，P_{50} 降低，曲线左移（图 3-13）。血液酸度和 PCO_2 对 Hb 与 O_2 的亲和力的这种影响称为波尔效应（Bohr effect）。波尔效应的机制主要与 pH 改变时 Hb 的构象发生变化有关。酸度增加时，H^+ 与 Hb 多肽链某些氨基酸残基结合，促进盐键形成，使 Hb 分子向 T 型转变，对 O_2 的亲和力降低曲线右移；而酸度降低时，则促使盐键断裂并释放出 H^+，使 Hb 向 R 型转变，对 O_2 的亲和力增加，曲线左移。PCO_2 的改变既可通过 pH 的改变产生间接效应，又可通过 CO_2 与 Hb 的结合直接降低 Hb 与 O_2 的亲和力，不过这种作用不明显。

波尔效应具有重要的生理意义，它既可促进肺毛细血管中的氧合，又有利于组织毛细血管中 O_2 的释放。当血液流经肺部时，CO_2 从血液扩散到肺泡，血液 PCO_2 下降，H^+ 浓度也降低，两者均使 Hb 对 O_2 的亲和力增大，曲线左移，促进 O_2 和 Hb 的结合，使血液中运输的 O_2 量增加。当血液流经组织时，CO_2 从组织扩散到血液，血液 PCO_2 和 H^+ 浓度升高，Hb 对 O_2 的亲和力降低，曲线右移，促进 HbO_2 解离，从而为组织释放 O_2。

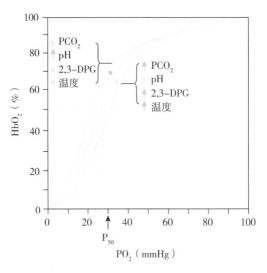

图 3-13　影响氧解离曲线的主要因素

（2）2,3-二磷酸甘油酸（2,3-diphosphoglycerate，2,3-DPG）　　红细胞内含有丰富的 2,3-DPG，是红细胞无氧糖酵解的产物，在调节 Hb 与 O_2 的亲和力中具有重要作用。2,3-DPG 浓度升高时，Hb 与 O_2 的亲和力降低，P_{50} 增大，氧解离曲线右移；反之，曲线左移（图 3-13）。其作用可能是由于 2,3-DPG 与 Hb 的 β 链形成盐键，促使 Hb 由 R 型向 T 型转变；另外 2,3-DPG 可提高细胞内 H^+ 浓度，进而通过波尔效应降低 Hb 和 O_2 的亲和力。

在慢性缺氧、贫血、高山低氧等情况下，糖酵解增加，红细胞内 2,3-DPG 增加，氧解离曲线右移，有利于 HbO_2 释放较多的 O_2，改善组织的缺氧状态；但同时也会降低 Hb 在肺部对 O_2 的结合。

在血库中用抗凝剂枸橼酸-葡萄糖液保存 3 周后的血液，因糖酵解停止，红细胞内 2,3-DPG 浓度降低，使 Hb 与 O_2 的亲和力增加，O_2 不易解离而影响对组织供氧。因此，长时间保存的血液不能满足危重患者的急需，应向其加入肌苷，防止 2,3-DPG 降低。

（3）温度的影响　　温度对氧解离曲线的影响可能与 H^+ 的活度变化有关。温度升高时，Hb 对 O_2 的亲和力降低，P_{50} 增大，氧解离曲线右移，促使 O_2 释放；而温度降低时，曲线左移，不利于 O_2 的释放而有利于结合（图 3-13）。

组织代谢活动增强（如运动）时，局部组织温度升高可促进 O_2 的释放，同时 PCO_2 和酸性代谢产物也增加而有利于 HbO_2 解离，使组织获得更多的 O_2。临床上进行低温麻醉手术是因为低温有利于降低组织的耗氧量。但应注意温度下降可增加 Hb 对 O_2 的亲和力，而导致组织缺氧。

（4）一氧化碳的影响　一氧化碳（carbon monoxide，CO）可与 Hb 结合形成一氧化碳血红蛋白（HbCO），由于 CO 与 Hb 结合位点与 O_2 相同，占据 Hb 分子中 O_2 的结合位点。一方面，CO 与 Hb 的亲和力约为 O_2 的 250 倍，在极低的 PCO 下，CO 即可从 HbO_2 中取代 O_2；另一方面，当 CO 与 Hb 分子中一个血红素结合后，可增加其余 3 个血红素对 O_2 的亲和力，结果使氧解离曲线左移，妨碍 Hb 与 O_2 的解离。可见，CO 中毒既妨碍 Hb 对 O_2 的结合，又妨碍 Hb 对 O_2 的解离，严重影响血液对 O_2 的运输能力。肺泡 PCO 为 0.4mmHg（肺泡 PO_2 100mmHg 的 1/250）时，CO 即可与 O_2 等量竞争，使 Hb 与 O_2 的结合量减半；肺泡 PCO 为 0.6mmHg（空气中 CO 浓度低于 1/1000）即可致人死亡。

（5）其他因素　Hb 与 O_2 的结合还受 Hb 自身性质和含量的影响。如果 Hb 分子中的 Fe^{2+} 被氧化成 Fe^{3+}，Hb 便失去运输 O_2 的能力。胎儿 Hb（多肽链为 $\alpha_2\gamma_2$）比成年人 Hb（多肽链为 $\alpha_2\beta_2$）与 O_2 的亲和力高，有助于胎儿血液流经胎盘时从母体摄取 O_2。珠蛋白多肽链中的氨基酸突变也会影响 Hb 运 O_2 能力。

二、二氧化碳的运输

（一）CO_2 的运输形式

血液中以物理溶解的形式运输的 CO_2 约占 5%，其余约 95% 则以化学结合的形式运输。化学结合的形式主要是碳酸氢盐（bicarbonate，HCO_3^-）和氨基甲酰血红蛋白（carbaminohemoglobin，$HHbNHCOOH$ 或 $HbCO_2$）。

1. 碳酸氢盐　以碳酸氢盐形式运输的 CO_2 约占运输总量的 88%。在血浆或红细胞内，CO_2 与 H_2O 反应生成碳酸（H_2CO_3），H_2CO_3 再解离为 HCO_3^- 和 H^+（公式 3-15）。该反应是可逆的，且都需要碳酸酐酶（carbonic anhydrase）催化，其反应方向取决于 PCO_2 的高低，在组织，反应向右进行，在肺部，则反应向左进行。

$$CO_2 + H_2O \rightleftharpoons H_2CO_3 \rightleftharpoons H^+ + HCO_3^- \tag{3-15}$$

在组织，经组织换气入血的 CO_2 中的小部分 CO_2 生成 HCO_3^- 和 H^+，HCO_3^- 主要与血浆中的 Na^+ 结合，以 $NaHCO_3$ 的形式运输 CO_2，而 H^+ 则被血浆缓冲系统所缓冲，血浆 pH 无明显变化。但是，血浆中碳酸酐酶含量甚少，红细胞内碳酸酐酶浓度较高，因此绝大部分溶解于血浆的 CO_2 扩散进入红细胞，在其催化下 CO_2 与 H_2O 迅速反应生成 H_2CO_3。H_2CO_3 再解离生成 HCO_3^- 和 H^+，H^+ 主要与 Hb 结合而被缓冲，同时释放出 O_2，不仅能促进更多的 CO_2 转变为 HCO_3^-，有利于 CO_2 的运输，同时还能促使更多的 O_2 释放，有利于组织的供 O_2；除了小部分 HCO_3^- 与 K^+ 结合，以 $KHCO_3$ 的形式运输 CO_2，大部分 HCO_3^- 顺浓度梯度通过红细胞膜扩散进入血浆，因此红细胞内负离子会减少。由于 Cl^- 可以通过红细胞膜上特异的 $HCO_3^- - Cl^-$ 交换体，由血浆进入红细胞，这一现象称为 Cl^- 转移（chloride shift）（图 3-14）。这样，HCO_3^- 便不会在红细胞内堆积，也有利于 CO_2 运输。由此可见，进入血浆的 CO_2 最后主要以碳酸氢盐形式运输。

在肺部，上述反应向相反方向（左）进行（公式 3-15）。由于肺泡气 PCO_2 比静脉血低，血浆中溶解的 CO_2 首先扩散入肺泡，而血浆中的 $NaHCO_3$ 则不断产生 HCO_3^-，溶解于血浆中。红细胞内的 $KHCO_3$

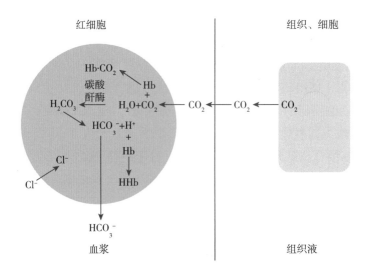

图 3 - 14　CO_2 在血液中的运输示意图

解离出 HCO_3^-，之后 HCO_3^- 与 H^+ 生成 H_2CO_3，后者又经碳酸酐酶的作用而加速分解为 CO_2 和 H_2O，CO_2 从红细胞扩散入血浆，而血浆中的 HCO_3^- 便进入红细胞以补充被消耗的 HCO_3^-，Cl^- 则扩散出红细胞。这样，以 $NaHCO_3$ 和 $KHCO_3$ 形式运输的 CO_2 便在肺部又转变成 CO_2 被释放出来。

2. 氨基甲酰血红蛋白（$HbCO_2$）　以氨基甲酰血红蛋白形式运输的 CO_2 约占运输总量的 7%。进入红细胞的一部分 CO_2 可与 Hb 的氨基结合，生成 $HbCO_2$（图 3 - 14），这一反应无需酶的催化，而且迅速、可逆，如下式所示

$$HbNH_2O_2 + H^+ + CO_2 \underset{肺部}{\overset{组织}{\rightleftharpoons}} HHbNHCOOH + O_2 \tag{3 - 16}$$

这一反应的主要影响因素是氧合作用。当动脉血流经组织时，HbO_2 解离释出 O_2，变成去氧 Hb，与 CO_2 结合力增加，形成 $HHbNHCOOH$。在肺部，由于 HbO_2 生成增多，促使 $HHbNHCOOH$ 解离，释放 CO_2 和 H^+，反应向左进行。氧合作用的调节具有重要意义，虽以 $HHbNHCOOH$ 形式运输的 CO_2 仅占 CO_2 总运输量的 7% 左右，但占肺部 CO_2 释放量的 17.5%，提示这种运输形式的高效性。

（二）CO_2 解离曲线

表示血液中 CO_2 含量与 PCO_2 关系的曲线是 CO_2 解离曲线（carbon dioxide dissociation curve）（图 3 - 15）。与氧解离曲线不同，血液中 CO_2 含量可随 PCO_2 的升高而增加，CO_2 解离曲线几乎呈线性，而不呈 S 形且无饱和点。因此，CO_2 解离曲线的纵坐标不用饱和度而用 CO_2 含量表示。

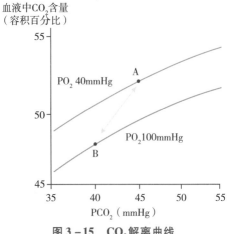

图 3 - 15　CO_2 解离曲线

图 3 - 15 中的 A 点是静脉血，即 PO_2 为 40mmHg、PCO_2 为 45mmHg 时的 CO_2 含量，约为 52ml/100ml；B 点是动脉血，即 PO_2 为 100mmHg、PCO_2 为 40mmHg 时的 CO_2 含量，约为 48ml/100ml。比较 A、B 两点得知，血液流经肺部时，每 100ml 血液可释出 4ml CO_2。

（三）影响 CO_2 运输的因素

Hb 与 O_2 是否结合是影响 CO_2 运输的主要因素。Hb 与 O_2 结合可促进 CO_2 释放，而释放 O_2 之后的 Hb 则容易与 CO_2 结合，这一现象称为何尔登效应（Haldane effect）。由图 3 - 15 可见，在相同的 PCO_2 下，动脉血携带的 CO_2 比静脉血少。因为 HbO_2 酸性较强，而去氧 Hb 酸性较弱，所以去氧 Hb 容易与 CO_2 结合，生成 HHbNHCOOH，也容易与 H^+ 结合，使 H_2CO_3 解离过程中产生的 H^+ 能被及时中和，有利于提高血液运输 CO_2 的量。因此，在组织中，由于 HbO_2 释出 O_2 而成为去氧 Hb，通过何尔登效应促进血液摄取并结合 CO_2；反之，在肺部，则因 Hb 与 O_2 结合，何尔登效应促进 CO_2 释放。

由此可见，O_2 和 CO_2 的运输不是孤立存在的，而是相互影响的。CO_2 通过波尔效应影响 O_2 的运输，O_2 又通过何尔登效应影响 CO_2 的运输。

第四节　呼吸运动的调节

呼吸运动是肺通气的动力来源，也是整个呼吸过程的基础，呼吸肌的节律性舒缩活动受到中枢神经系统的自主性（automatically）和随意性（voluntarily）双重控制。呼吸节律起源于呼吸中枢，正常机体的节律性呼吸是在各级呼吸中枢相互配合共同调节下进行的。呼吸运动的深度和频率可随体内外环境的改变而发生相应变化，以适应机体代谢活动对气体（O_2 和 CO_2）交换的需要。机体运动时，代谢增强，呼吸运动加深加快，肺通气量增大，机体可摄取更多 O_2，排出更多 CO_2。机体在完成其他某些功能活动（如说话、唱歌、吞咽以及喷嚏反射、咳嗽反射等）时，呼吸运动也将受到相应调控，使其他功能活动得以实现。如在一定限度内的随意屏气或加深加快呼吸就是靠大脑皮层随意控制实现的。虽然人们可以随意屏气，但是随着屏气持续时间延长，低位脑干自主调节的呼吸驱动就会增加，最终在自主呼吸控制系统的调节下产生吸气。

一、呼吸中枢与呼吸节律的形成

（一）呼吸中枢

在中枢神经系统内产生呼吸节律和调节呼吸运动的神经元细胞群，称为呼吸中枢（respiratory center）。这些细胞群广泛分布在脊髓、延髓、脑桥、间脑和大脑皮层等部位，它们在呼吸节律（respiratory rhythm）的产生和呼吸运动调节中发挥不同的作用。正常节律性的呼吸运动有赖于各级呼吸中枢的相互协调和相互制约。

1. 脊髓　脊髓中有支配呼吸肌的运动神经元，其胞体位于第 3～5 颈段（支配膈肌）和胸段（支配肋间肌和腹肌等）脊髓前角。人们在很早以前就发现，如果在延髓和脊髓之间离断脊髓，呼吸运动立刻停止，而保留延髓和脊髓的联系，就可保持基本的节律呼吸。所以认为脊髓本身以及呼吸肌不能产生节律性呼吸，脊髓的呼吸神经元是联系高位呼吸中枢和呼吸肌的中继站，以及整合某些呼吸反射的初级中枢。

2. 低位脑干　低位脑干是指脑桥和延髓。1923 年，英国生理学家 Lumsden 在对猫的脑干进行横切实验时观察到：在不同平面横切脑干，可使呼吸运动发生不同的变化。①在中脑与脑桥之间（图 3 - 16，A 平面）横切，呼吸节律无明显变化。②在脑桥的中部横切（图 3 - 16，B 平面），呼吸变慢、变深；此时再切断双侧颈迷走神经，动物吸气显著延长，仅偶尔出现短暂的呼气，表现为长吸式呼吸（apneusis）。③在脑桥与延髓之间横切（图 3 - 16，C 平面），则不论迷走神经是否完整，都出现喘息样呼吸（gasping），表现为节律不规则的呼吸运动。④在延髓与脊髓之间横断脊髓（图 3 - 16，D 平面），呼吸运动立刻停止。据此，Lumsden 提出了所谓的"三级呼吸中枢理论"，即在延髓内有"喘息中枢"（gasping center），可产生最基本的呼吸节律；脑桥下部有"长吸中枢"（apneustic center），对吸气活动产生紧张性易化作用；在脑桥上部有"呼吸调整中枢"（pneumotaxic center，PC），可促进吸气转为呼气，对长吸中枢产生周期性抑制作用，三者共同引起正常的节律性呼吸运动。后来的研究肯定了关于延髓有呼吸节律基本中枢和脑桥上部有呼吸调整中枢的结论，但未能证实脑桥下部存在长吸中枢，认为长吸中枢只是某些特殊的功能状态。

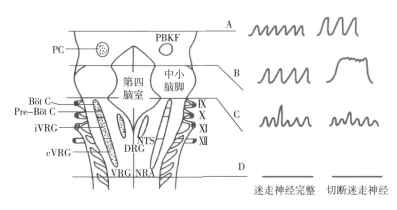

图 3 - 16　脑干呼吸相关核团（左）以及在不同平面横切脑干后呼吸的变化（右）示意图

PC：呼吸调整中枢；PBKF：臂旁内侧核和 KF 核；Böt C：包钦格复合体；Pre - Böt C：前包钦格复合体；iVRG：中段腹侧呼吸组；cVRG：尾段腹侧呼吸组；NTS：孤束核；DRG：背侧呼吸组；VRG：腹侧呼吸组；NRA：后疑核；Ⅸ、Ⅹ、Ⅺ、Ⅻ：分别为第 9、10、11、12 对脑神经；A、B、C、D：在脑干不同平面横切

在脑损伤、脑脊液压力升高、脑膜炎等病理情况下，可出现一种病理性的周期性呼吸，表现为一次或多次强呼吸运动后，出现长时间呼吸运动停止，之后再次出现数次强呼吸运动，其周期持续时间为 10 ~ 60 秒，称为比奥呼吸（Biot breathing）。比奥呼吸常是死亡前出现的危急症状，其原因可能是病变已侵及延髓呼吸中枢。

在 20 世纪 60 年代后的大约二十多年中，微电极技术研究揭示，在中枢神经系统内，一些神经元呈节律性自发放电，且其节律性与呼吸周期相关，这些神经元称为呼吸神经元（respiratory neuron）或呼吸相关神经元（respiratory - related neuron）。在低位脑干，呼吸神经元主要集中分布于左右对称的三个区域（图 3 - 16 左）。①延髓背内侧的背侧呼吸组（dorsal respiratory group，DRG）：相当于孤束核腹外侧部，主要含吸气神经元，其轴突下行兴奋脊髓膈运动神经元，引起膈肌收缩而吸气。②延髓腹外侧的腹侧呼吸组（ventral respiratory group，VRG）。该区从尾端到头端相当于后疑核、疑核和面神经后核及其邻近区域，含有多种类型的呼吸神经元，平静呼吸时无明显作用，运动或其他引起机体代谢增强的活动时，VRG 的活动使脊髓呼吸运动神经元兴奋，吸气加强并引起主动呼气，肺通气量增加；此外，它们还可调节咽喉部辅助呼吸肌的活动，进而调节气道阻力。③脑桥头端背侧的脑桥呼吸组（pontine respiratory group，PRG）。该区相当于臂旁内侧核及与其相邻的 Kölliker - Fuse（KF）核，两者合称为 PBKF 核，为呼吸调整中枢所在部位，主要含呼气神经元，其作用是限制吸气，促使吸气向呼气转换。

20 世纪 80 ~ 90 年代，有学者利用新生大鼠在脑干 - 脊髓标本或脑片上观察离体条件下的呼吸活动，发现延髓腹外侧区的前包钦格复合体（pre - Bötzinger complex，Pre - Böt C）被去除后，C_4 神经或脑神经根的放电活动都消失。实验结果证实了 Lumsden "延髓是基本呼吸中枢"的观点，并进一步提出呼吸节律主要产生于延髓的前包钦格复合体（图 3 - 16 左）。

3. 高位脑 呼吸运动在一定范围内可以随意进行，并能按照自身主观意志，在一定范围内停止呼吸或用力加快呼吸。这是因为呼吸运动还受脑桥以上中枢的影响，如下丘脑、边缘系统、大脑皮层等。大脑皮层可分别通过皮层脊髓束和皮层脑干束随意控制脊髓和低位脑干呼吸神经元的活动，以保证其他与呼吸相关活动的完成，如说话、唱歌、哭笑、咳嗽、吞咽、排便和某种姿势的维持等活动。

呼吸运动受大脑皮层随意性和低位脑干自主性的双重调节，这两个系统的下行通路是分开的，临床上有时可观察到自主呼吸和随意呼吸分离的现象。例如，在脊髓前外侧索下行的自主呼吸通路受损时，自主节律性呼吸运动出现异常甚至停止，而患者仍可进行随意呼吸。可是患者一旦入睡，呼吸运动就会停止。所以这种患者常需依靠人工呼吸机来维持肺通气。另外，如果大脑皮层运动区或皮层脊髓束受损时，患者可以进行自主呼吸，但不能完成对呼吸运动的随意调控。

（二）呼吸节律的产生机制

关于正常呼吸节律的形成机制目前尚未完全阐明，目前主要有两种学说，即起搏细胞学说（theory of pacemaker）与神经元网络学说（theory of neuronal network）。起搏细胞学说认为，延髓内某些呼吸神经元具有自发性的神经元节律活动，可驱动其他呼吸神经元的活动（如同窦房结起搏细胞的节律性兴奋引起整个心脏节律性收缩的作用一样），呼吸节律是由延髓内具有起步样活动的神经元的节律性兴奋引起的。前包钦格复合体可能就是呼吸驱动的起搏神经元所在部位。神经元网络学说认为，呼吸节律的产生依赖于中枢不同的呼吸神经元之间广泛而复杂的联系，这些联系包括兴奋性和抑制性突触联系，学者们因此提出多种呼吸节律产生的模型，其中最有影响的是 20 世纪 70 年代提出的中枢吸气活动发生器（central inspiratory activity generator）和吸气切断机制（inspiratory off - switch mechanism）模型，但到目前为止，还没有哪一种模型得到公认。

由于受方法学的限制，起搏细胞学说的实验依据多来自新生动物实验，而神经元网络学说的依据主要来自于成年动物实验。因此，哪一种学说是正确的或者哪一种起主导作用，至今尚无定论，但是其共同之处是两者都需要来自于化学感受器的紧张性传入。

二、呼吸运动的反射性调节

呼吸运动的节律虽然起源于脑，但其频率、深度、吸气时间和呼吸类型等可受到来自呼吸器官自身以及血液循环等其他器官感受器传入冲动的反射性调节。下面讨论几种重要的呼吸反射。

（一）化学感受性呼吸反射

动脉血液、组织液或脑脊液中的 O_2、CO_2 和 H^+ 等化学因素的变化引起的呼吸反射，称为化学感受性反射（chemoreceptor reflex）。

1. 化学感受器（chemoreceptor） 是指其适宜刺激为 O_2、CO_2 和 H^+ 等化学物质的感受器。根据所在部位的不同，化学感受器分为外周化学感受器（peripheral chemoreceptor）和中枢化学感受器（central chemoreceptor）。

（1）外周化学感受器 是位于颈动脉体和主动脉体的外周化学感受器（图 3 - 17A）。1930 年，比利时生理学家 Heymans 首次证明颈动脉体和主动脉体在化学感受性呼吸调节中的作用，并因此获得 1938 年诺贝尔生理学或医学奖。在动脉血 PO_2 降低、PCO_2 或 H^+ 浓度升高时外周化学感受器受到刺激，冲动分别沿窦神经（舌咽神经的分支，分布于颈动脉体）和迷走神经（分支分布于主动脉体）传入延髓孤束核，反射性引起呼吸加深加快和血液循环功能的变化。对呼吸调节来说，颈动脉体作用远大于主动脉体，而主动脉体在循环调节方面较为重要。由于颈动脉体的解剖位置有利于研究，因而对外周化学感受器的研究主要集中在颈动脉体。

颈动脉体含有Ⅰ型细胞（球细胞）和Ⅱ型细胞（鞘细胞），细胞周围包围着丰富的毛细血管，接受传入、传出神经支配。Ⅰ型细胞呈球形，起感受器的作用。窦神经的传入纤维末梢分支穿插于Ⅰ、Ⅱ型细胞之间，与Ⅰ型细胞形成特化的接触（图3-17B），Ⅰ型细胞受到刺激时，通过一定途径使细胞内[Ca^{2+}]升高，由此触发递质释放，引起传入神经纤维兴奋。颈动脉体也接受交感传出神经支配（图3-17B），通过调节血流量和感受细胞的敏感性来改变化学感受器的活动。颈动脉体和主动脉体的血液供应非常丰富，其每分钟血流量约为其重量的20倍，100g该组织的血流量约为2000ml/min（每100g脑组织血流量约为55ml/min）。一般情况下，其动、静脉PO_2差几乎为零，即它们始终处于动脉血液的环境之中，表明其丰富的血供与其敏感的化学感受功能有关，而非自身高代谢率的需要。

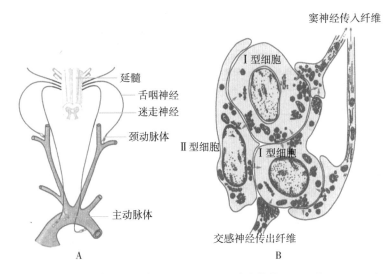

图3-17　外周化学感受器的位置（A）和颈动脉体的组织结构（B）示意图

对颈动脉体的研究结果表明，外周化学感受器敏感的是动脉血中的PO_2下降、PCO_2升高或H^+浓度增加，而不是动脉血中O_2含量的降低。在贫血或CO中毒时，虽然血O_2含量下降，但其PO_2仍正常，只要血流量充分，则外周化学感受器传入神经放电频率并不增加。CO_2较容易扩散进入外周化学感受器细胞，使细胞内H^+浓度增加；而血液中H^+则不易进入细胞。因此，相对而言，CO_2对外周化学感受器的刺激作用较H^+强。

在实验中还观察到，上述三种因素对化学感受器的刺激作用有相互增强的现象，两种因素同时作用比单一因素的作用强。这种协同作用的意义在于，当机体发生循环或呼吸衰竭时，PCO_2升高和PO_2降低往往同时存在，它们协同刺激外周化学感受器，共同促进代偿性呼吸增强反应。

（2）中枢化学感受器　延髓的中枢化学敏感区（中枢化学感受器）位于延髓腹外侧浅表部位（表面下约$200\mu m$），左右对称，可分为头、中、尾三个区（图3-18A）。头区和尾区都有化学感受性；中区无化学感受性，可能是头区和尾区传入冲动向脑干呼吸中枢投射的中继站。近年的研究发现，在斜方体后核、孤束核、蓝斑、下丘脑等部位也有化学敏感神经元。

中枢化学感受器的生理性刺激是脑脊液和局部细胞外液中的H^+，而不是CO_2；但血液中的CO_2能迅速通过血-脑屏障，使化学感受器周围细胞外液中的[H^+]升高，从而刺激中枢化学感受器（图3-18B），再引起呼吸中枢兴奋，使呼吸运动加深加快，肺通气量增加。由于脑脊液中碳酸酐酶含量很少，CO_2与水的水合反应很慢，所以对CO_2的通气反应有一定的时间延迟。血液中的H^+不易透过血-脑屏障，故血液pH的变化对中枢化学感受器的刺激作用较弱，也较缓慢。

在体内CO_2持续增多的最初数小时内，呼吸兴奋反应很明显，但在随后的1~2天，呼吸兴奋反应逐渐减弱到最初的 1/5 左右，说明机体对 CO_2 的反应发生了适应。这是因为：①肾对血液 pH 具有调节作用；②血液中的 HCO_3^- 也可缓慢透过血－脑屏障和血－脑脊液屏障，使脑脊液和局部细胞外液的 pH 回升，减弱 H^+ 对呼吸运动的刺激作用。在这些调节机制的作用下，血液中的 CO_2 对呼吸运动的急性驱动作用较强，而慢性刺激作用则较弱。

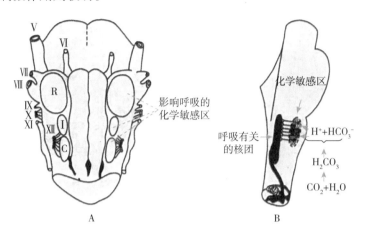

图 3 – 18　中枢化学感受器示意图

A. 延髓腹外侧浅表部位的中枢化学感受区；B. 血液或脑脊液 PCO_2 升高刺激呼吸运动的中枢机制。R：头区；I：中区；C：尾区；V ~ XII 分别为第 5 ~ 12 对脑神经

与外周化学感受器不同，中枢化学感受器并不感受低 O_2 的刺激，但对 H^+ 的敏感性比外周化学感受器高，反应潜伏期较长。中枢化学感受器的生理功能可能是通过影响肺通气来调节脑脊液的 $[H^+]$，使中枢神经系统有一个稳定的 pH 环境；而外周化学感受器的作用则主要是在机体低 O_2 时维持对呼吸的驱动。

2. CO_2、H^+ 和 O_2 对呼吸运动的调节

（1）CO_2 水平　已知 CO_2 是调节呼吸运动最重要的生理性化学因素。无论在麻醉动物或人类，当动脉血液 PCO_2 降到很低水平时，可出现呼吸暂停；若因过度通气导致 CO_2 排出增加也可抑制呼吸运动。可见，一定水平的 PCO_2 对维持呼吸中枢的基本活动是必需的。

当吸入气中 CO_2 浓度增加，或肺通气和（或）换气功能障碍时，血液中 PCO_2 将升高（称为高碳酸血症）；运动或劳动时代谢活动增强，也可使血液中 PCO_2 升高。在这些情况下，呼吸运动将反射性加深加快，肺通气量增加（图 3 – 19），CO_2 排出随之增多，从而使血液 PCO_2 恢复正常水平。但血液 PCO_2 过高则可抑制中枢神经系统包括呼吸中枢的活动，引起呼吸困难、头痛、头晕，甚至昏迷，出现 CO_2 麻醉。总之，CO_2 对呼吸运动起经常性调节作用，血液 PCO_2 在一定范围内升高可加强呼吸运动，但超过一定限度反而出现抑制作用。

CO_2 对呼吸的刺激作用通过两条途径实现：一是通过刺激中枢化学感受器进而引起延髓呼吸中枢兴奋，使呼吸加深、加快；二是刺激外周化学感受器，冲动经窦神经和迷走神经传入延髓，反射性引起呼吸加深、加快。其中以中枢途径为主。实验表明，在去除外周化学感受器的作用之后，CO_2 引起的通气反应仅下降 20% 左右；动脉血 PCO_2 只需升高 2mmHg 就可刺激中枢化学感受器，出现肺通气增强的反应；而刺激外周化学感受器，则动脉血 PCO_2 需升高 100mmHg。可见，中枢化学感受器在 CO_2 引起的通气反应中起主要作用。因为中枢化学感受器的反应较慢，当动脉血 PCO_2 突然增高或者当中枢化学感受器对 CO_2 的敏感性降低（CO_2 麻痹）或产生适应后，外周化学感受器在引起快速呼吸反应中发挥重要作用。

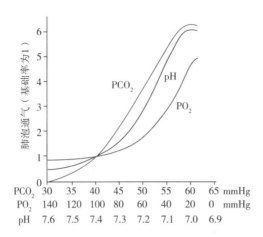

图 3-19 改变动脉血液 PCO_2、PO_2、pH 三因素之一而维持另外两个因素正常时的肺泡通气反应

（2）H^+ 浓度　当动脉血的 $[H^+]$ 升高（如呼吸性或代谢性酸中毒）时，呼吸运动加深加快，肺通气量增加；当 $[H^+]$ 降低（如呼吸性或代谢性碱中毒）时，则引起呼吸抑制，肺通气量减少（图 3-19）。H^+ 对呼吸的调节也是通过外周化学感受器和中枢化学感受器实现的。中枢化学感受器对 H^+ 的敏感性较外周化学感受器高，约为后者的 25 倍。但 H^+ 通过血-脑屏障的速度较慢，限制了它对中枢化学感受器的作用。因此，血液中的 H^+ 主要通过刺激外周化学感受器而起作用，而脑脊液中的 H^+ 才是中枢化学感受器最有效的刺激物。

（3）O_2 水平　当吸入气 PO_2 降低（如初上高原）以及肺通气或肺换气功能障碍时，动脉血液中 PO_2 也随之下降，反射性使呼吸运动加深加快，肺通气量增加；反之，则肺通气量减少（图 3-19）。通常在动脉血 PO_2 下降到 80mmHg 以下时，肺通气量才出现可觉察到的增加。可见动脉血 PO_2 的改变对正常呼吸运动的调节作用不大，仅在特殊情况下低 O_2 刺激才有重要意义。如严重肺气肿、肺心病患者，由于肺换气功能障碍，导致机体慢性缺 O_2 和 CO_2 潴留，长时间 CO_2 潴留能使中枢化学感受器对 CO_2 的刺激作用发生适应，而外周化学感受器对低 O_2 刺激的适应很慢，在这种情况下，低 O_2 对外周化学感受器的刺激就成为驱动呼吸运动的主要刺激因素。因此，在慢性肺通气或肺换气功能障碍引起机体缺 O_2 的情况下，如果给患者吸入纯 O_2 则可能由于解除了低 O_2 的刺激，会引起呼吸暂停，临床上给氧疗时应予以高度重视。

低 O_2 对呼吸运动的刺激作用完全是通过外周化学感受器实现的。切断动物外周化学感受器的传入神经或摘除颈动脉体后，急性低 O_2 对呼吸运动的刺激效应便完全消失。低 O_2 对中枢的直接作用是抑制，但是低 O_2 通过外周化学感受器对呼吸中枢的兴奋作用，在一定程度上可对抗其中枢的直接抑制效应。然而在严重缺 O_2 时，外周化学感受器的反射效应已不足以克服低 O_2 对中枢的直接抑制作用，终将导致呼吸运动的抑制。

3. CO_2、H^+ 和 O_2 在呼吸运动调节中的相互作用　在这三个因素中，如果使其中两个因素保持不变，只改变一个因素，对肺通气量的影响如图 3-19 所示。由图可见，三者引起的肺通气反应的程度大致接近。然而在自然呼吸情况下，一种因素的改变往往会引起另 1~2 种因素相继改变或多种因素同时改变。因此，三者之间具有相互作用，对肺通气的影响既可因相互协同而增强，也可因相互抵消而减弱。图 3-20 所示为一种因素改变时对另两种因素不加控制时的情况。可以看出 CO_2 对呼吸运动的刺激作用最强，且比其单因素作用（图 3-19）更明显；H^+ 的作用次之；PO_2 波动对呼吸的影响最小。血液 PCO_2 升高时，$[H^+]$ 也随之升高，两者的协同作用使肺通气反应比单纯 PCO_2 升高时更强。$[H^+]$ 增加时，因肺通气增加而使 CO_2 排出增加，导致 PCO_2 下降，$[H^+]$ 也有所降低，因此可部分抵消 H^+ 的刺激作用，使肺通气量的增加比单因素 H^+ 浓度升高时小。PO_2 降低时，也因肺通气量增加，呼出较多的 CO_2，使 PCO_2 和 $[H^+]$ 降低，从而削弱了低 O_2 的刺激作用。

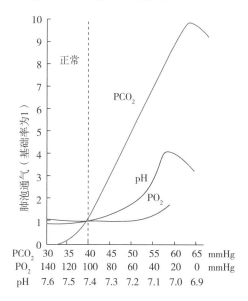

图 3 - 20　改变动脉血液 PCO_2、PO_2、pH 三因素之一而不控制另外两个因素时的肺泡通气反应

（二）肺牵张反射

1868 年，Hering 和 Breuer 在麻醉动物中发现，肺扩张或向肺内充气可引起吸气活动抑制，而肺萎陷或从肺内抽气则可引起吸气活动加强。切断迷走神经后，上述反应消失，说明这是由迷走神经参与的反射性反应。这种由肺扩张或肺萎陷引起的吸气抑制或吸气兴奋的反射称为肺牵张反射（pulmonary stretch reflex）或黑 - 伯反射（Hering - Breuer reflex），包括肺扩张反射和肺萎陷反射。

1. 肺扩张反射（pulmonary inflation reflex）　是指肺充气或扩张时抑制吸气活动的反射。其感受器位于从气管到细支气管的平滑肌中，是一种牵张感受器，阈值低，属于慢适应感受器。当肺扩张牵拉呼吸道时，牵张感受器兴奋，冲动经迷走神经传入延髓，通过延髓和脑桥呼吸中枢的作用，促使吸气转换为呼气。肺扩张反射的生理意义在于加速吸气向呼气的转换，使呼吸频率增加。在动物实验中，切断两侧颈迷走神经后，反射消失。动物的吸气过程将延长，吸气加深，呼吸变得深而慢。

在比较 8 种动物的肺扩张反射后，发现该反射的敏感性存在种属差异，兔的肺扩张反射最明显，而人的最弱。人出生 4~5 天后，该反射的敏感性显著减弱。成年人在平静呼吸时，肺扩张反射一般不参与呼吸运动的调节，只有在潮气量增至 800ml 以上时，才能引起肺扩张反射。但在病理情况下，如肺顺应性降低，肺扩张时对气道的牵张刺激较强，可引起肺扩张反射，使呼吸变浅变快。

2. 肺萎陷反射（pulmonary deflation reflex）　是指在肺缩小萎陷时增强吸气活动或促进呼气转换为吸气的反射。感受器同样位于气道平滑肌内，但其性质尚不清楚，要在较大程度的肺萎陷时才出现该反射，在平静呼吸调节中意义不大，但对防止呼气过深以及在肺不张等情况下可能起一定作用。

（三）防御性呼吸反射

呼吸道的鼻、咽、喉、气管和支气管黏膜受到机械性或化学性刺激时，都将引起防御性呼吸反射，借以排除呼吸道中的异物，保持呼吸道畅通。主要的防御性呼吸反射包括咳嗽反射和喷嚏反射。

1. 咳嗽反射（cough reflex）　是很常见也很重要的防御性反射。感受器位于喉、气管和支气管的黏膜下，大支气管以上部位对机械刺激比较敏感，二级支气管以下部位对化学刺激比较敏感。当感受到机械性或化学性刺激时，冲动经迷走神经传入延髓，触发咳嗽反射。

咳嗽时，先有短促的深吸气，接着紧闭声门做强的呼气动作，使胸内压与肺内压都迅速上升。然后突然开放声门，由于压差大，使肺泡内气体高速冲出，同时排出气道内的异物或分泌物。咳嗽反射有助于喉以下呼吸道内的异物或分泌物排出。

2. 喷嚏反射（sneeze reflex） 是鼻黏膜受刺激引起的防御性反射。类似于咳嗽的反射，不同的是，喷嚏反射刺激作用于鼻黏膜的感受器，传入神经是三叉神经，反射效应是腭垂下降，舌压向软腭，而不是声门关闭，呼出气主要从鼻腔喷出，以清除鼻腔中的刺激物。

（四）呼吸肌本体感受性反射

呼吸肌的本体感受器是肌梭。当呼吸肌内的肌梭受到牵张刺激时，可反射性引起呼吸运动加强，这种反射属于本体感受性反射（proprioceptive reflex）。在麻醉的猫，切断其双侧颈迷走神经并在第 7 颈段平面横断脊髓，以排除该平面以下传入冲动的影响，牵拉膈肌可引起膈肌肌电活动增强；切断胸段脊神经背根后，呼吸运动减弱。在人类，呼吸肌本体感受性反射对正常呼吸运动也有一定调节作用，在呼吸肌负荷增加（例如哮喘，气道阻力增大）时其作用较为明显。

三、临床监控呼吸状态的生理参数及意义

医院里的重症监护病房（intensive care unit，ICU）是专门收治危重病症患者并给予精心监护和精确治疗的单位。在 ICU，除了生命体征（如体温、呼吸、血压、心电）和血液生化指标的监测外，还有呼吸系统指标的监测和治疗。

1. 血氧饱和度（指套式） 如果在不吸氧的条件下，患者的血氧饱和度（指套式）低于92%时，则需要及时对患者进行动脉血气分析。

2. 动脉血气分析 是指对动脉血不同类型的气体和酸碱物质进行分析的过程，常用于判断机体是否存在呼吸衰竭和酸碱平衡失调。采血部位常取肱动脉、股动脉、前臂桡动脉等动脉血，能真实地反映体内的氧化代谢和酸碱平衡状态。测定动脉血气的仪器主要由专门的气敏电极分别测出三类指标：动脉血氧分压（PaO_2）、动脉血二氧化碳分压（$PaCO_2$）、pH 和碱性物质等。

（1）PaO_2 是指动脉血中可溶解状态的 O_2 所产生的张力。健康成年人 PaO_2 正常值为 80～100mmHg（年龄 >70 岁时，PaO_2 >70mmHg 为正常）；低于 60mmHg 即表示有呼吸衰竭（respiratory failure），PaO_2 < 30mmHg 则提示有生命危险。

（2）$PaCO_2$ 是指动脉血中可溶解状态的 CO_2 所产生的张力。正常值为 35～45mmHg，$PaCO_2$ < 35mmHg 为通气过度，$PaCO_2$ >45mmHg 为通气不足。是判断各型酸、碱中毒主要指标。

（3）pH 和碱性物质 pH 是血液酸碱度的指标，受呼吸和机体代谢因素的双重影响。正常动脉血 pH 为 7.35～7.45，平均 7.40。pH <7.35 为酸血症，pH >7.45 为碱血症。但 pH 正常并不能完全排除无酸碱失衡，代偿性酸中毒或碱中毒时 pH 仍在 7.35～7.45 范围内。碱性物质包括：实际碳酸氢盐、标准碳酸盐、缓冲碱、实际碱剩余等。

3. 机械通气 当机体出现严重的通气和（或）换气障碍或出现呼吸衰竭时，以人工辅助装置来改善通气和（或）换气功能，即为机械通气。在机械通气时需密切关注呼吸机参数，包括潮气量、呼吸频率、吸呼比、通气模式、气道峰压、平均气道压、平台压、呼气末正压、流速、压力、呼气末 CO_2、气道阻力、肺顺应性等。

目标检测

答案解析

思考题

1. 试述胸内负压是如何形成的？其生理意义是什么？气胸有何危害？

2. 甲、乙两人，其解剖无效腔均为150ml。甲潮气量为1000ml，呼吸频率为8次/分；乙潮气量为250ml，呼吸频率为32次/分。请问哪人气体交换效果好？为什么？

3. 什么是氧解离曲线？其影响因素是什么？

4. 动物实验中，同时切断家兔双侧迷走神经后，呼吸出现什么变化？为什么？

5. 实验过程中给予家兔高浓度的二氧化碳，呼吸如何变化？具体机制是什么？

（许蓬娟 张 帅 徐慧颖）

第四章　呼吸系统疾病及治疗药物

📑 学习目标

1. **掌握**　大叶性肺炎与小叶性肺炎的病理变化；原发性与继发性肺结核病的病理变化。

2. **熟悉**　慢性阻塞性肺疾病的病理变化；大叶性肺炎与小叶性肺炎的临床病理联系；病毒性肺炎、支原体肺炎的病理变化；结核病的病理变化与结局；肺癌的病理变化。

3. **了解**　血源播散性结核病；鼻咽癌的病理变化。

➡ 案例引导

临床案例　患者，男，28岁，下夜班后于回家路上被雨淋，傍晚出现寒战、高热，次日上午开始咳嗽、咳痰，痰液呈铁锈色，伴有右侧胸部疼痛和轻度呼吸困难。

讨论　请做出初步诊断，并回答所诊断疾病的病理过程和病理变化特点。

第一节　慢性阻塞性肺疾病及治疗药物

慢性阻塞性肺疾病（chronic obstructive pulmonary diseases，COPD）是一组慢性气道阻塞性肺疾病的总称，其共同特点是肺实质和小气道受损，导致慢性气道阻塞、呼吸阻力增加和肺功能不全。主要包括慢性支气管炎和肺气肿。

一、慢性支气管炎

慢性支气管炎（chronic bronchitis）是发生在支气管黏膜及其周围组织的慢性非特异性炎症，是呼吸系统常见病。临床以反复发作的咳嗽、咳痰或伴有喘息为特征，且症状每年至少持续3个月，连续2年以上。病情进展常并发肺气肿和慢性肺源性心脏病。

（一）病因和发病机制

慢性支气管炎是多种因素长期综合作用所致。与慢性支气管炎发病有关的因素如下。

1. 病毒和细菌感染　慢性支气管炎的发病与感冒密切相关，因此常在冬、春季节发病。呼吸道反复病毒感染和继发细菌感染是导致本病发生发展的重要因素。

2. 吸烟　吸烟者慢性支气管炎的发病率明显高于不吸烟者，戒烟后病情可以减轻。烟草中的有害成分使支气管黏膜受损，支气管的防御能力下降，有利于病原菌感染。烟雾还可刺激小气道，使小气道痉挛，增加气道阻力。

3. 其他　长期接触刺激性粉尘、大气污染和过敏因素也是引起慢性支气管炎的常见因素。机体自身的抵抗力低下也是引起本病的因素之一。

（二）病理变化

早期病变见于较大支气管，随着病变的发展，各级支气管均可受累。主要病变如下。

1. 支气管黏膜上皮纤毛倒伏，甚至脱失。上皮细胞变性、坏死、脱落，上皮细胞再生时，杯状细胞增多。可发生鳞状上皮化生，晚期黏膜萎缩。

2. 黏液腺肥大、增生，浆液腺发生黏液腺化生，腺体分泌亢进。较多的黏液潴留于支气管腔内可形成黏液栓，阻塞支气管。

3. 支气管管壁充血、水肿，淋巴细胞、浆细胞浸润。

4. 管壁平滑肌束萎缩、断裂。喘息型患者，平滑肌束可增生、肥大，管腔变窄。

5. 软骨可发生变性、萎缩、钙化或骨化。

慢性支气管炎反复发作，病变逐渐加重，向纵深发展蔓延，受累的细支气管数量不断增多。炎症向细支气管壁周围组织及肺泡扩展，导致细支气管周围炎。细支气管炎和细支气管周围炎是肺气肿的病变基础。

（三）临床病理联系

因支气管黏膜的炎症和黏液分泌物增多，患者可出现咳嗽、咳痰，痰液一般呈白色黏液泡沫状，黏稠不易咳出。急性发作时，咳嗽加重，痰量增多，出现黏液脓性痰或脓性痰。支气管痉挛、支气管腔狭窄及黏液、渗出物阻塞而出现喘息。听诊时，两肺可闻及哮鸣音和干、湿啰音。部分患者因黏膜和腺体萎缩，分泌物减少，痰量减少甚至无痰。

患者如能积极做好病因预防，及时有效地治疗细菌感染，增强机体抵抗力，慢性支气管炎可逐渐痊愈。但如致病因素持续存在，治疗不及时、彻底，病变加重可导致慢性阻塞性肺气肿，进一步可发展为慢性肺源性心脏病。

二、肺气肿

肺气肿（pulmonary emphysema）是指末梢肺组织（呼吸性细支气管、肺泡管、肺泡囊和肺泡）因残气量增加而过度扩张，并伴有肺泡间隔断裂，肺泡壁弹力组织破坏，肺体积增大、功能降低的呼吸系统疾病。

（一）病因和发病机制

慢性支气管炎是引起肺气肿的重要原因。其发病机制与下列因素有关。

1. 阻塞性通气障碍　慢性支气管炎时，炎症病变使细小支气管壁破坏，导致管壁增厚、管腔狭窄。同时黏液性渗出物增多和黏液栓形成，更加重小气道阻塞，使肺内残气量过多。

2. 呼吸性细支气管和肺泡壁弹性降低　细支气管壁和肺泡壁的弹力纤维起支撑作用，通过弹力纤维回缩力排出末梢肺组织的残余气。长期的炎症破坏了弹力纤维，使细支气管及肺泡弹性减弱，末梢肺组织残气量增多。

3. $\alpha 1$ - 抗胰蛋白酶水平降低　慢性支气管炎时，肺泡内渗出的中性粒细胞、单核细胞较多，释放大量弹性蛋白酶和氧自由基。$\alpha 1$ - 抗胰蛋白酶活性中心的蛋氨酸被氧自由基氧化而失活。$\alpha 1$ - 抗胰蛋白酶抑制弹性蛋白酶的活性，弹性蛋白酶能降解肺组织中的弹性蛋白、胶原和蛋白多糖，破坏肺泡壁结构，使肺泡弹性下降。

以上因素综合作用，使细支气管和肺泡腔残气量不断增多，压力升高，导致细支气管扩张，肺泡破裂融合成含气的大囊泡，形成肺气肿。

（二）类型及病理变化

1. 类型　根据病变部位、范围和病变性质的不同，可以将肺气肿分为以下几种。

（1）肺泡性肺气肿　病变发生在肺腺泡内，常合并小气道阻塞性通气障碍，又称阻塞性肺气肿。

肺泡性肺气肿又分为以下几种。

1）腺泡中央型肺气肿　病变累及腺泡中央的呼吸性细支气管，肺泡管和肺泡囊扩张不明显。

2）腺泡周围型肺气肿　肺泡管和肺泡囊呈现扩张，此型一般不合并慢性阻塞性肺气肿。

3）全腺泡型肺气肿　此型的发生可能与先天性 α1－抗胰蛋白酶缺乏有关。病变累及全部腺泡，从呼吸性细支气管、肺泡管、肺泡囊至肺泡均扩张，一般气肿囊腔较小，但遍布整个小叶。如肺泡间隔破坏严重，气肿囊腔可融合，形成直径超过1cm的囊泡，称囊泡性肺气肿。

（2）间质性肺气肿　由于肺泡间隔或细支气管壁破裂，气体进入肺间质，在小叶间隔与胸膜下形成串珠状小气泡。一般是因为肋骨骨折，胸壁穿透伤，或剧烈咳喘使肺泡内压急剧升高所致。

（3）其他类型肺气肿　包括：①代偿性肺气肿：是指肺炎性实变病灶周围或肺叶切除后残余肺组织的肺泡代偿性过度通气。②老年性肺气肿：是指老年人由于肺组织弹性回缩力减弱使肺残气量增多而引起的肺膨胀。

2. 病理变化　肉眼观察，肺体积膨胀，颜色苍白，边缘钝圆，质地柔软，弹性差，表面常有肋骨压痕，指压后压痕不易消退。切面不同类型表现不一。

镜下观察，肺泡弥漫性扩张，肺泡间隔变薄并断裂，相邻肺泡融合形成大小不一的囊腔。肺泡间隔内毛细血管床数量减少，间质小动脉内膜纤维增厚。细、小支气管呈慢性炎症改变（图4－1）。

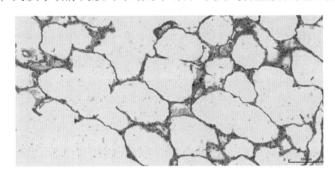

图4－1　肺气肿
肺泡扩张、肺泡间隔变薄

3. 临床病理联系　本病进展缓慢。除有咳嗽、咳痰等慢性支气管炎的症状外，常出现呼气性呼吸困难、胸闷、气短、发绀等症状。严重肺气肿患者，胸廓前后径加大，形成桶状胸。叩诊呈过清音，心浊音界缩小或消失，肝浊音界下降。语颤降低，呼吸音减弱，呼气延长。

肺气肿的肺组织毛细血管网显著减少，导致肺循环阻力增高，肺动脉压升高，右心负担加重，引起慢性肺源性心脏病。肺大泡破裂可引起自发性气胸和肺萎陷。最终可引起呼吸衰竭。

三、治疗药物

慢性阻塞性肺疾病的治疗主要是抗感染治疗，常用药物有磷酸二酯酶－4（phosphodiesteras－4，PDE－4）特异性抑制药，并针对常见的咳嗽、咳痰或气喘等症状进行对症治疗。

（一）磷酸二酯酶－4抑制药

磷酸二酯酶－4（PDE－4）是炎症和免疫细胞中主要的磷酸二酯酶亚型，是cAMP和cGMP水解的关键酶及唯一途径，由于cAMP可导致支气管平滑肌松弛和减轻肺部炎症反应，因此抑制PDE－4可减少炎症介质的释放，抑制免疫细胞激活，从而产生广泛的抗炎活性。

罗氟司特

罗氟司特（roflumilast）是第一个用于临床的PDE－4抑制剂。

【体内过程】口服给药进入机体后，经细胞色素氧化酶 P_{450} 代谢为 N - 氧化物，产生约 90% 的 PDE - 4 抑制作用。口服生物利用度为 80%，血浆蛋白结合率约为 97%，主要在肝脏代谢，经肾脏排出。

【药理作用及机制】选择性抑制 PDE - 4，增加炎症细胞（肥大细胞、巨噬细胞、淋巴细胞和嗜酸性粒细胞）、气道上皮细胞和平滑肌细胞内 cAMP 水平，阻断炎症反应信号传递，进而抑制炎症细胞的聚集及活化、扩张气道平滑肌、缓解气道重塑，而起到减轻 COPD 和哮喘等呼吸道疾病对肺组织造成的损伤。

【临床应用】用于治疗严重 COPD 患者支气管炎相关咳嗽和黏液过多的症状，常与长效支气管扩张药联合应用。对于慢性喘息型支气管炎和 COPD 伴有喘息者也有较好疗效；一般不用于治疗并发原发肺气肿的 COPD 患者。虽然哮喘不是罗氟司特的适应证，但临床试验表明其治疗轻至中度哮喘安全而有效，但不能作为缓解急性支气管痉挛的用药。

【不良反应】常见腹泻、体重减轻、恶心、头痛、背痛、食欲减退，少数出现精神症状，如失眠等。

（二）平喘药

平喘药是一类能预防、缓解或消除喘息症状的药物，主要通过控制炎症、抗过敏及扩张支气管等环节用于治疗支气管哮喘和喘息性支气管炎。常用药物包括抗炎平喘药，如糖皮质激素类和抗白三烯类药物；支气管扩张药，如 β 肾上腺素受体激动药、茶碱类及抗胆碱药等；抗过敏平喘药，如肥大细胞膜稳定剂和 H_1 受体阻断药等。

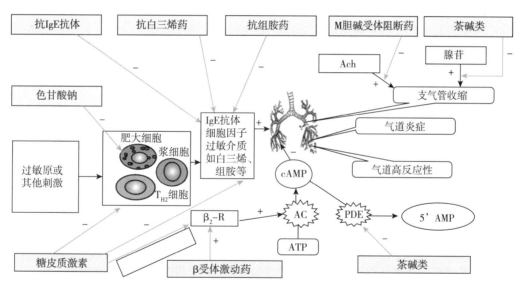

图 4 - 2　各类平喘药的主要作用机制

1. 抗炎平喘药　抗炎平喘药（anti - inflammatory drugs）可以抑制呼吸道炎症反应，是支气管哮喘的病因治疗，能有效地缓解疾病的进程。

（1）糖皮质激素（glucocorticoids，GCs）类药物　糖皮质激素类药物药理作用广泛，是目前治疗哮喘的一线药物。该类药物全身应用不良反应多，现在主要以吸入方式在呼吸道局部应用，可获得较高的药物浓度，发挥强大的局部抗炎作用，并可避免或减少全身性的不良反应，但糖皮质激素对于 COPD 的疗效不佳。

【药理作用】

1）抗炎　抑制多种细胞因子、趋化因子、黏附因子及炎症介质的产生，同时抑制多种参与哮喘发病的炎症细胞（T 淋巴细胞、树突状细胞、浆细胞、肥大细胞、中性粒细胞和嗜酸性粒细胞）功能及免疫球蛋白的产生，并抑制炎症细胞与内皮细胞的相互作用，降低毛细血管通透性。

2）抑制支气管高反应性　由于抑制炎症反应，可降低哮喘患者吸入抗原、胆碱受体激动剂、二氧化硫、冷空气以及运动后支气管收缩的反应，同时有利于支气管黏膜损伤上皮的修复。

3）增强支气管以及血管平滑肌对儿茶酚胺的敏感性　使体内儿茶酚胺类物质对支气管扩张及血管收缩的作用增强，有利于缓解支气管痉挛和黏膜水肿。

【临床应用】主要用于支气管扩张药不能很好控制病情的慢性哮喘患者，反复应用本类药物可减少或终止哮喘发作，但不能缓解急性症状。气雾吸入可减少口服激素用量或逐步替代口服激素。对于哮喘持续状态，因不能吸入足够的气雾量，往往不能发挥作用，故不宜应用。

【不良反应】

1）局部反应　长期吸入给药时，药物沉积在咽部可引起少数患者声带萎缩变形、声音嘶哑、诱发口腔真菌感染（鹅口疮）等，故吸入后需立即漱口以减少咽喉部药物残留，可以明显降低发生率。

2）全身反应　吸入常用剂量的GCs对下丘脑–垂体–肾上腺皮质功能无明显抑制作用，但若吸入剂量过大，则可产生明显的抑制作用，导致全身性不良反应的发生。

本类药物主要包括倍氯米松（beclomenthasone）、布地奈德（budesonide，BUD）、曲安奈德（triamcinolone acetonide，TAA）、丙酸氟替卡松（fluticasone propionate，FP）及氟尼缩松（flunisolide，FNS）等。布地奈德（budesonide，BUD）在肝内代谢灭活要比丙酸倍氯米松（beclomethasone dipropionate，BDP）快，故前者对下丘脑–垂体–肾上腺皮质轴的抑制作用小，全身不良反应少。

（2）抗白三烯药物　半胱氨酰白三烯（cysteinylleukotrienes，CysLTs）是哮喘发病中的一种重要的炎症介质。目前用于临床的抗白三烯药物主要有半胱氨酰白三烯受体1（CysLT$_1$受体）阻断药和5–脂氧酶（5–LOX）抑制药两类。

扎鲁司特

【体内过程】口服扎鲁司特（zafirlukast）20mg或40mg后3小时血浆浓度达到高峰，血浆蛋白结合率＞99％。本品在合用红霉素、特非那定和茶碱时，其血浆浓度降低；在合用阿司匹林时，其血浆浓度可增高。

【药理作用】扎鲁司特是选择性CysLT$_1$受体阻断药，可拮抗LTD$_4$、抗原、运动、冷空气等诱导的支气管痉挛；抑制LTC$_4$、LTD$_4$、LTE$_4$引起的气管炎症；抑制抗原诱导的迟发型支气管收缩反应。

【临床应用】本品可单独用于轻、中度慢性哮喘的预防和治疗，不适于治疗急性哮喘。对于用β受体激动剂不能完全控制病情的哮喘患者可作为一线维持治疗；尤其适用于对阿司匹林敏感或有阿司匹林哮喘的患者；严重哮喘患者本品可作为辅助用药，在增强疗效的同时可减少激素用量；也可用于糖皮质激素抵抗型哮喘。还可用于伴有鼻息肉、过敏性鼻炎的患者。

【不良反应】轻度头痛、咽炎、鼻炎、胃肠道反应及转氨酶升高，停药后可消失。妊娠期及哺乳期妇女慎用。

常用的CysLT$_1$受体阻断药还有孟鲁司特（montelukast）和普仑司特（pranlukast），其药理作用与临床应用与扎鲁司特相似。

齐留通

齐留通（zileuton）为5–LOX抑制药。本品除了抑制半胱氨酰白三烯作用外，还能抑制LTB$_4$的作用。临床应用与扎鲁司特相似。不良反应少，偶见转氨酶升高，停药后可恢复。妊娠期及哺乳期妇女慎用。

2. 支气管扩张药　支气管痉挛导致气道狭窄是引起哮喘的重要原因。支气管平滑肌的舒张和收缩受神经体液调节。支气管扩张药（bronchodilators）主要包括 β 肾上腺素受体激动药、茶碱类和抗胆碱药（图 4 – 3）。

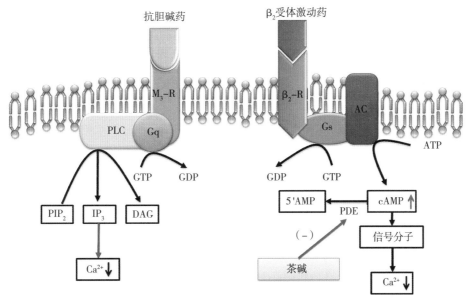

图 4 – 3 常用支气管扩张药的作用机制

（1）β 肾上腺素受体激动药 人的支气管平滑肌上主要分布的是 β_2 肾上腺素受体，用于平喘的 β 肾上腺素受体激动药分为非选择性 β 肾上腺素受体激动药和选择性 β_2 肾上腺素受体激动药。前者包括肾上腺素、异丙肾上腺素等，这些药物除了平喘作用外，因可激动 β_1 肾上腺素受体，对心血管有较强作用，容易出现严重的心脏不良反应，且多数不宜口服，久用易耐受，应慎用；后者包括沙丁胺醇（salbutamol）、特布他林（terbutaline）、福莫特罗（formoterol）、沙美特罗（salmeterol）、班布特罗（bambuterol）等，对 β_2 受体有强大的兴奋性，对 β_1 受体的亲和力低，常规剂量口服或吸入给药时很少产生心血管反应，且对呼吸道的选择性高，疗效较好，用药途径多样而方便，是控制哮喘症状的首选药。其中沙丁胺醇、特布他林为短效 β_2 受体激动药，而福莫特罗、班布特罗为长效 β_2 受体激动药。

沙丁胺醇

【体内过程】口服后 65% ~ 84% 被吸收，1 ~ 3 小时可达峰浓度，$t_{1/2}$ 为 2.7 ~ 5 小时。气雾吸入后 10 ~ 15 分钟平喘作用达高峰，维持 3 ~ 4 小时，$t_{1/2}$ 为 1.7 ~ 7.1 小时。

【药理作用及机制】沙丁胺醇（salbutamol）对支气管平滑肌 β_2 受体的激动作用较强，对心脏 β_1 受体有较弱的激动作用，对 α 受体几乎无作用。故本品对呼吸道具有高度选择性，其支气管扩张作用与异丙肾上腺素相近，但作用更长，常规剂量下很少引起心脏不良反应。

其松弛支气管平滑肌的机制为：激动支气管平滑肌细胞膜上的 β_2 受体后，引起受体构型改变，激活兴奋性 G 蛋白（Gs），从而活化腺苷酸环化酶，使细胞内 ATP 转变为 cAMP 水平，激活 cAMP 依赖性蛋白激酶 A（PKA），再通过降低细胞内游离钙浓度、使肌球蛋白轻链激酶失活和开放钾通道等途径，引起平滑肌松弛。此外，还具有抑制肥大细胞与中性粒细胞释放炎症介质与过敏介质、降低毛细血管通透性、减轻气道黏膜下水肿、增强气道上皮细胞纤毛运动等作用，缓解或消除支气管痉挛和气道狭窄。

【临床应用】主要用于支气管哮喘、喘息型支气管炎及伴有支气管痉挛的呼吸道疾病。各种剂型均可用，吸入给药最为常用，起效快，还可以减少全身的不良反应；但在哮喘急性发作时，静脉给药仍是首选的方式，因为此时气道痉挛，吸入给药效果不佳。

【不良反应与注意事项】

1）心脏反应　本品对心脏的作用较轻，但在大剂量或注射给药时，可出现窦性心动过速，特别是原有心律失常的患者。

2）肌肉震颤　本品可激动骨骼肌慢收缩纤维的 β_2 受体，引起肌肉震颤，好发部位在四肢与面颈部。部分患者可随着用药时间延长，该症状逐渐减轻或消失。

3）代谢紊乱　本品增加肌糖原分解，引起血乳酸、丙酮酸升高，并产生酮体。糖尿病患者尤为注意，避免出现酮中毒或乳酸中毒。由于本品兴奋骨骼肌细胞膜上的 Na^+,K^+-ATP 酶，使 K^+ 进入细胞内而引起血钾降低，过量应用时或与糖皮质激素合用时，可能引起低钾血症。

4）耐受性　长期使用本品，可产生耐受性，降低药效，需停药 $1 \sim 2$ 周恢复敏感性。

肾上腺素

肾上腺素（adrenaline，AD）对 α、β 受体均有强大的激动作用。激动支气管平滑肌 β_2 受体，可扩张支气管平滑肌；激动支气管平滑肌黏膜血管的 α_1 受体，可收缩血管，减轻黏膜充血性水肿；激动肥大细胞 β_2 受体，可减少过敏介质释放。口服无效，皮下注射用于控制哮喘急性发作。

异丙肾上腺素

异丙肾上腺素（isoprenaline）对 β_1、β_2 受体均有明显激动作用，气雾吸入或注射给药，主要用于控制哮喘急性症状。有明显的心脏兴奋作用，可诱发心动过速、心律失常和心绞痛等，故一般不作为首选的平喘药。

（2）茶碱类　常用茶碱类（theophylline）药物主要有氨茶碱（aminophylline）、茶碱（theophylline）、二羟丙茶碱（diprophylline）、胆茶碱（cholinophylline）、多索茶碱（doxofylline）等。

氨茶碱

【药理作用】直接松弛支气管平滑肌，对痉挛的支气管平滑肌作用尤为明显。此外，还具有强心、利尿、扩张冠脉、松弛胆道平滑肌及兴奋中枢等。

【作用机制】

1）扩张支气管平滑肌　抑制磷酸二酯酶 PDE，升高支气管平滑肌细胞内 cAMP 水平，进而激活 cAMP 依赖的蛋白激酶，引起支气管平滑肌松弛；促进内源性肾上腺素释放，间接导致支气管扩张；阻断腺苷受体，对抗内源性腺苷诱发的支气管收缩；干扰呼吸道平滑肌细胞外 Ca^{2+} 内流和细胞内质网 Ca^{2+} 释放，使细胞内 Ca^{2+} 浓度降低，产生平滑肌松弛作用。

2）抗炎作用　抑制肥大细胞、巨噬细胞、嗜酸性粒细胞等炎症细胞的功能，减少呼吸道 T 细胞，降低毛细血管通透性，从而抑制支气管炎症。

3）增强呼吸肌（主要是膈肌）收缩力　减轻因呼吸道阻塞、呼吸负荷增加而造成的呼吸肌疲劳，这对慢性阻塞性肺部疾病（Chronic obstructive pulmonary disease，COPD）尤为重要。

【临床应用】口服氨茶碱以防止哮喘的急性发作，静脉注射用于 β_2 受体激动药不能控制的急性哮喘。由于其具有扩张肺动脉及降低肺动脉压、强心和利尿作用，也可用于 COPD，改善患者的气促症状。茶碱具有中枢兴奋作用，可用于中枢型睡眠呼吸暂停综合征，改善通气功能。

【不良反应】氨茶碱安全范围小，碱性较强，易出现消化道刺激症状，治疗量可出现兴奋、不安、失眠等中枢兴奋症状。剂量过大可致心悸、心律失常、惊厥等。

（3）抗胆碱药（M 胆碱受体阻断药）　呼吸道 M 胆碱受体有 M_1、M_2 和 M_3 受体亚型。选择性阻断

M_1、M_3胆碱受体后可产生支气管扩张作用，本类药物主要有异丙托溴铵（ipratropium bromide）、氧托溴铵（oxitropium，氧托品）和泰乌托品（tiotropium bromide，噻托溴铵）。

异丙托溴铵

异丙托溴铵是阿托品的异丙基衍生物，为非选择性 M 胆碱受体阻断药，口服不易吸收，采用气雾吸入给药，对支气管平滑肌上的 M_3 胆碱受体具有较高的选择性，松弛支气管平滑肌作用较强，对呼吸道腺体和心血管系统的作用不明显。本品对伴有迷走神经功能亢进的哮喘和喘息性支气管炎疗效较好，对其他类型哮喘的疗效不如 β_2 受体激动药。尤其适用于因肌肉震颤、心动过速而不能耐受 β 受体激动药的患者，与 β 受体激动药合用可相互增强疗效。不良反应少见，少数患者有口干及过敏反应。前房角狭窄的青光眼、前列腺肥大引起的尿道梗阻者、妊娠及哺乳期妇女慎用。

噻托溴铵

噻托溴铵（tiotropium bromide）为季铵衍生物，是一种长效抗胆碱药，为非选择性 M 胆碱受体阻断药，通过长时间的与支气管平滑肌上的毒蕈碱受体结合，抑制副交感神经末端释放乙酰胆碱所造成的气管收缩。该药不仅是长效支气管扩张药，而且是目前 COPD 稳定期维持治疗的核心药物。噻托溴铵可显著改善 COPD 患者的肺功能，缓解呼吸困难，提高运动耐量并改善生活质量，预防急性加重并减少 COPD 的病死率。噻托溴铵常用其吸入制剂。最常见的不良反应是口干和咳嗽，多数患者继续治疗症状消失，其次为咽炎、上呼吸道感染、口苦、短暂性变态反应、头痛、神经过敏、兴奋、眩晕等。罕见尿潴留、前列腺炎、便秘、心动过速等。

3. 抗过敏平喘药　本类药物主要抑制变态反应时炎症介质的释放，并抑制非特异性刺激引起的支气管痉挛，部分药物还能拮抗组胺受体，其平喘作用起效较慢，不宜用于哮喘急性发作期的治疗，临床上主要用于预防哮喘的发作。还可用于皮肤过敏症等。本类药物包括肥大细胞膜稳定药和 H_1 受体阻断药。

（1）肥大细胞膜稳定药

色甘酸钠

【体内过程】本品极性较强，口服生物利用度低，常用粉雾吸入给药，5%～10% 由肺部吸收，15 分钟内血浆浓度可达 9ng/ml，$t_{1/2}$ 约 80 分钟。以原型从尿和胆汁排泄。

【药理作用】色甘酸钠（disodium cromoglycate）无直接扩张支气管作用，但可抑制特异性抗原以及非特异性刺激引起的支气管痉挛。

1）抑制抗原引起的肺肥大细胞释放炎症介质　本品可在肥大细胞膜外侧的钙通道部位与 Ca^{2+} 形成复合物，加速钙通道关闭，抑制钙内流，从而稳定肥大细胞膜，阻止抗原诱导的脱颗粒。

2）抑制非特异性支气管痉挛　二氧化硫、冷空气、甲苯二异氰酸盐、运动等非特异性刺激可诱导感觉神经末梢释放神经多肽（P 物质、神经激肽 A 等），进而诱发支气管平滑肌痉挛和黏膜充血性水肿，增高支气管反应性。本品可抑制感觉神经肽释放，降低支气管高反应性。

【临床应用】主要用于预防过敏性哮喘发作，须在接触哮喘诱因前 7～10 天用药。亦可用于预防运动性哮喘，对内源性（感染性）哮喘疗效较差。常年发作的慢性哮喘（不论外源性或内源性），长期应用本品后，半数以上病例有不同程度好转。糖皮质激素依赖性哮喘患者，应用本品可以减少激素用量。

【不良反应】少数患者出现咽喉和气管刺激症状，头痛、嗅觉改变，甚至诱发哮喘。必要时可同时吸入 β_2 受体激动药以防止此类不良反应的发生。

除色甘酸钠外，本类药物还有奈多罗米钠（nedocromil sodium）、曲尼司特（tranilast）等。

（2） H_1 受体阻断药

酮替芬

酮替芬（ketotifen，噻哌酮）为口服的强效过敏介质阻释剂，除了有类似色甘酸钠的作用外，还有强大的 H_1 受体阻断作用；并能预防和逆转 β_2 受体的"向下调节"，加强 β_2 受体激动药的平喘作用。可单独应用或与茶碱类、β_2 受体激动药合用来防治轻、中度哮喘，部分患者可出现短暂的嗜睡、疲倦、口干、头痛、头晕等不良反应。

（三）镇咳药

咳嗽（tussis）是呼吸系统受到刺激时产生的一种保护性反射，能促进呼吸道的痰液和异物排出，以保持呼吸道的清洁和通畅。轻度咳嗽有利于排痰，一般不宜应用镇咳药，以免痰液滞留造成支气管阻塞，甚至窒息，但剧烈而频繁的咳嗽可影响休息和睡眠，甚至诱发一些并发症，如可能引起手术创口裂开、腹直肌撕裂、气胸、尿失禁和晕厥等，故应谨慎使用镇咳药，并配合祛痰药、抗菌药等进行治疗。

镇咳药（antitussives）是一类能抑制咳嗽反射，减轻咳嗽频度和强度的药物。常用镇咳药按其作用部位可分为两大类：中枢性镇咳药和外周性镇咳药。前者直接抑制延髓咳嗽中枢，主要药物有可待因（codeine）、右美沙芬（dextromethorphan）、喷托维林（pentoxyverine）、氯哌斯汀（cloperastine）等；后者可抑制咳嗽反射弧中末梢感受器、传入神经或传出神经，通过局部麻醉、缓解对咽喉部黏膜的刺激、解除支气管平滑肌痉挛、消除呼吸道炎症等方式达到镇咳的效果，主要药物有苯佐那酯（benzonatate）、苯丙哌林（benproperine）等。

1. 中枢性镇咳药　中枢性镇咳药可分为依赖性（成瘾性）镇咳药和非依赖性（非成瘾性）镇咳药。

（1）依赖性镇咳药　本类药物主要指阿片类生物碱，镇咳作用最强的是吗啡，但因依赖性强，一般不用于镇咳。临床常用可待因等依赖性小的药物。

可待因

【药理作用】可待因（codeine）又称甲基吗啡，选择性抑制延髓的咳嗽中枢，镇咳作用强大而迅速，镇咳强度约为吗啡的 1/10。

【临床应用】是目前最有效的镇咳药，用于其他镇咳药无效的剧烈干咳，对胸膜炎干咳伴有胸痛者尤为适用。

【不良反应】治疗量时不良反应少见，偶有恶心、呕吐、便秘及眩晕，大剂量可抑制呼吸中枢，并可发生烦躁不安等兴奋症状。对支气管平滑肌有轻度收缩作用，支气管哮喘患者慎用。因抑制腺体分泌，不宜用于痰液黏稠、痰量多者，以免影响痰液的排出。久用也会成瘾。

可待因的同类药物有福尔可定（pholcodine，吗啉吗啡），本品与可待因有相似的中枢镇咳作用，也有镇静、镇痛作用，成瘾性较可待因弱。用于治疗剧烈干咳和疼痛。

（2）非依赖性镇咳药　由于成瘾性镇咳药存在成瘾、呼吸抑制等不良反应，近年来开发了较多的非成瘾性中枢镇咳药，用于替代可待因等药物。

右美沙芬

右美沙芬（dextromethorphan）的镇咳作用与可待因相等或稍强，无镇痛作用，治疗量不抑制呼吸中枢，亦无成瘾性和耐受性，不良反应少见。是目前临床应用最广的镇咳药，主要用于干咳，常与抗组胺药合用，还多见于一些治疗感冒咳嗽的复方制剂中。

喷托维林

喷托维林（pentoxyverine），又称咳必清，为人工合成镇咳药。对咳嗽中枢有直接抑制作用，兼有轻度阿托品样作用和局部麻醉作用，反复应用无成瘾性。适用于上呼吸道炎症引起的干咳、阵咳。不良反应轻，可见头晕、口干等。禁用于多痰患者。青光眼患者慎用。

非成瘾性中枢镇咳药还包括：氯哌斯汀（cloperastine，氯哌啶）兼有 H_1 受体阻断作用，轻度缓解支气管平滑肌痉挛、支气管黏膜充血水肿。福米诺苯（fominoben）兼有兴奋呼吸中枢作用，可用于慢性咳嗽及呼吸困难者。普罗吗酯（promolate）兼有镇静和支气管解痉作用，镇咳作用比可待因弱。

2. 外周性镇咳药

苯佐那酯

苯佐那酯（benzonatate）选择性抑制肺牵张感受器，阻断迷走神经反射，抑制咳嗽冲动的传导，产生镇咳作用。镇咳量不抑制呼吸，反而增加肺每分通气量。镇咳作用弱于可待因。主要用于干咳、阵咳以及支气管镜检查前预防咳嗽。常见不良反应有轻度嗜睡、头痛、鼻塞及眩晕等。

苯丙哌林

苯丙哌林（benproperine）主要阻断肺–胸膜的牵张感受器而抑制肺–迷走神经，有支气管平滑肌解痉作用，无呼吸抑制和致便秘作用。主要用于急、慢性支气管炎和刺激性干咳。不良反应有疲乏、眩晕、嗜睡、食欲不振及胸闷等。

外周性镇咳药还包括：二氧丙嗪（dioxopromethazine，双氧异丙嗪），兼有抗组胺、平滑肌解痉、抗炎和局麻作用，并有中枢抑制作用。普诺地嗪（prenoxdiazine），有局麻及平滑肌解痉作用。那可丁（noscapine）可用于阵发性咳嗽。依普拉酮（eprazinone）兼有中枢性镇咳作用，并有镇静、局麻、抗组胺、抗胆碱和黏痰溶解作用。

（四）祛痰药

祛痰药（expectorants）是一类能降低痰液（phlegm）黏稠度，或增加呼吸道黏膜纤毛运动，使痰液易于咳出的药物。祛痰药可排出呼吸道内积痰，减少痰液对呼吸道黏膜的刺激，间接起到镇咳、平喘作用，有利于控制继发感染。祛痰药主要分为两大类：痰液稀释药和黏痰溶解药。前者可增加痰液中水分含量，稀释痰液，主要药物有氯化铵（ammonium chloride）、愈创甘油醚（glyceryl guaiacolate）；后者可降低痰液黏稠度，或调节黏液成分，使痰液容易排出，主要药物有乙酰半胱氨酸（acetylcysteine）、溴己新（bromhexine）等。

1. 痰液稀释药

氯化铵

氯化铵（ammonium chloride）是本类药物的代表药。口服后，因刺激胃黏膜，反射性兴奋迷走神经，促进支气管腺体分泌；部分药物可分泌至呼吸道，提高管腔内渗透压，保留水分稀释痰液。常作为祛痰合剂的组成部分，用于急性呼吸道炎症、痰液黏稠不易咳出者。剂量过大可引起恶心、呕吐及支气管痉挛；消化性溃疡、过敏体质及肝肾功能不全者慎用。

愈创甘油醚

愈创甘油醚（glyceryl guaiacolate）除有祛痰作用外，还兼有较弱的镇咳和抗菌防腐作用，可减轻痰液的恶臭味。主要用作祛痰合剂的组成成分。不良反应有恶心、头晕、嗜睡、耳鸣。急性胃肠炎、肾炎患者禁用。

2. 黏痰溶解药 痰液难于排出的主要原因是痰液黏度过高。痰液黏性主要来自分泌物中黏性糖蛋白和DNA。由气管、支气管腺体及杯状细胞分泌的酸性黏多糖蛋白是白色黏痰的主要成分，可由不同的化学键（二硫键、氢键等）交叉连接，构成凝胶网而增加痰液黏度。因此，抑制黏性糖蛋白的合成，破坏黏多糖蛋白中的二硫键，即可降低痰液黏度。此外，呼吸道感染时，大量炎症细胞破坏，释放出的DNA与黏蛋白结合形成网状结构，能进一步增加痰液的黏度，形成脓性痰，很难排出。因此，降解痰液中的DNA能溶解脓性黏痰。

乙酰半胱氨酸

乙酰半胱氨酸（acetylcysteine）为巯基化合物，结构中的巯基（—SH）可使黏性痰液中的二硫键（—S—S—）裂解，从而降低痰液黏稠度，使痰液容易咳出。其黏痰溶解作用较强，对白色黏痰和脓性痰均有溶解作用。用于痰液黏稠、咳痰困难和痰阻气道等。本品有特殊的臭味，对呼吸道有刺激性，偶见恶心、呕吐，哮喘患者及呼吸功能不全的老年人慎用。

脱氧核糖核酸酶

脱氧核糖核酸酶（deoxyribonuclease，DNAase）是从哺乳动物胰腺提取的核酸内切酶，可使脓性痰中的DNA迅速水解成平均为4个核苷酸的片段，使原来与DNA结合的黏蛋白失去保护，产生继发性蛋白溶解，降低痰液黏度，易于咳出。与抗菌药合用，可使抗菌药易于达到感染灶，充分发挥药理作用。用药后可出现咽部疼痛，每次雾化吸入后应立即漱口。长期应用可发生变态反应（皮疹、发热等）。

溴己新

溴己新（bromhexine）能抑制杯状细胞和呼吸道腺体合成酸性黏多糖蛋白，并能裂解黏多糖蛋白和促进呼吸道黏膜的纤毛运动。用于支气管炎、支气管扩张、肺气肿、硅沉着肺、慢性肺部炎症等有白色黏液又不易咳出者。不良反应偶见恶心、胃部不适，少数患者有转氨酶升高，消化性溃疡患者慎用。

本类药物还有溴己新的活性代谢产物氨溴索（ambroxol）和溴凡克新（brovanexine）。氨溴索的作用强于溴己新，且毒性小；溴凡克新可使痰液中酸性黏多糖纤维裂解，使黏痰液化而易于咳出。

第二节　肺炎及治疗药物

肺炎（pneumonia）是呼吸系统的常见病、多发病，通常指肺的急性渗出性炎症。依据病因不同，由各种生物性因子引起的，分别称为细菌性肺炎、病毒性肺炎、支原体肺炎和真菌性肺炎等；由不同理化因素引起的，分别称为放射性肺炎、类脂性肺炎、吸入性肺炎和过敏性肺炎等。依据肺炎发生的部位，发生于肺泡者称肺泡性肺炎，发生于肺间质者称间质性肺炎。依据病变累及的范围，可分为大叶性肺炎、小叶性肺炎和节段性肺炎等。依据病变的性质，可分为浆液性肺炎、纤维素性肺炎、化脓性肺炎、干酪性肺炎和肉芽肿性肺炎等。细菌性肺炎在临床上最为常见。

一、细菌性肺炎

（一）大叶性肺炎

大叶性肺炎（lobar pneumonia）是主要由肺炎球菌引起的以肺泡内弥漫性纤维素渗出为主的炎症，病变通常累及肺大叶的全部或大部。多见于青壮年，临床起病急，主要症状为寒战高热、咳嗽、胸痛、呼吸困难和咳铁锈色痰，有肺实变体征及外周血白细胞增多等。一般经5～10天，热退后，症状和体征消退。

1. 病因和发病机制　本病90%以上是由肺炎链球菌引起的，其中1、2、3和7型多见，以3型毒力最强。肺炎杆菌、金黄色葡萄球菌、流感嗜血杆菌、溶血性链球菌也可引起本病。肺炎链球菌存在于正常人鼻咽部，当感冒、受寒、醉酒、疲劳和麻醉时，呼吸道防御机制受损，易致细菌侵入肺泡而发病。进入肺泡的细菌迅速繁殖并引发肺组织的变态反应，引起肺泡间隔毛细血管扩张、通透性升高，浆液和纤维蛋白原大量渗出，细菌和炎性渗出物沿肺泡间孔（Cohn孔）或呼吸细支气管向邻近肺组织蔓延，从而波及整个大叶或部分大叶的肺组织。

2. 病理变化及临床病理联系　大叶性肺炎的主要病变为肺泡腔内的纤维素性炎，常发生于单侧肺，下叶多见，也可同时或先后发生于两个或多个肺叶。典型的自然发展过程大致可分为四期。

（1）充血水肿期　发病后的第1~2天，肉眼见病变肺叶肿胀，色暗红。镜下见肺泡间隔内毛细血管扩张充血，肺泡腔内有大量浆液性渗出液，其内混有少量的红细胞、中性粒细胞和巨噬细胞。渗出液中常可检出肺炎链球菌。患者因毒血症而表现寒战、高热及外周血白细胞计数升高等。胸片X线检查显示片状分布的模糊阴影。

（2）红色肝样变期　发病后的第3~4天，肉眼见肿大的肺叶充血呈暗红色，质地变实，似肝脏，故称红色肝样变期。镜下见肺泡间隔内毛细血管扩张充血，肺泡腔内充满纤维素及大量红细胞，可有少量中性粒细胞和巨噬细胞。纤维素连接成网并通过肺泡间孔与相邻肺泡内的纤维素网相连。渗出物中仍能检测出较多的肺炎链球菌。X线检查可见大片致密阴影。病变范围大的患者，动脉血氧分压因肺泡换气和肺通气功能障碍而降低，可出现发绀等缺氧症状。肺泡腔内的红细胞被巨噬细胞吞噬、崩解后，形成含铁血黄素混入痰液，致使痰液呈铁锈色。病变波及胸膜时，则引起纤维素性胸膜炎，发生胸痛，并可随呼吸和咳嗽而加重。

（3）灰色肝样变期　发病后的第5~6天，肉眼观病变肺叶仍肿大，但充血消退，颜色由暗红转为灰白，质实如肝，故称灰色肝样变期（图4-4）。镜下见肺泡腔内渗出的纤维素增多，肺泡间隔毛细血管因受渗出物压迫而呈贫血状。相邻肺泡纤维素经肺泡间孔互相连接的现象更为多见，纤维素网中有大量中性粒细胞（图4-5）。此期虽然病变区肺泡仍无气体，但因流经该部的血流大为减少，静脉血掺杂现象也因此而减少，缺氧也较前一时期减轻。X线表现与红色肝样变期类似。患者咳出的铁锈色痰逐渐转为黏液脓痰。渗出物中的致病菌除被中性粒细胞吞噬杀灭外，此期机体特异性抗体已形成，渗出物中肺炎链球菌大多数已被消灭，故不易检出细菌。

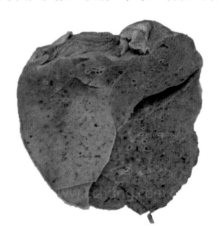

图4-4　大叶性肺炎（灰色肝样变期肉眼观察）

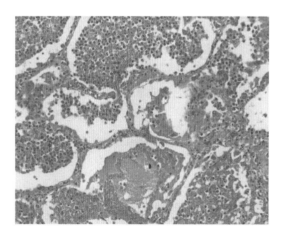

图4-5　大叶性肺炎（灰色肝样变期镜下观察）

（4）溶解消散期　发病后1周左右进入该期。此时机体防御功能显著增强。病变肺组织质地变软，切面颗粒状外观逐渐消失，加压时有脓样混浊液体流出。镜下见肺泡腔内中性粒细胞大多变性崩解，并释放大量蛋白水解酶将渗出物中的纤维素溶解，由淋巴管吸收或经气道咳出，肺内实变病灶消失，肺组织逐渐恢复正常的结构和功能。胸膜渗出物亦被吸收或机化。患者体温下降，临床症状和体征逐渐减轻、消失，X线检查病变区阴影密度逐渐降低，透光度增加，逐渐恢复正常。此期持续 1～3 周。

上述各期的病理变化是一个连续的过程，彼此之间无绝对的界限，同一病变肺叶的不同部位亦可呈现不同阶段的病变，尤其是病变早期使用抗生素后，常干预疾病的自然经过，故临床已很少见到典型四期病变过程，常表现为节段性肺炎，病程也明显缩短。

3. 结局和并发症 绝大多数患者经及时治疗均可痊愈，并发症较少见。

（1）肺肉质变（pulmonary carnification） 也称机化性肺炎。由于肺内渗出中性粒细胞过少，释放的溶蛋白酶不足，致肺泡内纤维素性渗出物不能完全溶解吸收而由肉芽组织取代并机化，病变肺组织呈褐色肉样外观，称肺肉质变。

（2）胸膜肥厚和粘连 大叶性肺炎时病变常累及局部胸膜伴发纤维素性胸膜炎，若胸膜及胸膜腔内的纤维素不能被完全溶解吸收而发生机化，则致胸膜增厚或粘连。

（3）肺脓肿及脓胸 见于病原菌毒力强或机体抵抗力低下时，由金黄葡萄球菌和肺炎链球菌混合感染。易并发肺脓肿，并常伴有脓胸。

（4）败血症或脓毒败血症 少见，严重感染时，由细菌侵入血液大量繁殖并产生毒素所致。

（5）感染性休克 见于重症病例，是大叶性肺炎的严重并发症。主要表现为严重的全身中毒症状和微循环衰竭，故又称中毒性或休克性肺炎，临床较易见到，死亡率较高。

（二）小叶性肺炎

小叶性肺炎（lobular pneumonia）是以肺小叶为病变单位的急性渗出性炎症，其中绝大多数为化脓性炎症。由于病变是以细支气管为中心向周围肺组织扩展，故也称支气管肺炎。临床上有发热、咳嗽、咳痰等症状，肺部听诊可闻散在湿性啰音。多见于小儿、老年体弱或久病卧床的患者。

1. 病因和发病机制 大多由细菌感染引起，常见的致病菌有葡萄球菌、肺炎链球菌、流感嗜血杆菌、肺炎克雷伯杆菌、铜绿假单胞菌及大肠埃希菌等。这些病原菌多系正常人口腔及上呼吸道内的常驻菌，当患传染病（如麻疹、百日咳、流感、白喉等），或受寒、醉酒、麻醉、昏迷、恶病质和手术后等状况下，由于机体抵抗力降低，呼吸系统防御功能受损，上述呼吸道常驻细菌就可侵入细支气管与末梢肺组织，引起小叶性肺炎。因此，小叶性肺炎常是某些疾病的并发症。故临床上根据继发原因把某些小叶性肺炎又称为麻疹后肺炎、吸入性肺炎、坠积性肺炎等。

2. 病理变化 本病的病变特征是以细支气管为中心的肺组织化脓性炎症。

肉眼见双肺表面和切面散在分布灰黄、质实病灶，以下叶和背侧多见。病灶大小不一，直径多在 0.5～1cm（相当于肺小叶范围），形态不规则，病灶中央常可见病变细支气管的横断面，挤压时有脓性液体溢出（图 4 - 6）。严重病例，病灶可互相融合成片并累及整个大叶，称融合性支气管肺炎，一般不累及胸膜。

镜下见不同的发展阶段，病变不一致。早期，病变的细支气管黏膜充血、水肿，表面附着黏液性渗出物，周围肺组织无明显改变或肺泡间隔仅有轻度充血。随着病情进展，病灶中细支气管的管腔及其周围的肺泡腔内出现较多中性粒细胞、少量红细胞及脱落的肺泡上皮细胞。病变肺组织充血，可有浆液渗出，部分肺泡过度扩张（代偿性肺气肿）（图 4 - 7）。严重时，病灶内中性粒渗出增多，支气管和肺组织遭破坏。

3. 临床病理联系 因小叶性肺炎多为其他疾病的并发症，其临床症状常被原发疾病所掩盖，但发热、咳嗽和咳痰仍是最常见的症状。痰液往往为黏液脓性或脓性。因病变常呈小灶性分布，故肺实变体征不明显，X线检查则可见肺内散在不规则小片状或斑点状阴影。

4. 结局和并发症 经及时有效治疗，本病大多可以痊愈。婴幼儿、年老体弱者，特别是并发其他严重疾病者，预后较差。其并发症较严重，甚至可危及生命，常见的有呼吸功能不全、心功能不全、脓毒败血症、肺脓肿和脓胸等。

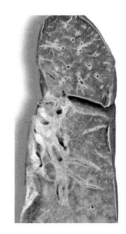

图 4-6　小叶性肺炎（肉眼观察）

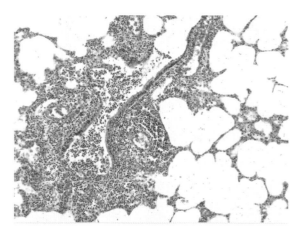

图 4-7　小叶性肺炎（镜下观察）

二、病毒性肺炎

病毒性肺炎（viral pneumonia）常由上呼吸道病毒感染向下蔓延所致，引起该类肺炎常见的病毒有流感病毒、呼吸道合胞病毒、腺病毒、副流感病毒、麻疹病毒、单纯疱疹病毒及巨细胞病毒等。此类肺炎发病可由一种病毒感染，也可由多种病毒混合感染或继发于细菌感染。临床症状差别较大，除有发热和全身中毒症状外，还表现为频繁咳嗽、气急和发绀等缺氧症状。

病毒性肺炎的病理变化主要表现为急性间质性肺炎。肉眼见肺组织因充血水肿而轻度肿大，无明显实变。镜下常表现为肺泡间隔明显增宽，其内血管扩张充血，间质水肿，淋巴细胞和单核细胞浸润，肺泡腔内一般无渗出物或仅有少量浆液。严重病例，肺泡腔内有巨噬细胞和多少不等的浆液、纤维素与红细胞形成的混合渗出物，甚至出现肺组织坏死。由流感病毒、麻疹病毒和腺病毒引起的肺炎，其肺泡腔内的浆液性渗出物常浓缩成薄层红染的膜状物贴附于肺泡内表面，即透明膜形成。支气管上皮和肺泡上皮也可增生、肥大，并形成多核巨细胞。如麻疹性肺炎时出现的巨细胞较多，又称巨细胞肺炎。在增生的支气管和肺泡上皮细胞内可见病毒包涵体。病毒包涵体呈圆形或卵圆形、红细胞大小、嗜酸性或嗜碱性，周围有薄而不均匀的透明晕，其在细胞内的位置可因病毒不同而异，腺病毒、单纯疱疹病毒和巨细胞病毒感染时，病毒包涵体出现在上皮细胞核内并呈嗜碱性；呼吸道合胞病毒感染时，出现在胞质呈嗜酸性；麻疹病毒感染时，胞质和胞核均可见到。检出病毒包涵体是诊断病毒性肺炎的重要依据。

病毒性肺炎若为两种病毒合并感染或继发细菌感染，则病变将更严重和复杂。如麻疹肺炎合并腺病毒感染时病灶可呈小叶性、节段性和大叶性分布，且支气管和肺组织可出现坏死、出血。继发细菌感染时，常混杂有化脓性病变，可掩盖病毒性肺炎的病变特征。

三、支原体肺炎

支原体肺炎（mycoplasmal pneumonia）是由肺炎支原体引起的一种间质性肺炎。支原体种类很多，但仅有肺炎支原体对人体呼吸道致病。多见于青少年，主要经飞沫感染，常为散发，偶见流行。临床上起病较急，多有发热、头痛、咽喉痛和咳嗽、气促与胸痛，咳痰常不显著。肺部可闻干、湿啰音，X 线显示节段性纹理增强及网状或片状阴影。白细胞计数轻度增多，淋巴细胞和单核细胞增多。本病在临床上不易与病毒性肺炎相鉴别，可通过对患者痰、鼻分泌物和喉拭培养检出肺炎支原体确诊。本病一般预后良好，死亡率在 1% 以下。

肺炎支原体感染可波及整个呼吸道。肺部病变常累及一叶肺组织，以下叶多见。病变常呈节段性分布。肉眼见病变肺脏呈暗红色，切面可有少量红色泡沫状液体溢出，气管或支气管腔内可有黏液性渗出物，胸膜一般不被累及。镜下见病变区内肺泡间隔明显增宽，血管扩张、充血，间质水肿伴大量淋巴细胞、单核细胞和少量浆细胞浸润。肺泡腔内无渗出物或仅有少量混有单核细胞的浆液性渗出液。小支气管和细支气管壁及其周围间质充血水肿及炎细胞浸润，伴细菌感染时可有中性粒细胞浸润。

四、呼吸系统常用抗菌药物

（一）喹诺酮类抗菌药

喹诺酮类（quinolones）抗菌药是一类含有 4 - 喹诺酮母核基本结构的人工合成杀菌药。抗菌作用机制主要是抑制革兰阴性菌 DNA 回旋酶和革兰阳性菌拓扑异构酶Ⅳ，干扰细菌 DNA 的复制而导致细菌死亡。

目前该类药物依据开发时间及抗菌特点可分为四代：第一代以萘啶酸为代表，现已淘汰；第二代以吡哌酸为代表，主要对大肠埃希菌、痢疾杆菌、变形杆菌、伤寒杆菌等革兰阴性菌有杀灭作用。有弱的抗铜绿假单胞菌作用，但对革兰阳性菌作用差。仅用于尿路和肠道感染，现也少用；第三代为氟喹诺酮类药物，如诺氟沙星、环丙沙星、氧氟沙星、司帕沙星等，抗菌谱扩大，抗革兰阴性菌活性进一步增强，尤其对革兰阴性杆菌铜绿假单胞菌有强的杀菌作用，对革兰阳性菌如金黄色葡萄球菌、肠球菌、肺炎链球菌等及衣原体、支原体、军团菌、结核分枝杆菌亦有较强的抗菌活性。口服生物利用度和血药浓度较高，体内分布广，半衰期延长；第四代为新的氟喹诺酮类药物，如莫西沙星、加替沙星、曲伐沙星、格帕沙星等，抗菌谱进一步扩大，抗厌氧菌和革兰阳性菌活性明显增强，体内分布广，半衰期长，不良反应轻。多数喹诺酮类药物有抗生素后效应。本类药物与其他药物之间无交叉耐药性，但同类药物间存在交叉耐药性。

环丙沙星

环丙沙星（ciprofloxacin）抗菌活性很强，对衣原体、支原体和嗜肺军团菌和弯曲菌属亦有效。对耐药铜绿假单胞菌、甲氧西林耐药金葡菌、产酶淋病奈瑟菌、产酶流感嗜血杆菌均有较好作用。对氨基糖苷类、第三代头孢菌素等抗生素耐药的一些革兰阴性和阳性菌对本药仍敏感。其不良反应一般可耐受，常见胃肠道反应，也出现神经系统症状。

左氧氟沙星

左氧氟沙星（levofloxacin）为消旋氧氟沙星的左旋体。对表皮葡萄球菌、链球菌、肠球菌、厌氧菌、支原体、衣原体的体外抗菌活性明显高于环丙沙星。临床主要用于各种敏感菌引起的急慢性感染和难治性感染，效果良好。不良反应发生率相对较低且轻微。

莫西沙星

莫西沙星（moxifloxacin）$t_{1/2}$为 12 小时，口服生物利用度约 90%。对大多数革兰阳性菌、厌氧菌、结核分枝杆菌、衣原体和支原体具有很强的抗菌活性，强于环丙沙星、左氧氟沙星和司帕沙星。对大多数革兰阴性杆菌的作用与诺氟沙星相近。临床应用于敏感菌所致的慢性支气管炎急性发作、社区获得性肺炎、急性鼻窦炎、消化系统、泌尿生殖系统和皮肤软组织感染。不良反应发生率相对较低，常见一过性轻度呕吐和腹泻；亦见过敏性休克、横纹肌溶解、Q - T 间期延长和尖端扭转型心律失常、谷氨酸升高等肝损害、肾功能损伤甚至肾衰竭。

（二）青霉素类抗生素

青霉素类抗生素分为天然青霉素类和半合成青霉素类。青霉素类的基本结构由母核 6 – 氨基青霉烷酸（6 – aminopenicillant acid，6 – APA）和侧链（CO – R）组成，母核中的 β – 内酰胺环为抗菌活性必需部分。该类抗生素作用于青霉素结合蛋白（penicillin binding proteins，PBPs），抑制细菌细胞壁合成过程中所必需的转肽酶活性，干扰细胞壁合成，使细胞壁缺损，菌体膨胀、崩解而死亡；也可通过活化细菌自溶酶使菌体溶解而死亡。对繁殖期细菌作用强。

1. 天然青霉素类　天然青霉素是从青霉菌培养液中提取得到，主要有 G、F、K、X、双氢 F 五种，其中青霉素 G 化学性质相对稳定，是临床治疗敏感菌所致各种感染的首选药物。

青霉素 G

青霉素 G（penicillin G）为有机酸，临床用其钠盐或钾盐。其干燥粉末性质稳定，室温下可保存数年仍有抗菌活性；其水溶液极不稳定，室温放置 24 小时大部分降解失效，并产生有抗原性的降解产物，故必须现用现配。青霉素 G 的剂量用国际单位 U 表示，理论效价为青霉素 G 钠 1670U ≈ 1mg，青霉素 G 钾 1598 U ≈ 1mg。半合成青霉素均以 mg 为剂量单位。

【体内过程】青霉素 G 口服易被胃酸及消化酶破坏，故临床常采用肌内注射或静脉滴注给药。肌内射吸收迅速且完全，0.5 小时后血药浓度可达高峰。主要分布于细胞外液，广泛分布于全身各组织间液中；房水、脑脊液和前列腺液中的含量较低，但炎症时渗入量可增加并达有效浓度。主要以原形经肾小管分泌排出。$t_{1/2}$ 为 0.5 ~ 1 小时，有效血药浓度一般可维持 4 ~ 6 小时。混悬剂普鲁卡因青霉素（procaine benzylpenicillin）或油剂苄星青霉素（benzathine benzylpenicillin），在局部缓慢溶解吸收，故血药浓度低、作用时间长，仅用于轻症感染或预防感染。

【抗菌作用】青霉素 G 抗菌谱较窄，主要敏感菌有：①大多数革兰阳性球菌，如肺炎链球菌、溶血性链球菌、草绿色链球菌、不产青霉素酶的金黄色葡萄球菌和表皮葡萄球菌等；②革兰阳性杆菌，如炭疽芽孢杆菌、白喉棒状杆菌、破伤风芽孢梭菌、李斯特菌、产气荚膜梭菌、乳酸杆菌等；③革兰阴性球菌，如淋病奈瑟菌和脑膜炎奈瑟菌；④少数革兰阴性杆菌，如流感杆菌、百日咳杆等；⑤螺旋体和放线菌，如钩端螺旋体、回归热螺旋体、梅毒螺旋体、牛放线杆菌等。

对肠球菌不敏感。金黄色葡萄球菌、肺炎链球菌、淋病奈瑟菌、脑膜炎奈瑟菌等对青霉素易产生耐药性。

【临床应用】青霉素适用于敏感菌所致各种感染，如脓肿、菌血症、肺炎和心内膜炎等。如溶血性链球菌感染引起的咽炎、扁桃体炎、猩红热、丹毒、蜂窝织炎和产褥热等，肺炎链球菌感染引起的肺炎、中耳炎和菌血症等，不产青霉素酶的葡萄球菌感染引起的疖、痈、脓肿、骨髓炎等；草绿色链球菌引起的呼吸道感染、脑膜炎、心内膜炎和败血症等；与相应的抗毒素合用治疗破伤风、白喉、炭疽；大剂量静脉滴注治疗钩端螺旋体病、梅毒、回归热等；大剂量青霉素 G 与磺胺嘧啶合用治疗流行性脑脊髓膜炎。

【不良反应】

（1）过敏反应　较常见，表现为皮疹、白细胞减少、间质性肾炎、哮喘发作、血清病样反应等，但多不严重；最严重的是引起过敏性休克。防治措施如下：①详细询问过敏史，对青霉素过敏者禁用，对其他药物过敏或有过敏性疾病史者慎用；②初次使用、停用 24 小时以上、更换药品生产厂家或批号者，注射前均须做皮试，皮试阳性反应者禁用；③用药前做好急救准备，一旦发生过敏性休克，应立即肌内或皮下注射肾上腺素 0.5 ~ 1.0mg，严重者静脉给药，可加用糖皮质激素和抗组胺药，并配合对症治疗；④注射后应观察 30 分钟，无过敏反应者方可离开；⑤现用现配，避免在饥饿时注射；⑥避免滥用和局部用药。

（2）赫氏反应　用青霉素治疗梅毒、钩端螺旋体病等疾病时出现症状加剧的现象，表现为寒战、发热、咽痛、肌痛、心率加快等症状，称为赫氏反应（Herxheimer reaction）。可能与大量病原体被杀死后释放的物质有关。

（3）青霉素脑病　少见，鞘内注射或大剂量静脉给药时，可因脑脊液药物浓度过高导致，表现为肌肉阵挛、抽搐、昏迷及严重精神症状等，多见于婴儿、老年人和肾功能不全患者。

（4）其他　应用大剂量青霉素钠可因摄入大量钠盐而导致心力衰竭；肌内注射可产生局部疼痛、红肿或硬结。

2. 半合成青霉素类　由于青霉素 G 存在抗菌谱窄、不耐胃酸、口服无效及不耐酶等缺点，其临床应用受到一定限制。为了克服上述缺点，对青霉素 G 进行化学结构改造可制得具有耐酸、耐酶、广谱、抗铜绿假单胞菌或主要抗革兰阴性菌等多种半合成青霉素，呼吸系统感染常用的为广谱青霉素类。半合成青霉素类的抗菌活性不及青霉素 G，且与青霉素 G 之间有交叉过敏性。

广谱青霉素类

本类药物共同特点是耐酸、可口服；抗菌谱广，对革兰阳性菌和阴性菌均有杀菌作用；不耐酶，对耐药金黄色葡萄球菌无抗菌活性。对大多数革兰阴性杆菌如伤寒沙门菌、副伤寒沙门菌、大肠埃希菌、痢疾志贺菌、百日杆菌等有较强的杀灭作用，但对铜绿假单胞菌无作用，对球菌、革兰阳性杆菌、螺旋体的作用不如青霉素 G，但对粪链球菌的作用优于青霉素 G。临床常用的主要有氨苄西林（ampicillin，氨苄青霉素）和阿莫西林（amoxicillin，羟氨苄青霉素），阿莫西林抗菌活性较氨苄西林强，但二者之间有完全交叉耐药性。主要用于治疗敏感菌所致的呼吸道、泌尿道、胆道、胃肠道、软组织感染及伤寒、副伤寒、脑膜炎、心内膜炎等，对严重感染可与氨基糖苷类抗生素合用。不良反应有过敏反应、胃肠反应、二重感染、血清转氨酶升高等。

本类药物还有美坦西林（metampicillin）、海他西林（hetacillin）、酞氨西林（talampicillin）、巴氨西林（bacampicillin）、匹氨西林（pivampicillin）等。

（三）头孢菌素类抗生素

头孢菌素类（cephalosporins）抗生素是由头孢菌素 C 水解产生的母核 7 – 氨基头孢烷酸（7 – aminocephalosporanic acid，7 – ACA）连接上不同的侧链而制成的一类半合成抗生素。其抗菌活性基团也是 β – 内酰胺环，故具有与青霉素相似的理化性质、生物活性、作用机制和临床应用。主要特点是抗菌谱广、杀菌力强、对 β – 内酰胺酶稳定性高、过敏反应发生率低。根据抗菌谱、对 β – 内酰胺酶的稳定性及肾毒性的不同可分为五代。

第一代头孢菌素：供注射用的有头孢噻吩（cefalothin）、头孢唑林（cefazolin）、头孢硫脒（cefathiamidine）、头孢西酮（cefazedone）等；供口服和注射用的有头孢拉定（cefradine）；供口服用的有头孢氨苄（cefalexin）、头孢羟氨苄（cefadroxil）。

第二代头孢菌素：供注射用的有头孢呋辛（cefuroxime）、头孢替安（cefotiam）、头孢孟多（cefamandole）、头孢尼西（cefonicid）、头孢雷特（ceforanide）等；供口服用的有头孢呋辛酯（cefuroxime axetil）、头孢克洛（cefaclo）等。

第三代头孢菌素：供注射用的有头孢曲松（ceftriaxone）、头孢唑肟（ceftizoxime）、头孢哌酮（cefoperazone）、头孢他啶（ceftazidime）、头孢噻肟（cefotaxime）、头孢地嗪（cefodizime）、头孢匹胺（cefpiramide）、头孢甲肟（cefmenoxime）、头孢磺啶（cefsulodin）等；供口服用的有头孢克肟（cefixime）、头孢地尼（cefdinir）、头孢丙烯（cefprozi）、头孢布烯（ceftibuten）、头孢泊肟酯（cefpodoxime Proxetil）、头孢他美酯（cefetamet pivoxil）等；。

第四代头孢菌素：供注射用的有头孢吡肟（cefepime）、头孢匹罗（cefpirome）、头孢利啶（cefelidin）、头孢克列定（cefaclidine）、头孢噻利（cefoselis）、头孢唑兰（cefozopran）、头孢派姆（cefepime）等。

第五代头孢菌素：供注射用的有头孢洛林（ceftaroline）和头孢吡普（ceftobiprole）等。

【体内过程】供口服用的头孢菌素类均耐酸，胃肠道吸收良好，其余均需注射给药。在体内广泛分布于各组织，易透过胎盘，在滑囊液、心包积液中浓度较高。第三代头孢菌素组织穿透力强，可分布至房水、胆汁和前列腺，并能透过血 - 脑屏障在脑脊液中达有效浓度。多数头孢菌素类主要经肾排泄，头孢哌酮、头孢曲松主要经胆道排泄。大多数头孢菌素 $t_{1/2}$ 均较短（0.5～2.0 小时），但头孢曲松 $t_{1/2}$ 较长，可达 8 小时。

【抗菌作用】头孢菌素类抗菌作用机制同青霉素类，能与细菌细胞膜上的 PBPs 结合，抑制转肽酶活性，干扰细胞壁合成而杀菌。细菌对头孢菌素可产生耐药性，并与青霉素类之间有部分交叉耐药。

第一代头孢菌素对 G^+ 球菌如链球菌、肺炎球菌、葡萄球菌等敏感，但对耐甲氧西林的金黄色葡萄球菌（MRSA）不敏感；仅对少数 G^- 杆菌有抗菌活性，对 G^- 杆菌作用弱于第二、三代；对厌氧菌、铜绿假单胞菌和耐药肠杆菌等无抗菌作用。对金黄色葡萄球菌产生的 β - 内酰胺酶稳定，对 G^- 菌产生的 β - 内酰胺酶不稳定。

第二代头孢菌素对 G^- 菌如痢疾志贺菌、大肠埃希菌、克雷伯菌属、阴沟杆菌等的作用较第一代强，而对 G^+ 菌较第一代弱，对某些肠杆菌科细菌和铜绿假单胞菌作用仍较差。对多数 β - 内酰胺酶较第一代稳定，对金黄色葡萄球菌所产生的 β - 内酰胺酶的稳定性弱于第一代头孢菌素。

第三代头孢菌素对 G^- 杆菌的作用强于第一、二代头孢菌素，对 G^+ 菌作用弱于第一、二代头孢菌素；抗菌谱广，对铜绿假单胞菌和厌氧菌有不同程度的抗菌作用；对 G^- 菌产生的广谱 β - 内酰胺酶高度稳定。

第四代头孢菌素对肠杆菌属、沙雷菌属、金黄色葡萄球菌、铜绿假单胞菌抗菌活性强于第三代头孢菌素，对耐第三代头孢菌素的革兰阴性杆菌仍可敏感，对大多数厌氧菌有抗菌活性。对 β - 内酰胺酶稳定性更高。

第五代头孢菌素对 G^+ 菌的作用强于前四代，尤其对 MRSA 等耐药菌敏感，对 G^- 菌的作用与第四代头孢菌素相似，对一些厌氧菌也有良好抗菌活性。对大部分 β - 内酰胺酶高度稳定，但可被大多数金属 β - 内酰胺酶和超广谱 β - 内酰胺酶水解。

【临床应用】

第一代头孢菌素用于治疗甲氧西林敏感葡萄球菌、肺炎链球菌和溶血性链球菌等所致的呼吸道感染、尿路感染、血液感染、心内膜炎、骨与关节感染及皮肤软组织感染等，流感嗜血杆菌、奇异变形杆菌、大肠埃希菌敏感株所致的尿路感染及肺炎等。

第二代头孢菌素用于治疗甲氧西林敏感葡萄球菌、肺炎链球菌、链球菌属等 G^+ 球菌，流感嗜血杆菌、大肠埃希菌、奇异变形杆菌等敏感株所致的呼吸道感染、尿路感染、皮肤及软组织感染、血流感染、骨关节感染和腹腔、盆腔感染；用于腹腔感染和盆腔感染时需与抗厌氧菌药合用。

第三代头孢菌素用于治疗敏感肠杆菌科细菌等 G^- 杆菌所致严重感染，如下呼吸道感染、血液感染、腹腔及盆腔感染、肾盂肾炎和复杂性尿路感染、骨关节感染、复杂性皮肤及软组织感染、中枢神经系统感染等。头孢他啶、头孢哌酮可用于铜绿假单胞菌所致的感染，头孢他啶活性较头孢哌酮强。

第四代头孢菌素临床适应证与第三代头孢菌素相似，可用于对第三代头孢菌素耐药而对其敏感的产气肠杆菌、阴沟肠杆菌、沙雷菌属等细菌所致感染。头孢吡肟可用于铜绿假单胞菌所致的感染。

第五代头孢菌素主要用于复杂性皮肤与软组织感染、社区获得性肺炎和医院获得性肺炎等。

【不良反应】

（1）过敏反应　皮疹较为多见，也可出现药物热、血清病样反应等，偶见过敏性休克。与青霉素类抗生素有交叉过敏现象，禁用于有青霉素过敏性休克史的患者。

（2）肾毒性　可引起暂时性尿素氮或血肌酐升高，第一代头孢菌素肾毒性相对较大。多数头孢菌素主要经肾脏排泄，中度以上肾功能不全患者应根据肾功能适当减少剂量。

（3）凝血功能障碍　表现为出血倾向、凝血酶原时间和出血时间延长，多见于头孢哌酮、头孢孟多等。因其抑制正常肠道菌群产生维生素 K，引起低凝血酶原血症或小板减少而造成。给予维生素 K 预防或治疗。

（4）双硫仑样反应　头孢哌酮、头孢曲松、头孢孟多等药物与乙醇合用，能影响乙醇在体内的代谢，出现与戒酒药双硫仑类似的现象，表现为面部潮红、恶心、呕吐、出汗和烦躁不安，严重者出现呼吸困难、心律失常、血压下降，甚至引起休克，称为双硫仑样反应。因此使用此类药物及停药一周内应避免服用含乙醇的食物及药物。

（5）其他　可引起恶心、呕吐、食欲减退、腹泻、腹部不适等胃肠反应；大剂量头孢菌素可引起头痛、头晕、感觉异常、抽搐等神经系统反应；大剂量或长期静脉给药可引起静脉炎。偶见二重感染。

（四）碳青霉烯类抗生素

碳青霉烯类（carbapenems）抗生素是抗菌谱最广、抗菌活性最强的非典型 β - 内酰胺类抗生素，因其具有对 β - 内酰胺酶稳定及毒性低等特点，已经成为治疗严重细菌感染最主要的抗菌药物之一。

亚胺培南（imipenem）又名亚胺硫霉素，在体内易被肾脱氢肽酶水解失活，故与脱氢肽酶抑制剂西司他丁（cilastatin）组成复方制剂仅供注射用。对革兰阳性、阴性菌和厌氧菌均有强大的抗菌活性。临床用于治疗由敏感细菌所引起的腹腔内感染、下呼吸道感染、妇科感染、败血症、泌尿生殖道感染、骨关节感染、皮肤软组织感染、心内膜炎以及由敏感的需氧菌/厌氧菌株所引起的混合感染；特别适用于多种病原菌所致和需氧/厌氧菌引起的混合感染，以及在病原菌未确定前的早期治疗。

不良反应以局部反应最常见，表现为局部红斑、疼痛和硬结、血栓性静脉炎；过敏反应，如皮疹、搔痒、药物热等；胃肠反应，如恶心、呕吐、腹泻等；嗜酸细胞增多症、中性白细胞减少症以及凝血酶原时间延长等；肝肾功能损害；中枢神经系统反应，如肌阵挛、幻觉、错乱状态或癫痫发作等。

美罗培南（meropenem）对肾脱氢肽酶稳定，不需与脱氢肽酶抑制剂合用，临床应用同亚胺培南。同类药物还有比阿培南（biapenem）、厄他培南（ertapenem）、帕尼培南（panipenem）、法罗培南（faro-penem）等。

（五）β - 内酰胺酶抑制药及其复方制剂

常用的β - 内酰胺酶抑制药有克拉维酸（棒酸）、舒巴坦（青霉烷砜）、三唑巴坦。它们本身没有或只有较弱的抗菌活性，但可抑制 β - 内酰胺酶，从而保护与其配伍的 β - 内酰胺类抗生素的抗菌活性，因此与 β - 内酰胺类抗生素联合应用或组成复方制剂使用，可增强后者的抗菌疗效。常用的复方制剂有阿莫西林钠克拉维酸钾（也称奥格门汀）、替卡西林钠克拉维酸钾（也称替门汀）；氨苄西林钠舒巴坦钠（也称优立新）、头孢哌酮钠舒巴坦钠（也称舒巴哌酮）、头孢噻肟钠舒巴坦钠等；哌拉西林钠他唑巴坦钠。

（六）大环内酯类抗生素

大环内酯类抗生素（macrolides antibiotics）是一类具有 14～16 元大环内酯环结构的抗生素。红霉素是第一个用于临床的大环内酯类药物，与之后发现的地红霉素、麦白霉素、交沙霉素、乙酰螺旋霉素、麦迪霉素、吉他霉素等同属于第一代产品，主要对大多数革兰阳性菌、厌氧球菌、白喉棒状杆菌和包括流感嗜血杆菌及百日咳杆菌在内的部分革兰阴性杆菌有强大抗菌活性，对嗜肺军团菌、弯曲菌、支原体、衣原体、弓形虫、非典型分枝杆菌等有良好作用，对产生 β - 内酰胺酶的葡萄球菌和耐甲氧西林金黄色葡萄球菌（MRSA）有一定抗菌活性。抗菌谱较青霉素广。主要用于治疗 β - 内酰胺类抗生素过敏或对青霉素耐药的金黄色葡萄球菌感染，但这些品种对胃酸不稳定，口服吸收较差，有一定肝损害和胃肠道反应。自 20 世纪 70 年代又先后开发了第二代大环内酯类抗生素，如阿奇霉素、罗红霉素和克拉霉素等，第二代药物扩大了抗菌谱，增强了对革兰阴性菌的抗菌活性，此外，还具有生物利用度高、半衰期长、对酸稳定、不良反应少、抗菌后效应明显等优点，已广泛用作治疗呼吸道感染的一线药物。本类药物属于快速抑菌药，高浓度时有杀菌作用。

大环内酯类药物与细菌核糖体 50S 亚基不可逆性结合，抑制转肽作用和核糖体的位移，从而抑制细菌的蛋白质合成。其结合位点与林可霉素、克林霉素、氯霉素相同或相近，故合用时可能发生拮抗作用而降低抗菌活性，也易产生耐药性。

克拉霉素

克拉霉素（clarithromycin）又名甲红霉素，为半合成 14 元大环内酯类抗生素。对酸稳定，口服吸收快而完全，且不受进食影响，但首关效应明显，生物利用度为 55%，分布广泛，组织中浓度明显高于血中浓度。克拉霉素对革兰阳性菌、嗜肺军团菌、肺炎衣原体的作用在该类药物中最强，对沙眼衣原体、肺炎支原体、流感杆菌及厌氧菌的作用亦较强，对幽门螺杆菌感染有效。临床主要用于敏感菌引起的呼吸道感染、泌尿生殖系统感染及皮肤软组织感染的治疗。主要不良反应为胃肠道反应，偶可发生皮疹、皮肤瘙痒及头痛等。

阿奇霉素

阿奇霉素（azithromycin）为唯一的 15 元大环内酯类半合成抗生素，对胃酸稳定，口服吸收快，也可静脉注射给药，组织分布广，细胞内浓度高（为同期血药浓度的 10～100 倍）、$t_{1/2}$ 长达 35～48 小时，PAE 明显，每日给药一次；大部分以原形及代谢物的形式经胆汁排泄，少量由肾排泄。主要特点是抗菌谱广，对肺炎支原体的作用为大环内酯类中最强者。适用于治疗敏感菌引起的上、下呼吸道感染、支原体肺炎、泌尿生殖系统感染、鼻窦炎、中耳炎及皮肤软组织感染。不良反应轻，主要为胃肠道反应，轻、中度肝肾功能不良者仍可应用。

（七）四环素类抗生素

四环素类抗生素均具有共同的氢化骈四苯（四个环）基本母核，并因此得名，不同品种仅环上 5、6、7 位上取代基团不同。四环素类分为天然及半合成两类。天然品有四环素（tetracycline）、土霉素（oxytetracycline）、金霉素（chlortetracycline）、地美环素（demeclocycline）等。半合成品有多西环素（doxycycline）、米诺环素（minocycline）等。其中以多西环素最为常用。

四环素类抗生素属广谱抗生素。其抗菌谱包括常见的革兰阳性与革兰阴性需氧菌和厌氧菌、立克次体、螺旋体、支原体、衣原体及某些原虫等。大多数常用四环素类抗生素的抗菌活性近似，但多西环素、米诺环素、替加环素对耐四环素菌株仍有较强抗菌活性。

四环素类对革兰阳性菌的抗菌活性较革兰阴性菌强。在革兰阳性菌中，葡萄球菌敏感性最高，化脓性链球菌与肺炎球菌次之，李斯特菌、放线菌、奴卡菌、梭状芽孢杆菌、炭疽杆菌等也均敏感，但肠球菌属对四环素类不敏感。在革兰阴性菌中，四环素类对大肠埃希菌、大多数弧菌属、弯曲杆菌、布鲁菌属和某些嗜血杆菌属有良好抗菌活性，对淋病奈瑟球菌和脑膜炎奈瑟球菌有一定抗菌活性，对沙门菌属和志贺菌属的活性有限，而对变形杆菌和铜绿假单胞菌无作用。四环素类对 70% 以上的厌氧菌有抗菌活性，如脆弱杆菌、放线菌等，以半合成四环素类作用较好；但其作用不如克林霉素、氯霉素及甲硝唑，故临床一般不选用四环素类治疗厌氧菌感染。

四环素类的抗菌机制主要为与细菌核糖体 30S 亚基 A 位特异性结合，阻止蛋白质合成始动复合物的形成，并阻止氨基酰 – tRNA 进入 A 位，从而抑制肽链的延伸和蛋白质的合成。另外，四环素类可引起细菌细胞膜通透性的改变，使胞内核苷酸和其他重要成分外漏，从而抑制 DNA 的复制。故本类药物系快速抑菌药，高浓度时亦具杀菌作用。

多西环素

多西环素（doxycycline）又名脱氧土霉素、强力霉素，为土霉素的脱氧衍生物。口服后吸收完全而且迅速，不受食物影响，吸收率可达 90%～95%。血浆蛋白结合率高，口服后 2 小时达血药峰浓度。由于显著的肝肠循环，$t_{1/2}$ 为 12～22 小时，有效治疗浓度可维持在 24 小时以上。口服后有 90% 随粪便排泄，主要为无活性的结合物或螯合物，对肠道菌群影响极小，很少引起腹泻或二重感染。注射给药后有 20% 由尿排出，肾功能减退时，由粪便排出量增加，故肾衰患者也可使用。

抗菌活性比四环素强，对耐四环素的金黄色葡萄球菌仍有效。具有速效、强效和长效的特点，现已取代天然四环素类作为各种适应证的首选药物或次选药物。特别适于肾外感染伴肾功能不全患者。与其他四环素类间存在交叉耐药性。

不良反应常见胃肠道反应，如恶心、呕吐、腹泻、上腹部不适、口腔炎及肛门炎等，易致光敏反应。

五、抗流感病毒药

病毒是引起呼吸系统感染性疾病的重要原因之一，常见的有流感病毒引起的急性呼吸道感染、冠状病毒引起的传染性非典型肺炎等。因其自身缺乏酶系统，病毒吸附在宿主细胞上，通过细胞内吞、膜融合、注射式侵入等方式进入宿主细胞，脱壳后利用宿主细胞的代谢系统，按照病毒的遗传信息进行病毒核酸和蛋白质的生物合成，在细胞核内或细胞质内装配为成熟的病毒颗粒后，从宿主细胞释放出来，感染新的细胞。抗病毒药物可通过阻止上述任何一个环节而达到抑制病毒增殖的目的。由于病毒核酸和宿主核酸在本质上无差异，抗病毒药在抑制病毒的同时亦产生对宿主细胞的毒性。此外，病毒在不断复制中发生错误而形成变异，因此导致抗病毒药物的应用受到一定限制以及抗病毒药物疗效下降。

病毒主要分为 DNA 病毒和 RNA 病毒两类，流感病毒为 RNA 病毒，目前抗流感病毒药主要包括金刚烷胺、金刚乙胺、奥司他韦、扎那米韦、利巴韦林等。

金刚烷胺和金刚乙胺

金刚烷胺（amantadine）为对称的三环癸烷。金刚乙胺（rimantadine）是金刚烷胺的衍生物，具有相似药理作用但副作用小。两者均可特异性地抑制甲型流感病毒。

【体内过程】两药口服均易吸收，体内分布广泛。金刚烷胺几乎全部以原形由尿中排出，血浆半衰期 $t_{1/2}$ 为 12～16 小时，肾功能减退者应适当减少剂量或慎用。

【药理作用】两药通过作用于流感病毒膜蛋白 M_2 离子通道，阻止病毒脱壳及其 RNA 的释放，干扰病毒进入细胞，阻止了病毒早期复制，也能通过影响凝集素的构型而干扰病毒装配，从而发挥抗流感病毒作用。金刚烷胺尚有抗震颤麻痹作用。

【临床应用】仅用于亚洲甲型流感的预防和治疗，在甲型流感流行期间服用可防止 50%～90% 接触者发病，治疗用药必须在发病后 24～48 小时内服用，否则疗效差或无效。

【不良反应】常见不良反应有胃肠道反应和中枢神经系统症状，包括恶心、食欲不振、头晕、失眠、共济失调等。停药后不良反应即消失。大剂量金刚烷胺能引起严重神经毒性反应，出现精神错乱、幻觉，可能诱发癫痫发作、精神病症状。动物实验见致畸作用，孕妇应禁用。

奥司他韦

奥司他韦（oseltamivir）别名为达菲，是选择性的流感病毒神经酰胺酶抑制剂，通过抑制病毒的释放来治疗甲型及乙型流感病毒感染。

【体内过程】口服易吸收，经肠壁酯酶和肝脏迅速转化为活性代谢产物进入体循环，体内分布广泛，分布容积约 23L，在鼻黏膜、支气管、肺泡等部位均可达到有效血药浓度，活性代谢产物 $t_{1/2}$ 为 6～10 小时，超过 90% 活性代谢产物直接由肾排泄。

【药理作用】奥司他韦是前体药物，其活性代谢产物能抑制甲型和乙型流感病毒的神经酰胺酶，阻止新形成的病毒颗粒从宿主细胞向外释放和病毒在宿主体内的扩散和传播。但对人体的神经氨酸酶的抑制作用远低于对流感病毒的作用。

【临床应用】用于治疗甲型或乙型流感病毒引起的流行性感冒。适用于甲型 H_1N_1 型和 H_5N_1 型高危人群的预防和患者的治疗。也是公认的抗禽流感病毒最有效的药物之一。

【不良反应】不良反应发生率 5%～10%，常见的不良反应为恶心、呕吐、失眠、头痛和腹痛等。多在首次服药时发生，为一过性症状，绝大多数患者可以耐受。

扎那米韦

扎那米韦（Zanamivir）口服吸收率低（约 5%），故口服无效，一般采用鼻内用药或干粉吸入给药，生物利用度约 20%，几乎在体内不代谢，原型经肾脏排泄，肝肾毒性小。其作用机制和临床应用与奥司他韦相同。临床用于流感的预防和治疗，早期治疗可降低疾病的严重程度，减少呼吸道并发症。局部使用一般患者耐受良好，患有哮喘或气道慢性阻塞性疾病的患者可出现肺功能状态恶化。

利巴韦林

利巴韦林（ribavirin）又名病毒唑，是三氮唑核苷类广谱抗病毒药，能竞争性抑制单磷酸次黄嘌呤核苷脱氢酶，干扰病毒核糖核酸的合成，对多种 DNA 和 RNA 病毒均有抑制作用，如甲、乙型流感病毒、呼吸道合胞病毒、副流感病毒、疱疹病毒、肝炎病毒等。可用于流行性感冒、呼吸道合胞病毒肺炎、腺病毒引起的呼吸道感染等的治疗。可引起胃肠道反应、头痛、失眠、血清胆红素增加、皮疹、寒战，长期大剂量可引起贫血、白细胞减少等骨髓抑制作用。动物实验显示有致畸作用，孕妇禁用。

第三节　结核病及治疗药物

一、概述

结核病（tuberculosis）是由结核分枝杆菌（tubercle bacillus）引起的一种慢性感染性肉芽肿性炎症，可见于全身各器官，以肺结核病最常见。典型病变为结核结节形成伴有不同程度的干酪样坏死。

结核病曾经威胁整个世界，由于有效抗结核药物的发明和应用，使结核病患者的死亡率一直呈下降趋势。20 世纪 80 年代以来，由于艾滋病的流行和结核耐药菌株的出现，结核病的发病率又有所上升。根据 WHO 的流行病学数据显示，2020 年全球新发结核病患者 987 万，150 万人死于结核病（包括 21.4 万结核/艾滋病双重感染者）；我国新发结核病患者 84.2 万，仅次于印度。由此可见，控制结核病仍然是全球和我国的最紧迫任务之一。

（一）病因和发病机制

结核病的病原菌是结核分枝杆菌，简称结核杆菌。对人致病的结核杆菌主要是人型和牛型。结核病主要经呼吸道传染，少数经消化道传染（食入带菌的食物，如含菌牛奶），偶可经皮肤伤口感染。

结核病的发病机制与结核杆菌菌体和胞壁内的某些成分有关，这些成分包括脂质（如糖脂和蜡质D）、蛋白质（如结核菌素蛋白）、多糖类（如脂阿拉伯甘露聚糖），它们可引起细胞免疫和Ⅳ型变态反应。到达肺泡的结核杆菌首先趋化和吸引巨噬细胞，并被巨噬细胞所吞噬。在有效的细胞免疫建立以前，巨噬细胞将其杀灭的能力很有限，结核杆菌在细胞内繁殖，一方面可引起局部炎症，另一方面可发生全身性血源性播散，成为以后肺外结核病发生的根源。

结核病的免疫反应和Ⅳ型变态反应常同时发生并相伴出现。机体对结核杆菌产生特异细胞免疫的时间一般需30~50天，这种特异的细胞免疫在临床上表现为皮肤结核菌素试验阳性。变态反应的出现提示机体已获得免疫力，同时可伴随干酪样坏死，即杀灭结核杆菌的同时，也伴有组织的损伤出现。已致敏的个体动员机体防御反应较未致敏的个体快，但组织坏死也更明显。

（二）基本病理变化

结核病基本病变由于机体的免疫反应、变态反应和结核杆菌的数量、毒力以及病变组织的特性不同，可表现三种不同病变类型（表4-1）。

1. 以渗出为主的病变　见于结核性炎症的早期或机体抵抗力低下，菌量多、毒力强时，主要表现为浆液性或浆液纤维素性炎。病变早期局部有中性粒细胞浸润，但很快被巨噬细胞所取代。在渗出液和巨噬细胞中可查见结核杆菌。此病变好发于肺、浆膜、滑膜和脑膜等处。渗出物可完全吸收不留痕迹，或转变为以增生为主或以坏死为主的病变。

2. 以增生为主的病变　见于细菌量少、毒力较低或人体免疫反应较强时，形成具有诊断价值的结核结节（tubercle），又称结核性肉芽肿（tuberculous granuloma）。结核结节是在细胞免疫的基础上形成的，由上皮样细胞（epithelioid cell）、朗汉斯巨细胞（Langhans giant cell）及外周局部聚集的淋巴细胞和少量反应性增生的成纤维细胞构成。典型的结核结节中央有干酪样坏死（图4-8）。巨噬细胞吞噬结核杆菌后体积增大，转变为上皮样细胞，呈梭形或多角形，胞质丰富，HE染色呈淡伊红色，境界不清。核呈圆形或卵圆形，染色质少，甚至可呈空泡状，核内可有1~2个核仁。多个上皮样细胞互相融合或一个上皮样细胞核分裂而胞质不分裂，形成朗汉斯巨细胞。朗汉斯巨细胞为多核巨细胞，直径可达300μm，胞质丰富，其胞质突起常和上皮样细胞的胞质突起相连接。核的数目由十几个到几十个不等，排列呈花环状、马蹄形或密集于胞体的一端。

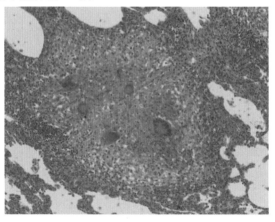

图4-8　结核结节

中央为干酪样坏死，周围可见朗汉斯巨细胞、上皮样细胞和淋巴细胞

3. 以坏死为主的病变　见于结核杆菌数量多、毒力强，机体抵抗力低或变态反应强时，上述以渗出或增生为主的病变均可继发干酪样坏死。坏死灶由于含脂质较多而呈淡黄色、均匀细腻，质地较实，状似奶酪，故称干酪样坏死（caseous necrosis）。镜下为红染无结构的颗粒状物。干酪样坏死物中多会有一定量的结核杆菌，可成为结核病恶化进展的原因之一。

结核病基本病变与机体的免疫状态关系见表4－1。

表4－1　结核病基本病变与机体的免疫状态

病变	机体状态		结核杆菌		病理特征
	免疫力	变态反应	菌量	毒力	
渗出为主	低	较强	多	强	浆液性或浆液纤维素性炎
增生为主	较强	较弱	少	较低	结核结节
坏死为主	低	强	多	强	干酪样坏死

以上渗出、坏死和增生三种变化往往同时存在并以某一种病变为主，而且可以互相转化，在同一器官或不同器官中的结核病变往往是复杂多变的。结核结节和干酪样坏死是结核病的特征性病变。

（三）结核病的病变发展和结局

结核病的病变发展和结局主要取决于机体抵抗力和结核杆菌致病力之间的斗争。当机体抵抗力增强时，病变可出现吸收、消散或纤维化、钙化，即转向愈合；反之，则转向恶化。

1. 转向愈合

（1）吸收、消散　为渗出性病变的主要愈合方式。渗出物经淋巴道吸收而使病灶缩小或消散。X线检查可见边缘模糊、密度不均、呈云絮状的渗出性病变的阴影逐渐缩小或被分割成小片，以致完全消失，临床上称为吸收好转期。较小的干酪样坏死灶及增生性病灶，经积极治疗也有吸收消散的可能。

（2）纤维化、纤维包裹及钙化　增生性病变、未被完全吸收的渗出性病变和较小的干酪样坏死灶，可逐渐纤维化，最后形成瘢痕而愈合。较大的干酪样坏死灶难以全部被纤维化，则由其周边纤维组织增生将坏死物包裹，继而坏死物逐渐干燥浓缩，并有钙盐沉着。钙化的结核灶内常有少量结核杆菌残留，此病变临床虽属痊愈，但当机体抵抗力降低时仍可复发进展。X线检查可见纤维化病灶呈边缘清楚、密度增高的条索状阴影；钙化灶为密度更高、边缘清晰的阴影，临床称为硬结钙化期。

2. 转向恶化

（1）浸润进展　结核病恶化时，原病灶周围出现渗出性病变，范围不断扩大，并继发干酪样坏死。X线检查见原发病灶周围出现絮状阴影，边缘模糊，临床上称为浸润进展期。

（2）溶解播散　病情恶化时，干酪样坏死物可发生液化，经体内的自然管道（如支气管、输尿管等）排出，致局部形成空洞。液化的干酪样坏死物中含有大量结核杆菌，播散到其他部位后，可形成新的结核病灶。X线检查见病灶阴影密度深浅不一，出现透亮区及大小不等的新播散病灶阴影，临床称为溶解播散期。结核杆菌还可循血道、淋巴道播散至全身各处，引起粟粒性结核病。

二、肺结核病

肺结核病（pulmonary tuberculosis）是结核病中最常见的类型，因初次感染和再次感染结核杆菌时机体反应性的不同而致肺部发生不同病变，分为原发性和继发性两大类。

（一）原发性肺结核病

原发性肺结核病是机体第一次感染结核杆菌所引起的肺结核病。多发生于儿童，又称儿童型肺结核病，也偶见于未感染过结核杆菌的青少年或成人。免疫功能严重受抑制的成年人因丧失对结核杆菌的敏感性，可反复发生原发性肺结核病。

结核杆菌被吸入肺泡后，最初在通气较好的肺上叶下部或下叶上部近胸膜处形成 1 ~ 1.5cm 大小的灰白或灰黄色炎性实变灶，称为原发病灶（Ghon 灶），通常为 1 个，右肺多见。病变以结核性肉芽肿形成为特点，中央可见干酪样坏死。原发病灶的结核杆菌游离或被巨噬细胞吞噬，很快侵入淋巴管，经淋巴液引流到局部肺门淋巴结，引起结核性淋巴管炎和淋巴结炎，表现为淋巴结肿大和干酪样坏死。肺的原发病灶、结核性淋巴管炎和肺门淋巴结结核，三者合称为原发综合征（primary complex）（图 4 - 9），X 线检查呈哑铃状阴影。

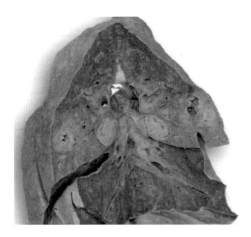

图 4 - 9　原发综合征（肺肉眼观察）

原发综合征形成后，虽然在最初几周内有细菌通过血道或淋巴道播散到全身其他器官，但由于细胞免疫的建立，95% 左右的病例不再发展，病灶进行性纤维化和钙化。有时肺门淋巴结病变可继续发展，形成支气管淋巴结结核。少数营养不良或同时患有其他传染病的患儿，病灶可发生继续扩大，病灶中干酪样坏死液化，有的甚至肺内播散形成粟粒性肺结核病或全身播散形成全身粟粒性结核病。

（二）继发性肺结核病

继发性肺结核病是指机体再次感染结核杆菌所引起的肺结核病，多见于成人，又称成人型肺结核病。可在原发肺结核病后很短时间内发生，但大多在初次感染后形成潜伏病灶。多年后，由于机体抵抗力下降使静止的原发病灶再度活化而形成。

1. 病变特点　由于继发性肺结核病患者对结核杆菌已有一定免疫力和过敏性，故其病变与原发性肺结核病相比较，有以下不同特点。

（1）早期病变多位于肺尖部，且以右肺多见。其机制尚未完全阐明，可能是由于直立体位时该处动脉压较低，且右肺动脉又较细长，局部血液循环较差，且通气不畅，以致局部组织抵抗力较低，结核菌易于在该处繁殖有关。

（2）由于变态反应，病变易发生干酪样坏死，且液化溶解形成空洞的机会多于原发性肺结核病。同时由于机体已有一定免疫力，局部炎症反应又常以增生为主，病变容易局限化。由于结核杆菌的繁殖被抑制，不易发生淋巴道、血道播散。

（3）病程长，病变多样。随着机体免疫反应和变态反应的相互消长，病情时好时坏，常呈波浪式起伏。肺内病变呈现新旧交杂、轻重不一。

（4）因机体已有一定免疫力，病变在肺内蔓延主要通过受累的支气管播散。

2. 临床类型与病理变化

（1）局灶型肺结核　是继发性肺结核病的早期病变，属非活动性结核病。X 线示肺尖部有单个或多个结节状病灶。病灶常定位于肺尖下 2～4cm 处，直径 0.5～1cm。病灶境界清楚，有纤维组织包裹。镜下病变以增生为主，中央为干酪样坏死。患者常无自觉症状，多在体检时发现。

（2）浸润型肺结核 是临床上最常见的活动性继发性肺结核，多由局灶型肺结核发展而来。病变常位于肺尖部或锁骨下组织，又称锁骨下浸润。X 线示锁骨下边缘模糊的云絮状阴影。病变以渗出为主，中央有干酪样坏死，伴有病灶周围炎。患者常有低热、疲乏、盗汗、咳嗽等症状。如及早发现，合理治疗，渗出性病变可吸收好转；增生、坏死性病变可通过纤维化、钙化而愈合。如病变继续发展，干酪样坏死范围扩大，形成浸润进展，坏死物液化后经支气管排出，局部形成急性空洞，洞壁坏死层内含大量结核杆菌，经支气管播散，可引起干酪性肺炎。急性空洞一般适当治疗易愈合，如果急性空洞经久不愈，则可发展为慢性纤维空洞型肺结核。

（3）慢性纤维空洞型肺结核 是继发性肺结核病常见慢性类型（图 4-10），其病变有以下特点：①肺内有一个或多个厚壁空洞。多位于肺上叶，大小不一，形状不规则。壁厚可达 1cm 以上。镜下洞壁分三层：内层为干酪样坏死物，其中有大量结核杆菌；中层为结核性肉芽组织；外层为纤维结缔组织。②同侧或对侧肺组织，特别是肺小叶可见由支气管播散引起的很多新旧不一、大小不等、病变类型不同的病灶，愈往下愈新鲜。③后期肺组织严重破坏，广泛纤维化，胸膜增厚并与胸壁粘连，使肺体积缩小、变形，严重影响肺功能。

因病变空洞与支气管相通，成为结核病的传染源，故又称为开放性肺结核。如干酪样坏死侵蚀较大血管，可引起大咯血，患者可因吸入大量血液而窒息死亡；空洞突破胸膜可引起气胸

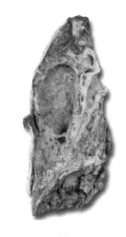

图 4-10 慢性纤维空洞型肺结核
（肉眼观察）

或脓气胸；经常排出含菌痰液可引起喉结核；咽下含菌痰液可引起肠结核；后期由于肺动脉高压而致肺源性心脏病。经积极治疗，较小的空洞一般可机化；较大的空洞，内壁坏死组织脱落，肉芽组织逐渐变成纤维瘢痕组织，由支气管上皮覆盖，此时空洞虽仍然存在，但已无菌，实际上已愈合，故称开放性愈合。

（4）干酪性肺炎 此型可由浸润型肺结核恶化进展而来，也可由急、慢性空洞内的细菌经支气管播散所致。肉眼见受累肺叶肿大、实变、干燥，切面淡黄色。镜下见大片干酪样坏死灶，肺泡腔内有大量浆液纤维蛋白性渗出物。根据病灶范围的大小可分为小叶性和大叶性干酪性肺炎。此型结核病病情危重。

（5）结核球 又称结核瘤（tuberculoma），是直径 2～5cm、有纤维包裹的孤立的境界分明的干酪样坏死灶（图 4-11）。多为单个，也可多个，常位于肺上叶。X 线上有时很难与周围型肺癌相鉴别。结核球可来自浸润型肺结核的干酪样坏死灶纤维包裹；结核空洞引流支气管阻塞，空洞由干酪样坏死物填充；多个结核病灶融合。结核球由于其纤维包膜的存在，抗结核药不易发挥作用，且有恶化进展的可能，因此临床上多采取手术切除。

（6）结核性胸膜炎 原发性、继发性肺结核病累及胸膜后均可发生结核性胸膜炎，根据病变性质可分干性和湿性两种。①湿性结核性胸膜炎又称渗出性结核性胸膜炎，常见，多见于年轻人。病变主要为浆液纤维素性炎。一般经适当治疗可吸收，如渗出物

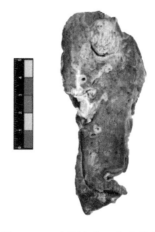

图 4-11 肺结核球（肉眼观察）

中纤维素较多，不易吸收，可因机化而使胸膜增厚粘连。②干性结核性胸膜炎又称增生性结核性胸膜炎，是由肺膜下结核病灶直接蔓延到胸膜所致，常发生于肺尖。病变多为局限性，以增生性改变为主，一般通过纤维化而愈合。

综上所述，原发性肺结核病与继发性肺结核病在多方面有不同的特征，区别见表4-2。

表4-2　原发性肺结核病与继发性肺结核病的区别

	原发生肺结核病	继发性肺结核病
结核杆菌感染	初染	再染或静止病灶复发
发病人群	儿童	成人
对结核杆菌的免疫力或过敏性	无	有
病变特征	原发综合征	病变多样，新旧病灶复发，较局限
起始病灶部位	上叶下部、下叶上部近胸膜处	肺尖部
主要播散途径	淋巴道或血道	支气管
病程	短，大多自愈	长，需治疗

（三）血源性结核病

原发性和继发性肺结核病通过血道播散引起粟粒性结核病，此外，肺外结核病也可引起血源播散性结核病。

1. 急性全身粟粒性结核病　结核杆菌在短时间内一次或反复多次大量侵入肺静脉分支，经左心至大循环，播散到全身各器官如肺、肝、脾和脑膜等处，可引起急性全身粟粒性结核病（acute systemic miliary tuberculosis）。肉眼见各器官内均匀密布大小一致、灰白色、圆形、境界清楚的小结节。镜下主要为增生性病变，偶尔出现渗出、坏死为主的病变。临床上病情凶险，患者有高热衰竭、烦躁不安等中毒症状。若能及时治疗，预后仍属良好，少数病例可因结核性脑膜炎而死亡。

2. 慢性全身粟粒性结核病　如急性期不能及时控制，病程迁延3周以上，或结核杆菌在较长时期内少量、多次不规则地进入血液，则形成慢性粟粒性结核病。此时，病变的性质和大小均不一致，同时可见增生、坏死及渗出性病变，病程长，成人多见。

3. 急性肺粟粒性结核病　因肺门、纵隔、支气管旁的淋巴结干酪样坏死破入邻近大静脉，或因含有结核杆菌的淋巴液由胸导管回流，经静脉入右心，沿肺动脉播散于两肺所致，也可以为急性全身粟粒性结核病的一部分。肉眼见肺表面和切面散在分布灰黄或灰白色粟粒大小结节。

4. 慢性肺粟粒性结核病　多见于成人，患者原发灶已痊愈，由肺外某器官结核病灶内的结核杆菌间歇入血所致。病程较长，病变新旧与大小不一，小的如粟粒，大者直径可达数厘米以上。病变以增生性改变为主。

附：肺外结核病

多由原发性肺结核病经血道播散所致。在原发综合征期间，如有少量细菌经原发灶侵入血液，在肺外一些脏器内可形成潜伏病灶，当机体抵抗力下降时，恶化进展为肺外结核病。

（一）肠结核病

肠结核病可分为原发性和继发性两型。前者很少见，常发生于小儿；多由饮用带有结核杆菌的牛奶或乳制品而引起，形成与原发性肺结核病时原发综合征相似的肠原发综合征（肠的原发性结核病灶、结核性淋巴管炎和肠系膜淋巴结结核）。绝大多数肠结核病继发于活动性空洞型肺结核病，因反复咽下含结核杆菌的痰液所引起。

肠结核病大多（约85%）发生于回盲部，因该段淋巴组织最为丰富，病菌易于通过肠壁淋巴组织侵入肠壁，并且食物在此停留时间较长，接触细菌的机会较多之缘故。依其病变特点不同分两型。

1. 溃疡型 多见，结核杆菌侵入肠壁淋巴组织，形成结核结节，以后发生干酪样坏死，破溃后形成溃疡。肠壁淋巴管沿肠壁呈环形分布，病变沿淋巴管扩散，故典型的肠结核溃疡多呈环形，其长轴与肠腔长轴垂直。溃疡一般较浅，边缘不整齐，底部不平坦，附有干酪样坏死物，偶见溃疡深达肌层及浆膜层，但很少引起穿孔或大出血，与溃疡相对应的肠浆膜面常见纤维素渗出和结核结节形成。结核结节呈灰白色连接成串，是结核性淋巴管炎所致。临床上有慢性腹痛、腹泻、营养障碍等症状。溃疡愈合后，由于瘢痕组织收缩，可引起肠腔狭窄。

2. 增生型 较少见。以肠壁大量结核性肉芽组织形成和纤维组织增生为病变特征。病变处肠壁高度肥厚、肠腔狭窄，黏膜面可有浅溃疡或息肉形成。临床上表现为慢性不完全低位肠梗阻。右下腹可触及肿块，故需与肠癌相鉴别。

（二）结核性腹膜炎

结核性腹膜炎多见于青少年，大多继发于溃疡型肠结核、肠系膜淋巴结核或结核性输卵管炎，少数可因血行播散引起。根据病理特征可分干性和湿性两型，以混合型多见。湿性结核性腹膜炎以大量结核性浆液纤维素性渗出为特征。干性结核性腹膜炎除有结核结节外，还有大量纤维素性渗出物，并可由其机化而引起腹腔脏器的粘连。

（三）结核性脑膜炎

结核性脑膜炎多见于儿童，主要是由于结核杆菌经血道播散所致。在儿童往往是肺原发综合征血行播散的结果，常为全身粟粒性结核病的一部分。成人由肺结核病、骨关节结核和泌尿生殖系统结核的血源播散引起，也可由于脑实质内的结核球液化溃破，大量结核杆菌进入蛛网膜下隙所致。

病变以脑底最明显，在脑桥、脚间池、视神经交叉及大脑外侧裂等处的蛛网膜下隙内，有多量灰黄色混浊的胶冻样渗出物积聚，偶见结核结节形成。病变严重者可累及脑皮质而引起脑膜脑炎。病程较长者常并发闭塞性血管内膜炎，从而导致循环障碍而引起多发性脑软化灶。若病程迁延，可因渗出物机化粘连而致脑积水，出现颅内压增高症状和体征，如头痛、呕吐、眼底视乳头水肿和不同程度意识障碍甚至脑疝形成。

（四）泌尿生殖系统结核病

1. 肾结核病 最常见于20～40岁男性，多为单侧。结核杆菌来自肺结核病的血道播散。病变大多起始于肾皮、髓质交界处或肾锥体乳头。病变初为局灶性，继而发生干酪样坏死破坏肾乳头而破溃入肾盂，形成结核性空洞。随着病变在肾内继续扩大蔓延，可形成多个结核性空洞，肾组织大部分或全部被干酪样坏死物取代，仅留一空壳。液化的干酪样坏死物随尿下行，可使输尿管、膀胱相继感染受累。

2. 生殖系统结核病 男性泌尿系统结核病常波及前列腺、精囊和附睾，以附睾结核多见，病变器官有结核结节形成和干酪样坏死。临床上附睾结核表现为附睾肿大、疼痛，与阴囊粘连，破溃后可形成经久不愈的窦道。女性生殖系统结核多由血道或淋巴道播散而来，也可由邻近器官的结核病蔓延而来。以输卵管结核最多见，为女性不孕的原因之一，其次是子宫内膜结核。

（五）骨与关节结核病

骨与关节结核病多见于儿童及青少年，因骨发育旺盛时期骨内血管丰富，感染机会较多，主要由原发综合征血源播散引起。

1. 骨结核 骨结核多见于脊椎骨、指骨及长骨骨骺（股骨下端和胫骨上端）等处。病变常由松质骨内的小结核病灶开始，以后可发展为干酪样坏死型或增生型。干酪样坏死型较多见，在病变处有大量干酪样坏死和死骨形成，常累及周围软组织并引起干酪样坏死和结核性肉芽组织形成。坏死物液化后在骨旁形成结核性"脓肿"，由于局部并无红、热、痛，故又称"冷脓肿"。病变穿破皮肤可形成经久不愈的窦道。增生型比较少见，病变骨组织形成大量结核性肉芽组织，病灶内骨小梁渐被侵蚀、吸收和消失，但无明显的干酪样坏死和死骨形成。

脊椎结核是骨结核中最常见者，多见于第 10 胸椎至第 2 腰椎。病变起自椎体，常发生干酪样坏死，可破坏椎间盘和邻近椎体。由于病变椎体不能负重而发生塌陷，引起脊椎后突畸形。如病变穿破骨皮质可在脊柱两侧形成"冷脓肿"，或沿筋膜间隙坏死物下流，在远隔部位形成"冷脓肿"。

2. 关节结核　以髋、膝、踝、肘等关节结核多见，多继发于骨结核。病变通常开始于骨骺或干骺端，出现大量干酪样坏死。当病变发展侵入关节软骨和滑膜时，则成为关节结核。关节结核时关节滑膜上有结核性肉芽组织形成，关节腔内有浆液、纤维素渗出。游离纤维素凝块长期互相撞击，可形成白色圆形或卵圆形小体，称为关节鼠。受累关节常明显肿胀，若病变累及软组织和皮肤，可穿破皮肤形成窦道。关节结核愈合后，关节腔内渗出物机化可造成关节强直而失去运动功能。

三、抗结核病药物

抗结核病药物（antituberculosis drugs）可分为"一线抗结核药"和"二线抗结核药"。"一线抗结核药"包括异烟肼、利福平、乙胺丁醇、链霉素和吡嗪酰胺等，具有疗效较高，不良反应较少，患者耐受性、依从性较好等特点，是抗结核病的首选药。"二线抗结核药"包括对氨基水杨酸钠、乙硫异烟胺、丙硫异烟胺、卡那霉素、卷曲霉素、阿米卡星、环丝氨酸、紫霉素及氟喹诺酮类等，其作用较弱或毒性较大，仅在结核分枝杆菌对"一线抗结核药"耐药、不能耐受或复治时作为替代药物使用。近年又开发出一些疗效较好，毒副作用相对较低的新一代抗结核药，如利福喷汀、利福定和司帕沙星等。

（一）常用抗结核病药

异烟肼

异烟肼（isoniazid，INH；又名雷米封，rimifon），为异烟酸的肼类衍生物，性质稳定，易溶于水，1952 年开始用于临床，是目前最常用抗结核病药物之一。

【体内过程】口服易吸收，1~2 小时血药浓度达峰，含铝盐的抗酸剂可干扰其吸收。异烟肼穿透力强，且易通过血-脑屏障，可广泛分布于全身组织细胞和体液中，在脑脊液、胸水、腹水、胆汁、关节腔、干酪样病灶及淋巴结中都可达到一定浓度。异烟肼在肝内经代谢为乙酰异烟肼、异烟酸等。异烟肼在肝内乙酰化速度受遗传基因影响，有明显的种族和个体差异，分为快代谢型（$t_{1/2}$ 平均为 70 分钟）和慢代谢型（$t_{1/2}$ 约 3 小时）。慢性者在白种人中占 50%~60%，在中国人中慢代谢型约占 25.6%，快代谢型约占 49.3%，临床用药时应注意调整给药方案。代谢产物和与少量原型药一起由肾脏排出。

【药理作用】对结核杆菌有高度选择性，抗菌力强，对细胞内外的结核杆菌均有作用，所以称为全效杀菌药。分枝菌酸是结核杆菌细胞壁的重要组成部分，只存在于分枝杆菌中，异烟肼通过抑制分枝菌酸的合成，使细菌丧失耐酸性、疏水性和增殖力而死亡。异烟肼对于繁殖期细菌有杀菌作用，对静止期结核杆菌有抑制作用。单用时容易产生耐药性，与其他抗结核药合用无交叉耐药性，所以临床常联合用药。

【临床应用】异烟肼是治疗各类型结核病的一线用药，对早期轻症肺结核或预防用药时可单用，规范化治疗时必须与其他一线抗结核药合用；对急性粟粒性结核和结核性脑膜炎应增大剂量，延长疗程，必要时静脉滴注给药。

【不良反应】异烟肼不良反应与剂量有关，治疗量时不良反应少而轻。

（1）神经系统　外周神经炎多见于营养不良及慢乙酰化型患者，表现为手、脚震颤及麻木，过量时可引起中枢神经系统毒性，出现头痛、头晕、惊厥、精神错乱，偶尔可见中毒性脑病或中毒性精神病，癫痫或精神病患者慎用该药。服用维生素 B_6 可预防和减轻上述症状。

（2）肝脏毒性　肝毒性以 35 岁以上及快代谢型患者较多见，出现转氨酶升高、食欲减退、腹胀及黄疸等，严重者可出现肝小叶坏死甚至死亡，用药期间应定期检查肝功能，肝功能不良者慎用。

（3）其他　可发生药热、皮疹；偶尔可引起粒细胞缺乏、血小板减少、再生障碍性贫血等；用药期间也可能产生脉管炎及关节炎综合征。

【药物相互作用】异烟肼可减慢双香豆素类抗凝药、苯妥英钠、卡马西平、氨茶碱等在肝脏的代谢，合用时应降低剂量；与肾上腺皮质激素（尤其泼尼松龙）合用时，本药在肝内的代谢及排泄增加，血药浓度减低而影响疗效，快乙酰化者更为显著；与对利福平、乙酰氨基酚和乙醇合用，可增加肝毒性。

利福平

利福平（rifampicin，RFP；又名甲哌利福霉素，rifamycinoid antibitics），是人工半合成的利福霉素的衍生物，为橘红色结晶性粉末。具有高效低毒、口服方便等优点。

【体内过程】口服吸收迅速而完全，2 ~ 4 小时血药浓度达峰，但个体差异很大。食物和对氨基水杨酸可减少其吸收。$t_{1/2}$ 约为 4 小时，有效血药浓度可维持 8 ~ 12 小时。吸收后分布于全身各组织，穿透力强，能进入细胞、结核空洞、痰液及胎儿体内。脑膜炎时，脑脊液中浓度可达血药浓度的 20%，达到有效抗菌浓度。该药主要在肝内代谢成为去乙酰基利福平，其抑菌作用为利福平的 1/10 ~ 1/8，同时毒性也降低。利福平可诱导肝药酶，加快自身及其他药物的代谢。主要从胆汁排泄，形成肝肠循环，约 60% 药物经便排泄，约 30% 药物从尿液排泄。

【药理作用】利福平能特异性地抑制细菌 DNA 依赖的 RNA 多聚酶，抑制该酶的活性，阻碍 mRNA 合成，对动物细胞的 RNA 多聚酶则无影响。利福平具有广谱抗菌作用，对结核杆菌、麻风杆菌和革兰阳性球菌特别是耐药性金黄色葡萄球菌都有很强的抗菌作用，对革兰阴性菌、某些病毒和沙眼衣原体也有抑制作用。低浓度抑菌，高浓度杀菌，且由于穿透力强，抗结核效力与异烟肼相近而较链霉素强，对繁殖期和静止期结核杆菌以及细胞内、外的结核杆菌均有作用。

【临床应用】利福平单用时易产生耐药性，常与异烟肼、乙胺丁醇等抗结核药合用治疗各种结核病，有增效作用，并能延缓耐药性的产生。也用于治疗麻风病和耐药金黄色葡萄球菌及其他敏感细菌所致的感染。局部用药可用于沙眼、急性结膜炎及病毒性角膜炎的治疗。

【不良反应】常见恶心、呕吐、食欲不振、腹痛、腹泻。有肝病、嗜酒者及老年患者，或与异烟肼合用时较易出现黄疸、肝大。动物实验有致畸作用，故严重的肝功能不全、胆道阻塞患者和妊娠早期的妇女禁用。

乙胺丁醇

乙胺丁醇（ethambutol，EMB 或 EB）是人工合成的乙二胺衍生物，具有热稳定性和水溶性好的特点。其右旋体抗结核作用最强，左旋体无效，现作为一线药应用。

【体内过程】口服吸收迅速，2 ~ 4 小时血药浓度达峰值，$t_{1/2}$ 为 3 ~ 4 小时，广泛分布于全身各组织和体液，不易透过正常的血 – 脑屏障。20% 的原药从粪便排出，80% 的原药从尿液中排出，肾功能不全者可能有蓄积作用，肾功不良者慎用或禁用。

【药理作用】乙胺丁醇对几乎所有类型繁殖期的结核分枝杆菌均具高度抗菌活性，对其他细菌无效。乙胺丁醇抗菌机制可能是与 Mg^{2+} 结合，进而干扰 RNA 的合成，抑制结核杆菌的繁殖。

【临床应用】单用可产生耐药性，与其他抗结核药间没有交叉耐药性，主要与利福平或异烟肼等合用治疗结核病。适用于经链霉素和异烟肼治疗无效的患者，或对异烟肼、链霉素耐药、不能耐受对氨基水杨酸钠的患者，不宜应用于 5 岁以下儿童。

【不良反应】视神经炎是最严重的不良反应，与剂量有关，多发生在服药后 2 ~ 6 个月内，表现为弱视、视野缩小、红绿色盲或分辨能力减退，应定期检查视力。可有胃肠道反应、皮疹、肝功能异常、血小板减少症及高尿酸血症等。

链霉素

链霉素（streptomycin）的抗结核作用较异烟肼和利福平弱，在体内仅呈现抑菌作用。单用毒性较大且易产生耐药性，但与其他药物合用可减低用量从而使毒性反应发生率降低，并且延缓耐药性的发生。因穿透力弱，不易透入细胞内及脑脊液和纤维化、干酪化病灶，所以对结核性脑膜炎等疗效较差。与其他抗结核药合用于浸润性肺结核、粟粒性结核等，对急性渗出型病灶疗效好。

吡嗪酰胺

吡嗪酰胺（pyrazinamide，PZA）为烟酰胺的吡嗪同系物，在酸性环境中抗菌作用较强，中性环境中无活性。口服迅速吸收，分布于各组织与体液中，$t_{1/2}$ 为 6 小时，经肝代谢为吡嗪酸，约 70% 经尿排泄。单用易产生耐药性，与其他抗结核药无交叉耐药性，用于各种结核的低剂量、短程化疗。高剂量、长期用药可引起肝损害及关节痛等。另外还能抑制尿酸盐排泄，诱发痛风。

（二）其他抗结核病药

对氨基水杨酸钠

对氨基水杨酸（para – aminosalicylic acid，PAS）为二线抗结核药，主要用其钠盐和钙盐，钠盐水溶液不稳定，见光可分解变色，故应新鲜配制，避光条件下使用。口服吸收良好，2 小时达峰值，$t_{1/2}$ 为 1 小时，分布于全身组织、体液及干酪样病灶中，不易透入脑脊液及细胞内，但在脑膜炎时可达治疗浓度；在肝内代谢，经肾脏排泄。本药仅对胞外结核分枝杆菌有抑菌作用，耐药性发生缓慢，与其他抗结核病药合用可以延缓耐药性的发生，但不宜与利福平合用。常见的不良反应为恶心、呕吐、厌食、腹痛及腹泻，饭后服药或服抗酸药可以减轻反应。

乙硫异烟胺

乙硫异烟胺（ethionamide）为异烟酸的衍生物，通过抑制结核分枝杆菌细胞壁分枝菌酸的合成发挥抑菌作用，抗菌活性强于链霉素，不及异烟肼，对异烟肼、链霉素耐药的菌株对乙硫异烟胺仍敏感。仅用于一线抗结核病药耐药的患者，因单用时易耐药，常与其他抗结核病药合用。常见的不良反应有恶心、呕吐、厌食、腹痛、腹泻等胃肠道反应，多难以耐受，可减量或暂停用药。还可致周围神经炎及肝损害等。孕妇和 12 岁以下儿童不宜使用。

利福定和利福喷汀

利福定（rifandine）与利福喷汀（rifapentine）均为合成的利福霉素衍生物。利福定的 $t_{1/2}$ 和利福平相近，而利福喷汀（微晶）则长达 30 小时，为一种高效、长效的抗结核病药。两药抗菌谱、抗菌机制与利福平相同，抗菌活性分别比利福平强 3 倍和 8 倍以上，与异烟肼、乙胺丁醇等抗结核病药有协同作用。临床用于治疗各种结核病和麻风病，也可用于其他敏感菌感染和沙眼的治疗。两药不良反应较利福平轻。

第四节　呼吸系统肿瘤及治疗药物

一、鼻咽癌

鼻咽癌（nasopharyngeal carcinoma）是鼻咽部上皮组织发生的恶性肿瘤。本病可见于世界各地，在我国发病率较高，尤以华南地区多见。男性患者多于女性，发病年龄多在 40～50 岁。患者常见临床症状为鼻衄、鼻塞、耳鸣、听力减退、复视、偏头痛和颈部淋巴结肿大等。

（一）病因

鼻咽癌的病因尚未完全阐明，现有的研究表明鼻咽癌的发病与下列多种因素有关。

1. EB 病毒　与鼻咽癌的关系密切，其主要证据为癌细胞内存在 EBV－DNA 和核抗原（EBNA）。90% 以上患者血清中有 EB 病毒核抗原、膜抗原和壳抗原等多种成分的相应抗体，但 EB 病毒如何使上皮细胞发生癌变的机制目前尚不清楚。

2. 遗传因素　流行病学调查已表明鼻咽癌不仅有明显的地域性，部分病例亦有明显的家族性。高发区居民移居国外或外地后，其后裔的发病率仍远远高于当地人群，这提示本病可能与遗传因素有关。

3. 化学致癌物质　某些致癌的化学物质，如亚硝酸胺类、多环芳烃类及微量元素镍等与鼻咽癌的发病也有一定关系。

（二）病理变化

鼻咽癌最常发生于鼻咽顶部，其次是外侧壁和咽隐窝，前壁最少见。早期鼻咽癌常表现为局部黏膜粗糙或略隆起，或形成隆起黏膜面的小结节，随后可发展成结节型、菜花型、黏膜下浸润型和溃疡型肿块，以结节型最多见。

鼻咽癌绝大多数起源于鼻咽黏膜柱状上皮的储备细胞，少数来源于鳞状上皮的基底细胞。较常见的鼻咽癌组织学类型按其组织学特征及分化程度分为以下几种。

1. 鳞状细胞癌　根据癌细胞的分化程度可将其分为分化性和未分化性两类。

（1）分化性鳞状细胞癌　又可分为角化型（高分化）和非角化型（低分化）鳞癌。前者癌巢内细胞分层明显，可见细胞内角化，棘细胞间有时可见细胞间桥，癌巢中央可有角化珠形成。后者癌巢内细胞分层不明显，细胞大小形态不一，常呈卵圆形、多角形或梭形，细胞间无细胞间桥，无细胞角化及角化珠形成。此型为鼻咽癌中最常见的组织学类型。

（2）未分化性鳞状细胞癌　包括 2 类。一类为泡状核细胞癌，癌细胞呈片状或不规则巢状分布，境界不如分化性癌清晰。癌细胞胞质丰富，境界不清，常呈合体状。细胞核大，呈圆形或卵圆形，空泡状，有 1～2 个大而明显的核仁，核分裂象少见。癌细胞或癌巢间有较多淋巴细胞浸润。该型占鼻咽癌总数的 10% 左右，对放射治疗敏感。另一类为未分化鳞癌，其癌细胞小，胞质少，呈小圆形或短梭形，弥漫分布，无明显癌巢结构。

2. 腺癌　少见，主要来自鼻咽黏膜的柱状上皮，也可来自鼻咽部小腺体。高分化者表现为柱状细胞腺癌或乳头状腺癌；低分化腺癌的癌巢不规则，腺样结构不明显，癌细胞小。

（三）扩散途径

1. 直接蔓延　癌组织呈侵袭性生长，向上蔓延可破坏颅底骨质侵入颅内，损伤第 Ⅱ～Ⅵ 对脑神经；向下侵犯梨状隐窝、会厌及喉上部；向外侧可破坏耳咽管侵入中耳；向前可蔓延至鼻腔甚至眼眶，也可由鼻腔向下破坏硬腭和软腭；向后则可破坏上段颈椎、脊髓。

2. 淋巴道转移 早期常发生淋巴道转移，癌细胞经咽后壁淋巴结转移至颈上深淋巴结，患者常在胸锁乳头肌后缘上 1/3 和 2/3 交界处皮下出现无痛性结节，并有一半以上的患者以此作为首发症状而就诊。此时，原发病灶尚小，其相关症状缺如或不明显。颈部淋巴结转移一般发生在同侧，对侧极少发生，后期可双侧都受累。肿大淋巴结还可压迫第 IX～XII 对脑神经和颈交感神经引起相应症状。

3. 血道转移 较晚发生，常多见于转移至肝、肺和骨，也可见于肾、肾上腺和胰腺等处。

二、肺癌

肺癌（carcinoma of the lung）是常见的恶性肿瘤之一，在我国多数大城市肺癌的发病率和死亡率也居恶性肿瘤的第一位和（或）第二位。本病多见于 40 岁以上人群，男性多于女性。近年来女性吸烟者不断增多，女性患者比例已明显升高。

（一）病因

肺癌的病因不清，目前认为主要与以下因素有关。

1. 吸烟 现世界公认吸烟是肺癌致病的最危险因素之一。大量研究已证明，吸烟者肺癌的发病率比普通人高 20～25 倍，且与吸烟的量和吸烟时间的长短正相关。香烟燃烧的烟雾中含有确定的致癌物质有 3,4－苯并芘、尼古丁、焦油等。此外，放射性元素钋－210、碳－14 及砷、镍等也都有致癌作用。

2. 空气污染 大城市和工业区肺癌的发生率和死亡率都较高，主要与空气污染密切相关。污染的空气中 3,4－苯并芘、二乙基亚硝酸胺及砷等致癌物的含量均较高。

3. 职业因素 长期吸入放射性物质（如氡）、石棉、铬、镍等，肺癌发生率明显增加。

（二）病理变化

1. 大体类型 根据肿瘤在肺内分布部位，可将肺癌分为中央型、周围型和弥漫型三个主要类型。

（1）中央型 癌发生于主支气管或叶支气管，在肺门部形成肿块。此型最常见，占肺癌总数的 60%～70%。早期，癌可浸润气管壁，也可形成息肉状或乳头状肿物突向管腔，使气管腔狭窄或闭塞。随病情进展，癌破坏气管壁向周围肺组织浸润，在肺门部形成包绕支气管的巨大肿块（图 4－12）。同时，癌细胞经淋巴管转移至支气管和肺门淋巴结，肿大的淋巴结常与肺门肿块融合。

（2）周围型 此型起源于肺段或其远端支气管，在靠近肺膜的肺周边部形成孤立的结节状或球形癌结节（图 4－13），占肺癌总数的 30%～40%，发生淋巴结转移常较中央型晚，可侵犯胸膜。

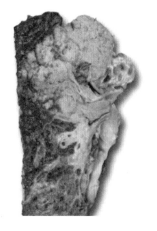
图 4－12 中央型肺癌（肉眼观察）

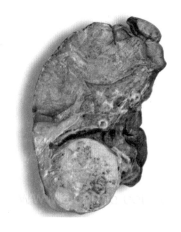
图 4－13 周围型肺癌（肉眼观察）

（3）弥漫型 少见，仅占全部肺癌的 2%～5%。癌组织形成多数粟粒大小结节布满大叶的一部分或全肺叶，也可形成大小不等的多发性结节散布于多个肺叶内，需与肺转移癌鉴别。

对于早期肺癌和隐性肺癌，国际尚未完全统一。中央型早期肺癌，其癌组织仅局限于管壁内生长，包括管内型和管壁浸润型，不侵及肺实质，且无局部淋巴结转移。周围型早期肺癌，在肺组织内呈结节状，直径小于2cm，无局部淋巴结转移。隐性肺癌一般指肺内无明显肿块，影像学检查阴性而痰细胞学检查癌细胞阳性，手术切除标本经病理学证实为支气管黏膜原位癌或早期浸润癌而无淋巴结转移。

2. 组织学类型 2015年世界卫生组织将肺癌组织学类型分为腺癌、鳞状细胞癌、大细胞癌、神经内分泌癌、腺鳞癌等。每种类型的癌，根据细胞形态的不同分为若干个亚型。

（1）腺癌 近年其发生率有明显上升的趋势，女性发病多于男性，多为非吸烟者。腺癌通常发生于较小的支气管，约65%为周围型肺癌。肿块通常位于胸膜下，境界不清，常累及胸膜。可有原位腺癌、微浸润性腺癌和浸润性腺癌的区分。原位癌沿肺泡壁呈鳞屑样生长，无间质、血管或胸膜浸润。微浸润性腺癌是孤立性、以鳞屑样生长方式为主且浸润灶小于0.5cm的小腺癌。浸润性腺癌按其分化程度，可分为高、中、低分化三类。高分化腺癌的癌细胞沿肺泡壁、肺泡管壁及细支气管壁呈鳞屑样生长，肺泡间隔大多未被破坏。中分化肺腺癌可分为腺泡型、乳头状和实体黏液细胞型等亚型。低分化肺腺癌常无腺样结构，呈实心条索状，分泌现象少见，癌细胞异型性明显。

（2）鳞状细胞癌 为肺癌中最常见的类型，其中80%～85%为中央型肺癌。患者绝大多数为中老年男性且多有吸烟史。该型多发生于段以上大支气管，纤维支气管镜检查易被发现。组织学上可分为角化型、非角化型和基底细胞样型。角化型癌巢中有角化珠形成，常可见细胞间桥；非角化型无角化珠形成，细胞间桥极少；基底细胞样型癌细胞较小，胞质少，癌巢周边的癌细胞呈栅栏状排列。

（3）神经内分泌癌 包括小细胞癌、大细胞神经内分泌癌和类癌等。小细胞癌占全部肺癌的15%～20%，多见于男性，与吸烟密切相关。其恶性度极高，生长迅速、转移早，手术切除效果差，但对放疗及化疗较为敏感。镜下见癌细胞小，常呈梭形或卵圆形（淋巴细胞样），胞质少，似裸核，癌细胞呈弥漫分布或呈片状、条索状排列，有时围绕小血管排列成假菊形团样结构。

（4）大细胞癌 恶性程度高，生长迅速，转移早而广泛，患者生存期大多在1年之内，又称为大细胞未分化癌。镜下见癌细胞体积大，胞质丰富，核圆形、卵圆形或不规则形，染色深，异型性明显，核分裂象多见。

（5）腺鳞癌 较少见。癌组织内含有腺癌和鳞癌两种成分，属于混合型癌。

（三）扩散途径

1. 直接蔓延 中央型肺癌常直接侵犯纵隔、心包及周围血管，或沿支气管向同侧甚至对侧肺组织蔓延。周围型肺癌可直接侵犯胸膜并侵入胸壁。

2. 转移 肺癌淋巴道转移常发生较早，且扩散速度较快。癌组织首先转移到支气管旁、肺门淋巴结，再扩散到纵隔、锁骨上、腋窝及颈部淋巴结。周围型肺癌时癌细胞可进入胸膜下淋巴丛，形成胸膜下转移灶并引起胸腔血性积液。血道转移常见于脑、肾上腺、骨等处，也可转移至肝、肾、甲状腺和皮肤等处。

（四）临床病理联系

肺癌早期症状不明显，中晚期常有咳嗽、痰中带血、胸痛等症状，其中咯血较易引起注意而就诊。癌组织压迫支气管可引起远端肺组织局限性萎缩或肺气肿；若合并感染则引发化脓性炎或脓肿形成；癌组织侵入胸膜除引起胸痛外，还可致血性胸水；侵入纵隔可压迫上腔静脉，导致面、颈部水肿及颈胸部静脉曲张；位于肺尖部的肿瘤常侵犯交感神经链，引起病侧眼睑下垂、瞳孔缩小和胸壁皮肤无汗等交感神经麻痹症状；侵犯臂丛神经可出现上肢疼痛和肌肉萎缩等。有异位内分泌作用的肺癌可引起副肿瘤综合征，尤其是小细胞癌能分泌大量5-羟色胺而引起类癌综合征，表现为支气管痉挛、阵发性心动过速、水样腹泻和皮肤潮红等。

肺癌患者预后大多不良，早发现、早诊断、早治疗对于提高治愈率和生存率至关重要。临床常采用 X 线检查、痰液细胞学检查、肺纤维支气管镜检查及病理活体组织检查等，以期尽早做出诊断。

三、呼吸系统抗肿瘤药

（一）干扰核酸生物合成的药物

该类药物的结构与参与核酸生物合成的叶酸、嘌呤、嘧啶等成分相似，可以特异性干扰肿瘤细胞的核酸代谢，阻止细胞分裂和增殖，又称抗代谢药。此类药物主要作用于 S 期，是细胞周期特异性药物。

1. 二氢叶酸还原酶抑制剂

甲氨蝶呤

【体内过程】 甲氨蝶呤（methorexate，MTX）口服易吸收，1 小时血浓度达峰值，与血浆蛋白结合率为 50%，$t_{1/2}$ 约 2 小时。50% 以原型由尿排出；少量可通过胆道以粪便排泄。

【药理作用】 甲氨蝶呤的化学结构与叶酸相似，能竞争性抑制二氢叶酸还原酶，使四氢叶酸生成减少，导致脱氧胸苷酸（dTMP）合成受阻，DNA 合成受到抑制。甲氨蝶呤也阻止嘌呤核苷酸合成，从而干扰蛋白质合成。

【临床应用】 主要用于儿童急性白血病和绒毛膜。也可用于小细胞肺癌的治疗。

【不良反应】 消化道反应有食欲减退、胃炎、腹泻、便血等，骨髓抑制引起的白细胞、血小板减少等。长期大剂量可致肝肾损伤。可致畸和死胎现象。

2. 胸苷酸合成酶抑制药

氟尿嘧啶

氟尿嘧啶（fluorouracil，5－FU）口服吸收不规则，需静脉给药；肝和肿瘤组织中分布高；主要在肝代谢灭活，由呼气和尿排出。5－FU 在细胞内转变为 5－氟尿嘧啶脱氧核苷酸（5F－dUMP）而竞争性抑制脱氧胸苷酸合成酶，阻止脱氧尿苷酸（dUMP）甲基化为脱氧胸苷酸（dTMP），从而干扰 DNA 的合成。5－氟尿嘧啶在体内可转化为 5－氟尿嘧啶核苷，以伪代谢产物掺入 RNA 中而干扰蛋白质的合成，对其他各期细胞也有作用。

5－FU 对多种肿瘤有效，特别是对消化道癌症肿瘤（如食管癌、胃癌、肠癌等）和乳腺癌疗效较好；对卵巢癌、宫颈癌、绒毛膜上皮癌、膀胱癌、肺癌、皮肤癌和头颈部肿瘤等也有效。主要不良反应为胃肠道反应，重者可因血性泻下而致死；骨髓抑制、脱发、共济失调、皮肤色素沉着等。

3. DNA 聚合酶抑制剂

吉西他滨

吉西他滨（gemcitabine）是一种胞嘧啶核苷衍生物，其作为前药，在体内经脱氧胸苷激酶磷酸化，转化为吉西他滨一磷酸盐（dFdCMP）、吉西他滨二磷酸盐（dFdCDP）和吉西他滨三磷酸（dFdCTP），其中 dFdCDP 和 dFdCTP 为活性产物。dFdCDP 可以抑制核糖核苷酸还原酶而减少 DNA 合成、修复所需的脱氧核苷酸的量。dFdCTP 则与 dCTP 竞争结合进入 DNA 链，插入 DNA 链中脱氧胞苷的位点，抑制 DNA 聚合酶并允许鸟苷酸与其配对，干扰核糖核酸外切酶的移除修复过程，影响 DAN 合成。此外，它们还可以抑制脱氧胞苷脱氨酶，减少细胞内代谢物的降解，具有自我增效的作用。主要用于局部晚期（Ⅲ期）和已经有转移（Ⅳ期）的非小细胞肺癌、晚期胰腺癌、膀胱癌、乳腺癌及其他实体肿瘤。常见的不良反应有轻到中度的消化系统反应、发热、皮疹，以及流感样症状、中性粒细胞减少和血小板减少等骨髓抑制作用。少数患者可有蛋白尿、血尿、肝肾功能异常和呼吸困难。妊娠期及哺乳期妇女及对本品过敏患者禁用。

阿糖胞苷

阿糖胞苷（cytarabine，Ara－C）为作用于细胞 S 期的嘧啶类抗代谢药，在体内经脱氧胞苷激酶催化成二磷酸胞苷（Ara－CDP）或三磷酸胞苷（Ara－CTP），进而抑制 DNA 聚合酶的活性，从而影响 DNA 的合成；也可掺入 DNA 中干扰其复制，导致细胞死亡。

Ara－C 与常用抗肿瘤药物无交叉耐药性。临床上是治疗急性非淋巴细胞性白血病的首选药物，对成人急性非淋巴细胞特别有效，对慢性粒细胞性白血病、肺癌、消化道癌、头颈部癌等有一定疗效。骨髓抑制和胃肠道反应明显，静脉注射可导致静脉炎，对肝功能有一定损伤。

（二）直接影响 DNA 结构与功能的药物

1. 烷化剂 烷化剂是一类化学性质很活泼的化合物，其所含的烷基能与细胞中 DNA、RNA 及蛋白质中的亲核基团发生烷化作用，形成交叉联结或引起脱嘌呤，使 DNA 链断裂，甚至可致细胞死亡。本类药属于细胞周期非特异性药物。

氮芥

氮芥（chlomethine，HN_2）是最早用于治疗恶性肿瘤的药物，其局部刺激性强，必须静脉给药。氮芥与鸟嘌呤第 7 位氮共价结合，导致 DNA 的交叉联结。G_1 期及 M 期细胞对氮芥的细胞毒作用最敏感，由 G_1 期进入 S 期延迟。氮芥主要用于恶性淋巴瘤，疗效较好；也可用于头颈部肿瘤和肺癌的治疗。严重的不良反应为骨髓抑制，呈剂量依赖性。其他不良反应有胃肠道反应、脱发、黄疸、月经失调、耳鸣、听力丧失、男性不育及药疹等。

环磷酰胺

【体内过程】 环磷酰胺（cyclophosphamide，CTX）为氮芥与磷酸胺基结合形成的化合物。小剂量口服吸收良好，生物利用度为 97%。进入体内可广泛分布，肿瘤组织中的药物浓度较相应的正常组织高。血浆 $t_{1/2}$ 约为 6.5 小时，17%~31% 的药物以原型由粪便排出，30% 以活性型由尿液排出。

【药理作用】 环磷酰胺（cyclophosphamide，CTX），为氮芥与磷酸胺基结合形成的化合物。环磷酰胺是双功能烷化剂及细胞周期非特异性药物，可干扰 DNA 及 RNA 功能，尤以对前者的影响更大，它与 DNA 发生交叉联结，抑制 DNA 合成，对 S 期作用最明显。其体外无抗肿瘤活性，进入体内后经肝微粒体混合功能氧化酶氧化形成中间产物醛磷酰胺；而醛磷酰胺不稳定，在肿瘤细胞内分解成磷酰胺氮芥，对肿瘤细胞有细胞毒作用。

【临床应用】 环磷酰胺抗瘤谱广，为目前广泛应用的烷化剂，对恶性淋巴瘤疗效显著，对急性淋巴细胞性白血病、肺癌、睾丸癌、卵巢癌、乳腺癌、多发性骨髓瘤等均有一定疗效。

【不良反应】 常见的不良反应为骨髓抑制、胃肠不能耐受致恶心、呕吐、脱发等。

2. 破坏 DNA 的铂类配合物

顺铂

【体内过程】 顺铂（cisplatin，DDP，顺氯氨铂）口服无效，静脉注射后主要聚积于肝、肾及膀胱。与血浆蛋白结合率约为 90%。主要以原型经肾脏排泄。

【药理作用】 顺铂进入人体后，先将所含氯解离，然后与 DNA 链上的碱基形成交叉联结，从而破坏 DNA 的结构和功能。对 RNA 和蛋白质合成的抑制作用较弱。属于细胞周期非特异性药物。

【临床应用】 抗瘤谱广，对多种实体肿瘤均有效，如睾丸癌、鳞状细胞癌、卵巢癌、膀胱癌、前列腺癌等。与依托泊苷或长春新碱联合用于小细胞肺癌和非小细胞肺癌的同步化放疗。

【不良反应】主要不良反应有消化道反应、骨髓抑制、周围神经炎、耳毒性，大剂量或长期用药可导致严重的肾毒性。

卡铂

卡铂（carboplatin，CBP）为第二代铂类配合物，作用机制与顺铂相似，但抗恶性肿瘤作用更强，毒性较低。主要用于小细胞肺癌、头颈部鳞癌、卵巢癌和睾丸癌等。主要不良反应为骨髓抑制。与顺铂有交叉耐药性。

3. 破坏 DNA 的抗生素类

丝裂霉素

丝裂霉素（mitomycin C，MMC）具有烷化剂的作用，能与 DNA 的双链交叉联结，抑制 DNA 复制，也能使部分 DNA 断裂。属细胞周期非特异性药物。抗瘤谱广，可用于胃癌、肺癌、乳腺癌、胰腺癌、慢性粒细胞性白血病、恶性淋巴瘤等。常与氟尿嘧啶、阿霉素、顺铂等联合应用。具有明显而持久的骨髓抑制毒性，其次为消化道反应。注射局部刺激性较大。

4. 拓扑异构酶抑制剂

鬼臼毒素衍生物

鬼臼毒素能与微管蛋白结合，抑制微管聚合，使细胞的有丝分裂停止。其衍生物依托泊苷（etoposide，鬼臼乙叉苷，VP – 16）和替尼泊苷（teniposide，鬼臼噻吩苷，VM – 26），作用于 DNA 拓扑异构酶 II，形成药 – 酶 – DNA 相结合的可逆复合物，主要抑制 DNA 拓扑异构酶 II 活性，从而干扰 DNA 复制、转录和修复功能，属细胞周期特异性药物。依托泊苷在同类药物中毒性最低，临床用于肺癌、睾丸肿瘤及恶性淋巴瘤有良效。替尼泊苷抗肿瘤作用与依托泊苷相似，抗肿瘤作用为依托泊苷的 5 ~ 10 倍。

伊立替康

伊立替康（irinotecan，CPT – 11）为半合成的水溶性喜树碱类衍生物，在体内转化成活性代谢物 SN38。CPT – 11 和 SN38 均为拓扑异构酶 I 抑制剂，引起 DNA 单链断裂，阻止 DNA 复制和 RNA 合成，属于作用于 S 期的细胞周期特异性药物。临床用于晚期大肠癌的治疗，对肺癌、乳腺癌、胰腺癌等也有一定疗效。主要的不良反应有延迟性腹泻和严重的中性粒细胞减少，还可出现多汗、视物模糊、痉挛性腹痛等急性胆碱能综合征，肝脏功能障碍，口腔黏膜炎及皮肤毒性等。对喜树碱过敏者、孕妇和哺乳期妇女、慢性肠炎、肠梗阻患者、胆红素超过正常上限 1.5 倍患者、严重的骨髓功能障碍患者禁用。

喜树碱类

喜树碱（camptothecin，CPT）是从我国特有的植物喜树中提取的一种生物碱。羟喜树碱（hydroxy-camptothecin，HCPT）为喜树碱羟基衍生物。该类药物能特异性抑制 DNA 拓扑异构酶 I 的活性，干扰 DNA 结构与功能。属细胞周期非特异性药物，对 S 期的作用强于 G_1 和 G_2 期。喜树碱类对胃癌、绒毛膜上皮癌、恶性葡萄胎、急性和慢性粒细胞性白血病等有一定疗效，对大肠癌、膀胱癌、肝癌亦有一定疗效。不良反应主要有泌尿道刺激症状，如尿频、尿急、血尿等，以及消化道反应、骨髓抑制及脱发等。

(三) 干扰转录过程和阻止 RNA 合成的药物

阿霉素

阿霉素（doxorubicin，多柔比星）为蒽环类抗肿瘤抗生素，能嵌入 DNA 碱基对之间，阻止 RNA 转录，也能阻止 DNA 复制，属细胞周期非特异性药物，对 S 期作用较强。该药抗瘤谱广，疗效高，主要用于对常用抗恶性肿瘤药耐药的急性淋巴细胞白血病或粒细胞白血病，对恶性淋巴瘤可作为交替使用的首选药物，对乳腺癌、卵巢癌、小细胞肺癌、胃癌、肝癌及膀胱癌等有一定疗效。该药最严重的不良反应为心脏毒性，早期可出现各种心律失常，积累量大时导致心肌退行性病变、心肌间质水肿。其他不良反应有骨髓抑制、消化道反应和皮肤色素沉着、脱发等。

（四）抑制蛋白质合成与功能的药物

1. 微管蛋白活性抑制药

长春碱类

长春碱（vinblastin，VLB，长春花碱）和长春新碱（vincristine，VCR）为夹竹桃科长春花植物所含的生物碱。长春地辛（vindesine，VDS）和长春瑞滨（vinorelbine，VRB）为长春碱的半合成衍生物。该类药物与微管蛋白结合，抑制微管聚合，影响纺锤丝形成，使细胞有丝分裂停止于 M 期，属于 M 期细胞周期特异性药物。各药之间无交叉耐药性。该类药物抗瘤谱差异较大，其中 VCR 主要用于急性淋巴细胞性白血病、霍奇金病和恶性淋巴瘤，单独使用对儿童急性淋巴细胞白血病的完全缓解率达 50%，与强的松合用疗效更好。也可用于各种类型肺癌的治疗。VRB 浓集于肺，用于非小细胞性肺癌的治疗，也可用于乳腺癌和卵巢癌的治疗。

长春碱类药物的不良反应主要为骨髓抑制、神经毒性、消化道反应，也可见脱发、皮炎、静脉炎等。与长春碱比较，长春新碱骨髓抑制较轻，但神经毒性比长春碱严重。

紫杉醇类

紫杉醇（taxol）是由短叶紫杉或我国红豆杉的树皮中提取的有效成分。能促进微管聚合、抑制微管解聚，使纺锤体失去正常功能，终止细胞有丝分裂。该药对卵巢癌、乳腺癌有独特的疗效，对肺癌、食管癌、大肠癌、黑色素瘤、头颈部癌、淋巴瘤、脑瘤也有一定疗效。主要的不良反应有骨髓抑制、神经毒性、心脏毒性和过敏等。

2. 干扰核蛋白体功能的药物

三尖杉生物碱类

三尖杉酯碱（harringtonine）和高三尖杉酯碱（homoharringtonine）是从三尖杉属植物中提取的生物碱，属于细胞周期非特异性药物，能抑制蛋白质合成的起始阶段，并使核蛋白体分解，释放出新生肽链，抑制有丝分裂。本类药用于急性粒细胞性白血病疗效较好，对急性单核细胞白血病及慢性粒细胞白血病、恶性淋巴瘤、肺癌、绒癌等也有效。不良反应表现为骨髓抑制、消化道反应、脱发。偶有心脏毒性。

（五）分子靶向药物

分子靶向药物主要针对恶性肿瘤病理生理发生、发展的关键靶点进行干预，一些分子靶向药物在相应的肿瘤治疗中已经表现出较佳疗效且耐受性较好，但目前还不能完全取代传统的细胞毒类抗肿瘤药。此外，肿瘤细胞的药物靶标分子在治疗前、后的表达和突变状况往往决定分子靶向药物的疗效和疾病预后，对该类药物更强调个体化治疗。分子靶向药物目前尚无统一的分类方法，按化学结构可分为单克隆抗体类和小分子化合物类。

1. 单克隆抗体类

贝伐珠单抗

贝伐珠单抗（bevacizumab）为重组人源化单克隆抗体，可选择性地与人血管内皮生长因子（vascular

endothelial growth factor，VEGF）结合，阻碍 VEGF 与其位于肿瘤血管内皮细胞上的受体（KDR 和 Flt－1）结合，抑制肿瘤血管生成，从而抑制肿瘤生长。临床用于转移性结直肠癌、晚期非小细胞肺癌、转移性肾癌和恶性胶质瘤的治疗。不良反应主要为高血压、心肌梗死、脑梗死、蛋白尿、胃肠穿孔以及阻碍伤口愈合等。

2. 小分子化合物类

（1）单靶点的抗肿瘤小分子化合物

吉非替尼和厄洛替尼

吉非替尼（gefitinib）和厄洛替尼（erlotinib）为表皮生长因子受体（ErbBl/EGFR）酪氨酸激酶抑制药。非小细胞肺癌细胞中的 *EGFR* 突变（外显子 19 缺失和外显子 21 L858R 突变）可促进肿瘤细胞生长，抑制细胞凋亡，增加血管生长因子的产生，以及促进肿瘤转移。吉非替尼和厄洛替尼可与 ATP 竞争性地结合 EGFR 的细胞内激酶结构域，阻断 EGFR 的激酶活性及其下游信号通路，抑制血管生成和肿瘤细胞转移，加速细胞死亡。主要治疗局部晚期或转移的非小细胞肺癌。常见的不良反应有腹泻、恶心、呕吐等消化道症状，以及丘疹、瘙痒等皮肤症状。

EGFR 酪氨酸激酶抑制剂还有埃克替尼（icotinib）和奥希替尼（osimertinib，AZD－9291）。其中奥希替尼为高效选择性的 EGFR 抑制药，适用于既往经吉非替尼和厄洛替尼等第一代 EGFR 酪氨酸激酶抑制药治疗时或治疗后出现疾病进展，并且经检测确认存在 EGFR T790M 突变阳性的局部晚期或转移性非小细胞肺癌。

（2）多靶点抗肿瘤的小分子化合物

克唑替尼

克唑替尼（crizotinib）为 ATP 竞争性抑制药，可以抑制人肝细胞生长因子受体（c－MET）、间变性淋巴瘤激酶（ALK）和 ROS_1 等多个蛋白激酶靶点，用于治疗 ALK 阳性的局部晚期和转移的非小细胞肺癌。不良反应主要有肝功能异常、视觉异常（闪光、视物模糊、重影）、神经麻痹、头晕、疲倦、水肿、肠胃不适（恶心、呕吐、腹泻、便秘、食管咽喉不适）、味觉减退、皮疹等。

3. 其他

重组人血管内皮抑制素

重组人血管内皮抑制素（re－endostatin）为我国研发的内源性肿瘤血管生成抑制药，通过抑制肿瘤血管内皮细胞增殖和迁移，进而抑制肿瘤血管的生成，阻断肿瘤细胞的营养供给，诱导肿瘤细胞凋亡，达到抑制肿瘤侵袭或转移。临床主要用于配合化疗治疗不能进行手术的非小细胞肺癌。主要不良反应为心脏毒性，还可引起消化系统反应如腹泻、肝功能异常和皮疹等。心、肾功能不全者慎用。

（六）肿瘤免疫治疗药物

肿瘤免疫治疗药物可提高肿瘤细胞的免疫原性和对效应细胞杀伤的敏感性，激发和增强机体抗肿瘤免疫应答，协同机体免疫系统高效杀伤肿瘤细胞。如免疫检查点抑制药和重组人白介素－2。

尼伏单抗

尼伏单抗（nivolumab）是针对程序性死亡受体－1（PD－1）的单克隆抗体，通过阻断 PD－1 及其配体 PD－L_1 和 PD－L_2 间相互作用，从而阻断 PD－1 通路介导的免疫抑制反应，提高肿瘤细胞的免疫原性。用于治疗黑色素瘤、非小细胞肺癌。最常见的不良反应是皮疹，免疫介导的不良反应包括肺炎、肝炎、肾炎和肾功能不全、甲状腺功能减退和亢进、胚胎－胎儿毒性等，治疗过程中需监测肝、肾、甲状腺功能变化。妊娠期、哺乳期妇女禁用。

重组人白介素 -2

重组人白介素 -2（recombinant human interleukin -2，rhIL -2）是基因重组产品，为非糖基化蛋白。该药的生物活性与天然白介素 -2（interleukin 2，IL -2）相同，是 T 细胞生长因子，可以增强免疫应答。适用于肾细胞癌、黑色素瘤、乳腺癌、膀胱癌、肝癌、直肠癌和肺癌的治疗，可以控制癌性胸腹水，增强经手术、放疗及化疗肿瘤患者的机体免疫功能，提高先天或后天免疫缺陷症患者细胞免疫功能和抗感染能力，治疗类风湿关节炎、系统性红斑狼疮、干燥综合征等自身免疫病，对某些病毒性、杆菌性疾病、胞内寄生菌感染性疾病，如乙型肝炎、麻风病、肺结核和白念珠菌感染等也有一定的治疗作用。常见不良反应有发热、寒战、肌肉酸痛，与用药剂量有关，一般是一过性发热（38℃左右），亦可有寒战、高热，停药后 3~4 小时体温多可自行恢复到正常。个别患者可出现恶心、呕吐、皮疹和类感冒症状。皮下注射者局部可出现红肿、硬结、疼痛，所有不良反应停药后均可自行恢复。

目标检测

答案解析

思考题

1. 简述小叶性肺炎的病理变化。
2. 简述继发性肺结核病有哪些临床类型及其病理变化。
3. β_2 肾上腺素受体激动药平喘作用的机制如何?
4. 简述利福平的不良反应。
5. 简述奥司他韦的药理作用。

（王　谦　李姝玉　张少卓）

第五章　呼吸衰竭

📖 学习目标

1. 掌握　呼吸衰竭的概念及常见分类、发病机制；通气功能障碍或换气功能障碍的血气变化特点。

2. 熟悉　呼吸衰竭时机体功能代谢变化（包括酸碱平衡失调、呼吸节律改变、肺性脑病、肺动脉高压和肺源性心脏病的发生机制），为正确理解和认识呼吸衰竭导致的临床表现打下基础。

3. 学会　鉴别常见呼吸衰竭的类型，为呼吸衰竭的临床诊疗奠定基础。

机体通过呼吸不断地从外界环境中摄取氧并排出代谢所产生的二氧化碳。一个完整的呼吸包括三个基本过程。①外呼吸：肺通气（通过呼吸运动使肺泡气与外界气体交换的过程）和肺换气（肺泡气与血液之间的气体交换过程）；②气体在血液中的运输；③内呼吸：组织换气，利用氧。肺的功能除了呼吸功能外，还包括屏障防御、免疫、代谢、分泌等非呼吸功能（non‐respiratory function）。许多病理性因素可引起肺组织或呼吸道的损伤，机体出现呼吸困难和 PaO_2 降低，甚至 $PaCO_2$ 升高；呼吸困难有时表现为吸气性，而有时却表现为呼气性。本章从临床常见的肺外呼吸功能严重障碍入手，介绍呼吸系统功能衰竭发生的病因、机制、代谢功能改变及临床防治的病理生理基础。

⇒ 案例引导

临床案例　患者，男，52 岁，患支气管炎 30 年，因发热和神志不清 1 天入院。血气分析结果显示：pH 7.34，$PaCO_2$ 66 mmHg，PaO_2 50mmHg，HCO_3^- 34mmol/L。

讨论　1. 该患者存在何种类型的呼吸衰竭？

2. 患者发生呼吸衰竭的原因和机制是什么？

3. 对该患者进行氧疗的注意事项是什么？为什么？

第一节　概念和分类

一、呼吸衰竭的概念

呼吸衰竭（respiratory failure）指由各种原因引起的外呼吸功能障碍，导致动脉血氧分压下降，伴有或不伴有动脉血二氧化碳升高的病理生理学过程。呼吸功能衰竭缺乏特异性临床表现，因此其诊断主要依赖动脉血气分析：在海平面、静息状态、呼吸空气的条件下，PaO_2 低于 60mmHg，伴有或不伴有 $PaCO_2$ 高于 50mmHg，而且排除外呼吸功能外的原因，如心内解剖分流和原发性心排血量降低等因素，可诊断为呼吸功能衰竭。

二、呼吸衰竭的分类

（一）根据动脉血气特点分类

Ⅰ型呼吸衰竭，即低氧血症型呼吸衰竭（hypoxemic respiratory failure），血气特点为 $PaO_2 < 60mmHg$，$PaCO_2$ 降低或正常；Ⅱ型呼吸衰竭，即高碳酸血症型呼吸衰竭（hypercapnic respiratory failure），血气特点为 $PaO_2 < 60mmHg$，同时伴有 $PaCO_2 > 50mmHg$。

（二）根据发病机制特点分类

根据呼吸功能衰竭的发病机制，呼吸衰竭分为通气功能障碍型和换气功能障碍型。

（三）根据原发病变部位特点分类

根据引起呼吸功能衰竭的原发病变部位，呼吸衰竭分为中枢性和外周性呼吸功能衰竭。呼吸中枢发生病变造成的呼吸衰竭，称为中枢性呼吸衰竭。支配呼吸肌的外周神经和神经肌肉接头的损伤，外周呼吸器官病变造成的呼吸衰竭，称为外周性呼吸衰竭。

（四）根据发病的缓急分类

根据呼吸功能衰竭发生快慢和持续时间长短，呼吸衰竭分为慢性和急性呼吸衰竭。

第二节　病因和发病机制

外呼吸包括肺通气和肺换气两个基本过程，前者指肺泡气与外界气体交换的过程，后者是肺泡气与血液之间的气体交换过程。凡是能引起肺通气或（和）肺换气功能严重障碍的因素均可引起呼吸衰竭。

一、肺通气功能障碍

正常成人在静息状态下的有效通气量即肺泡通气量约为 4L/min。当肺通气功能障碍使肺泡通气不足时可发生呼吸衰竭。肺通气障碍包括限制性通气不足和阻塞性通气不足。

（一）限制性通气不足

吸气时由于肺泡扩张受限所引起的肺泡通气不足称为限制性通气不足（restrictive hypoventilation）。通常吸气运动是呼吸肌收缩引起的主动过程，呼气则是肺泡弹性回缩和肋骨与胸骨借重力作用复位的被动过程。主动过程更易发生障碍，导致肺泡扩张受限。

1. 呼吸肌活动障碍　①中枢或周围神经的器质性病变：脑外伤、脑血管意外、脑炎、脊髓灰质炎、多发性神经炎等；②呼吸中枢抑制：由过量镇静药、安眠药、麻醉药所引起；③呼吸肌收缩功能障碍：如由长时间呼吸困难和呼吸运动增强所引起的呼吸肌疲劳、由营养不良所致呼吸肌萎缩；④呼吸肌无力：由低钾血症、缺氧、酸中毒等所致。以上因素均可累及呼吸肌收缩功能而引起限制性通气不足。

2. 胸廓的顺应性降低　严重的胸廓畸形、多发性肋骨骨折或胸膜纤维化等可限制胸部的扩张并致肺扩张减弱。

3. 肺的顺应性降低　如严重的肺纤维化或肺泡表面活性物质减少可降低肺的顺应性，使肺泡扩张的弹性阻力增大而导致限制性通气不足。

4. 胸腔积液和气胸　胸腔大量积液或张力性气胸压迫肺，使肺扩张受限。

（二）阻塞性通气不足

由气道狭窄或阻塞所致的通气障碍称为阻塞性通气不足（obstructive hypoventilation）。肺通气阻力主要来自肺组织及胸廓的弹性阻力和呼吸道气流摩擦的非弹性阻力，气体在气道内流动须克服一定的气道阻力。阻塞性通气不足是气道阻力增高引起的。影响气道阻力的因素有气道内径、长度和形态、气流速度和形式等，其中最主要的是气道内径。气管痉挛、管壁肿胀或纤维化，管腔被黏液、渗出物、异物等阻塞引起阻塞性通气不足。生理情况下，气道阻力 80% 以上在直径大于 2mm 的支气管与气管，不足 20% 位于直径小于 2mm 的外周小气道。根据病变部位可将气道阻塞分为中央性与外周性气道阻塞。由于中央气道和外周气道在结构和功能上存在明显差异，阻塞部位不同，呼吸功能障碍的表现也各不相同。

1. 中央性气道阻塞　指气管分叉处以上的气道阻塞，又可分为胸外阻塞和胸内阻塞（图 5 - 1）。

（1）阻塞位于胸外气道　正常情况下，吸气时胸腔扩大，外界大气压 > 气道内压 > 胸腔内气压。因此空气被吸入；呼气时，胸腔空间缩小，胸内气压 > 气道内压 > 外界大气压，气体呼出。当出现声带麻痹、炎症、水肿等，吸气时气体流经病灶引起的压力降低，可使气道内压明显低于大气压，导致气道狭窄加重；呼气时则因气道内压大于大气压而使阻塞减轻，患者表现为吸气性呼吸困难（inspiratory dyspnea）。

（2）阻塞位于中央气道的胸内部位　如气管肿瘤、气管异物、甲状腺及纵隔肿瘤压迫等造成的气管狭窄或阻塞，吸气时由于胸内压降低幅度大于气道内压的降低幅度，故阻塞减轻；呼气时由于胸内压升高而压迫气道，使气道狭窄加重，患者表现为呼气性呼吸困难（expiratory dyspnea）。

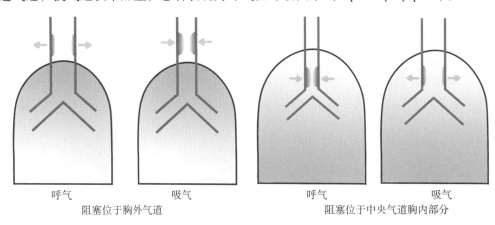

呼气　　　　　吸气　　　　　　　　　　呼气　　　　　吸气
阻塞位于胸外气道　　　　　　　　　　　　阻塞位于中央气道胸内部分

图 5 - 1　不同部位气道阻塞呼吸困难的特征

2. 外周性气道阻塞　如慢性阻塞性肺疾病（COPD）主要侵犯小气道、小支气管，致其管壁增厚、顺应性降低，管腔因分泌物潴留而发生狭窄。内径小于 2mm 的小支气管软骨为不规则的块片；细支气管无软骨支撑，管壁薄，又与管周围的肺泡结构紧密相连，因此随着吸气与呼气而伸缩，由于胸内压的改变，其内径也随之扩大和缩小。吸气时随着肺泡的扩张，细支气管受周围弹性组织牵拉，其口径变大、管道伸长；呼气时则小气道缩短、变窄。外周性气道阻塞常见于慢性阻塞性肺疾病，表现为呼气性呼吸困难。

外周性气道阻塞患者用力呼气时可引起小气道闭合，从而导致严重的呼气性呼吸困难。其机制为：用力呼气时胸内压和气道内压均高于大气压，在呼出气道上，压力由小气道至中央气道逐渐下降，通常将气道内压与胸内压相等的气道部位称为"等压点"（equal pressure point）。等压点下游（通向鼻腔的一端）的气道内压低于胸内压，气道可能被压缩。正常人，气道的等压点位于有软骨环支撑的大气道，即使气道外压力大于气道内压力，也不会使大气道闭合。而慢性支气管炎、肺气肿时，由于细支气管狭窄，气道阻力增加，气体流过狭窄的气道耗能增加，使气道内压迅速下降；或由于肺泡回缩力降低，胸内压力（气道外的压力）增高，导致等压点上移（移向肺泡端）。当等压点移至无软骨支撑的小气道时，引起小气道闭合而出现呼气性呼吸困难（图 5 - 2）。

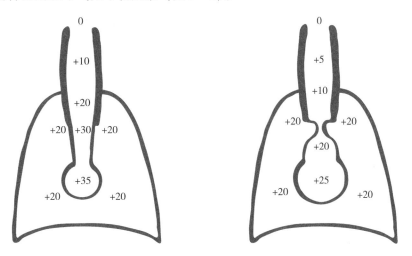

图 5 - 2　气道等压点上移与气道闭合

正常人等压点位于有软骨的细支气管，故用力呼气不会引起气道闭合；肺气肿者由于肺泡弹性降低引起肺泡内压
降低，从而导致等压点上移至无软骨小气道，用力呼气可使小气道闭合（压力单位 cmH_2O，$1cmH_2O = 0.098kPa$）

（二）肺泡通气不足时的血气变化

无论上述哪种类型的通气障碍，总肺泡通气量不足会使氧的吸入和二氧化碳排出均受阻，故肺泡气氧分压（alveolar PO_2，P_AO_2）下降和肺泡气二氧化碳分压（alveolar PCO_2，P_ACO_2）升高，使流经肺泡毛细血管的血液不能被充分动脉化，导致 PaO_2 降低和 $PaCO_2$ 升高。因此，肺通气功能障碍引起的呼吸功能衰竭为低氧血症伴高碳酸血症型，最终出现 II 型呼吸衰竭。

二、肺换气功能障碍

肺换气功能障碍包括弥散障碍、肺泡通气与血流比例失调以及解剖分流增加。

（一）弥散障碍

由肺泡膜面积减少或肺泡膜异常增厚和弥散时间缩短引起的气体交换障碍称为弥散障碍（diffusion impairment）。肺泡气与肺泡毛细血管中血液之间的气体交换是一个物理弥散过程。气体弥散速度取决于肺泡膜两侧的气体分压差、气体的分子量和溶解度、肺泡膜的面积和厚度。气体弥散量还取决于血液与肺泡接触的时间。

1. 弥散障碍的原因

（1）肺泡膜面积减少　正常成人肺泡总面积约为 $80m^2$。静息时参与换气的面积为 $35 \sim 40m^2$，运动时增大至 $60m^2$。由于储备量大，只有当肺泡膜面积减少一半以上时，才会发生换气功能障碍。临床上肺泡膜面积减少见于肺实变、肺不张、肺叶切除等。

（2）肺泡膜厚度增加　肺泡膜总厚度不到 $1\mu m$，最薄部位不足 $0.2\mu m$。肺泡膜的薄部为气体交换的部位，故气体弥散速度快。当肺水肿、肺泡透明膜形成（主要成分是血浆蛋白和坏死的肺泡上皮碎片）、肺纤维化及肺泡毛细血管扩张等导致血浆层变厚时，可因弥散距离增宽使弥散速度减慢。

（3）弥散时间缩短　正常静息时，血液流经肺泡毛细血管的时间约为 0.75 秒，而血液氧分压只需 0.25 秒就可升至肺泡气氧分压水平。肺泡膜病变和肺泡膜面积减少时，虽然弥散速度减慢，但在静息时气体交换在 0.75 秒内仍可达到血气与肺泡气的平衡，因而不发生血气的异常。只有在体力负荷增加等使心输出量增加和肺血流加快时，血液和肺泡接触时间过于缩短，才会由于气体交换不足导致低氧血症。

2. 弥散障碍时的血气变化　肺泡膜病变加上肺血流增快只会引起 PaO_2 降低，但不会使 $PaCO_2$ 增高。因为 CO_2 在水中的溶解度比 O_2 大，故弥散能力比 O_2 大 20 倍，能较快地弥散入肺泡使 $PaCO_2$ 与 P_ACO_2 取得平衡。只要患者肺泡通气量正常，就可保持 $PaCO_2$ 与 P_ACO_2 正常。如果存在代偿性通气过度，则可使 P_ACO_2 与 $PaCO_2$ 低于正常。因此，弥散障碍导致的呼吸衰竭多为 I 型呼吸衰竭。

（二）肺泡通气与血流比例失调

有效的肺换气不仅要求有正常的通气量和肺血流量，而且二者要保持一定的比例。如肺的总通气量和总血流量正常，但肺通气或（和）血流不均匀，造成部分肺泡通气与血流比例失调（ventilation - perfusion imbalance）（图 5 - 3），也可引起气体交换障碍，导致呼吸衰竭。这是肺部疾患引起呼吸衰竭最常见和最重要的机制。

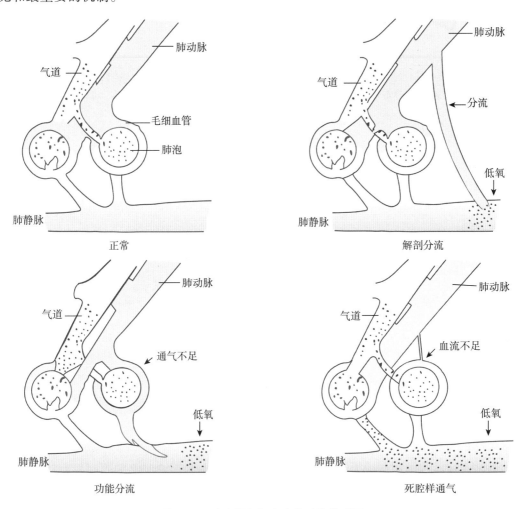

图 5 - 3　肺泡通气与血流关系的模式图

正常成人在静息状态下，肺泡有效通气量（$\dot{V}_A$）约为 4L/min，肺血流量（$\dot{Q}$）约为 5L/min，两者的比率（$\dot{V}_A/\dot{Q}$）约为 0.8。当肺组织发生病变时，由于肺病变轻重程度与分布的不均匀，使各部分肺的通气与血流的比例不平衡，可以造成严重的肺泡通气与血流比例失调，导致换气功能障碍。

1. 通气血流比失调的原因

（1）部分肺泡通气不足　如支气管哮喘、慢性支气管炎、阻塞性肺气肿等引起的气道阻塞，以及肺纤维化、肺水肿等引起的限制性通气障碍的分布往往是不均匀的，可导致肺泡通气的严重不均。病变重的部分肺泡通气明显减少，但流经病变肺泡的血液未相应减少，甚至还可因炎性充血等使血流增多（如大叶性肺炎早期），使 $\dot{V}_A/\dot{Q}$ 显著降低，以致流经这部分肺泡的静脉血未经充分动脉化（与氧结合不充分）便掺入动脉血内。这种情况类似动 – 静脉短路，故称功能性分流（functional shunt），又称静脉血掺杂（venous admixture）。正常成人由于肺内通气分布不均匀形成的功能性分流约占肺血流量的 3%，慢性阻塞性肺疾病严重时，功能性分流可增加到肺血流量的 30% ~ 50%，从而严重地影响换气功能。

部分肺泡通气不足时，动脉血的血气改变：部分肺泡通气不足时，病变肺区的 $\dot{V}_A/\dot{Q}$ 可低至 0.1 以下，流经此处的静脉血不能充分动脉化，其氧分压与氧含量降低而二氧化碳分压与含量则增高。这种血气变化可引起代偿性呼吸运动增强和总通气量恢复正常或增加，主要是使无通气障碍或通气障碍较轻的肺泡通气量增加，以致该部分肺泡的 $\dot{V}_A/\dot{Q}$ 显著大于 0.8。流经这部分肺泡的血液 PO_2 显著升高，但氧含量则增加很少（由氧解离曲线特性决定），而二氧化碳分压与含量均明显降低。来自 $\dot{V}_A/\dot{Q}$ 降低区与 $\dot{V}_A/\dot{Q}$ 增高区的血液混合而成的动脉血的氧含量和氧分压均降低，二氧化碳分压和含量则可正常。如代偿性通气增强过度，尚可使 $PaCO_2$ 低于正常。如肺通气障碍的范围较大，加上代偿性通气增强不足，使总的肺泡通气量低于正常，则 $PaCO_2$ 高于正常（表 5 – 1）。

表 5 – 1 功能性分流时肺动脉血的血气变化

血气指标	病变肺区	健康肺区	全肺		
$\dot{V}_A/\dot{Q}$	<0.8	>0.8	=0.8	<0.8	>0.8
PaO_2	↓↓	↑↑		↓	
CaO_2	↓↓	↑		↓	
$PaCO_2$	↑↑	↓↓	正常	↑	↓
$CaCO_2$	↑↑	↓↓	正常	↑	↓

（2）部分肺泡血流不足　如肺动脉栓塞、弥散性血管内凝血、肺动脉炎、肺血管收缩等，都可使部分肺泡血流减少，患部肺泡血流量减少但通气未相应减少甚至增多，导致 $\dot{V}_A/\dot{Q}$ 显著大于正常，使患部肺泡通气不能充分被利用，称为死腔样通气（dead space like ventilation）。正常人肺的生理死腔（dead space，VD）约占潮气量（tidal volume，VT）的 30%，疾病时功能性死腔（functional dead space，VDf）可显著增多，使 VD/VT 达 60% ~ 70%，从而导致呼吸衰竭。

部分肺泡血流不足时，动脉血气改变：部分肺泡血流不足时，病变肺区肺泡 $\dot{V}_A/\dot{Q}$ 可高达 10 以上，流经的血液 PaO_2 显著升高，但其氧含量却增加很少（由氧解离曲线特性决定）；而在健康的肺区，却因血流量增加而使其 $\dot{V}_A/\dot{Q}$ 低于正常，这部分血液不能充分动脉化，其氧分压与氧含量均显著降低，二氧化碳分压与含量均明显增高。最终混合而成的动脉血 PaO_2 降低，$PaCO_2$ 的变化则取决于代偿性呼吸增强的强度，可以降低、正常或升高（表 5 – 2）。

表 5 – 2 死腔样通气时肺动脉血的血气变化

血气指标	病变肺区	健康肺区	全肺		
$\dot{V}_A/\dot{Q}$	>0.8	<0.8	=0.8	<0.8	>0.8
PaO_2	↑↑	↓↓		↓	
CaO_2	↑	↓↓		↓	
$PaCO_2$	↓↓	↑↑	正常	↑	↓
$CaCO_2$	↓↓	↑↑	正常	↑	↓

总之，无论是部分肺泡通气不足引起的功能性分流增加，还是部分肺泡血流不足引起的功能性死腔

增加，均可导致 PaO_2 降低，而 $PaCO_2$ 可正常或降低；极严重时 $PaCO_2$ 也会升高，因此既可以表现为 I 型呼吸衰竭，也可以表现为 II 型呼吸功能衰竭，还可能出现低氧伴低碳酸血症型呼吸衰竭。

（三）解剖分流增加

解剖分流（anatomic shunt）是指一部分静脉血经支气管静脉和极少的肺内动 - 静脉交通支直接流入肺静脉。生理情况下，肺内也存在少量的解剖分流。这些解剖分流的血流量正常占心输出量的 2% ~ 3%。支气管扩张症可伴有支气管血管扩张和肺内动 - 静脉短路开放，使解剖分流量增加，静脉血掺杂异常增多，而导致呼吸衰竭。解剖分流的血液完全未经气体交换过程，故又称为真性分流（true shunt）。在肺实变和肺不张时，病变肺泡完全失去通气功能，但仍有血流，流经的血液完全未进行气体交换而掺入动脉血，类似解剖分流。吸入纯氧可有效地提高功能性分流的 PaO_2，而对真性分流的 PaO_2 则无明显作用，用这种方法可对两者进行鉴别。

三、常见呼吸系统疾病导致呼吸功能衰竭的机制

在呼吸衰竭的发病机制中，单纯通气不足或单纯换气功能障碍，如单纯弥散障碍，单纯肺内分流增加或单纯死腔增加的情况较少见，往往是几个因素同时存在或相继发生作用。如急性呼吸窘迫综合征患者和慢性阻塞性肺疾病患者发生的呼吸衰竭就有多种机制参与。

（一）急性呼吸窘迫综合征与呼吸衰竭

1. 急性呼吸窘迫综合征的概念　急诊呼吸窘迫综合征（acute respiratory distress syndrome，ARDS）是由急性肺损伤（acute lung injury，ALI）引起的一种急性呼吸衰竭，指由心源性以外的各种肺内外致病因素导致的急性肺损伤，如休克、大面积烧伤、败血症等；化学性因素，如吸入毒气、烟雾、胃内容物等；物理性因素，如化学损伤、放射性损伤等；生物因素，如肺部冠状病毒感染引起的严重急性呼吸综合征（severe acute respiratory syndrome，SARS）等；或由某些治疗措施，如体外循环、血液透析等所致。临床上以呼吸窘迫、顽固性低氧血症和非心源性肺水肿为特征。病理上主要为肺血管内皮和肺泡上皮的弥散性损伤，表现为急性肺水肿、炎性变化、肺透明膜形成、肺泡出血和微血栓形成等。

2. 急性肺损伤的发生机制　急性肺损伤的发生机制很复杂，尚未完全阐明。不同病因造成急性肺损伤的机制包括：①致病因子可直接作用于肺毛细血管、肺泡上皮细胞及肺泡膜，进而引起广泛性肺损伤；②主要通过激活白细胞、巨噬细胞和血小板间接地引起肺损伤；③大量中性粒细胞在细胞因子［如肿瘤坏死因子 α（TNF - α）、白细胞介素 - 8（IL - 8）、脂多糖（LPS）、补体 5a（C5a）、白三烯 B4（LTB4）、血栓素 A_2（TXA$_2$）、血小板活化因子（PAF）、纤维蛋白降解产物（FDPs）］等作用下，激活和聚集于肺、黏附于肺泡毛细血管内皮，释放氧自由基、蛋白酶和炎症介质等，损伤肺泡上皮细胞及毛细血管内皮细胞；④血管内膜的损伤和中性粒细胞浸润及肺组织释放的促凝物质，导致血管内凝血，形成微血栓，后者通过阻断血流进一步引起肺损伤，通过形成纤维蛋白降解产物及释放 TXA$_2$ 等血管活性物质进一步使肺血管通透性增高。

3. 急性呼吸窘迫综合征引起呼吸衰竭的机制

（1）肺弥散功能障碍　由于肺泡 - 毛细血管膜的损伤及炎症介质的作用使肺泡上皮和毛细血管内皮通透性增高，引起渗透性肺水肿（水肿液富含蛋白）及透明膜形成。

（2）肺泡通气功能障碍　肺不张、肺水肿以及炎症介质引起的支气管痉挛均可引起肺泡通气量降低和肺内功能性分流增加；肺泡 II 型上皮细胞损伤使表面活性物质生成减少，加上水肿液的稀释和肺泡过度通气消耗表面活性物质，使肺泡表面张力增高，肺的顺应性降低，引起限制性通气不足，均增加了功能性分流。

（3）通气与血流比例失调　肺泡通气与血流比例失调是急性呼吸窘迫综合征患者出现呼吸衰竭的

主要发病机制。严重的肺不张、肺水肿致部分肺泡通气功能部分或全部丧失，可导致功能性分流；肺内DIC 及炎症介质引起的肺血管收缩，可导致死腔样通气增加。

综上所述，肺弥散功能障碍、肺内功能性分流和死腔样通气均使 PaO_2 降低，导致 I 型呼吸衰竭。极端严重的患者，由于肺部病变广泛，肺总通气量减少，引起 $PaCO_2$ 升高，从而导致 ARDS 患者从 I 型呼吸衰竭加重为 II 型呼吸衰竭（图 5-4）。

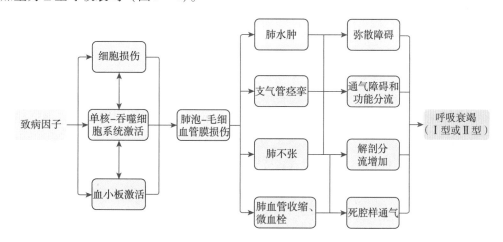

图 5-4 ARDS 患者呼吸衰竭的发病机制示意图

（二）慢性阻塞性肺疾病与呼吸衰竭

1. 慢性阻塞性肺疾病的概念 慢性阻塞性肺疾病（chronic obstructive pulmonary disease，COPD）指由慢性支气管炎和肺气肿引起的慢性气道阻塞，简称"慢阻肺"，其共同特征是管径小于 2mm 的小气道阻塞和阻力增高。COPD 是引起慢性呼吸衰竭（chronic respiratory failure）的最常见的原因。

2. 慢性阻塞性肺疾病引起呼吸衰竭的机制

（1）阻塞性通气障碍 炎细胞浸润、充血、水肿、黏液腺及杯状细胞增殖、肉芽组织增生引起支气管壁肿胀；气道高反应性炎症介质作用引起支气管痉挛；黏液分泌多、纤毛细胞损伤引起支气管腔堵塞；小气道阻塞、肺泡弹性回缩力降低引起气道等压点上移。

（2）限制性通气障碍 II 型上皮细胞受损及表面活性物质消耗过多引起肺泡表面活性物质减少；营养不良、缺氧、酸中毒、呼吸肌疲劳引起呼吸肌衰竭。

（3）弥散功能障碍 肺泡壁损伤引起肺泡弥散面积减少和肺泡膜炎性增厚。

（4）肺泡通气与血流比例失调 气道阻塞不均引起部分肺泡低通气，肺血管收缩和肺血管改建引起部分肺泡低血流（图 5-5）。

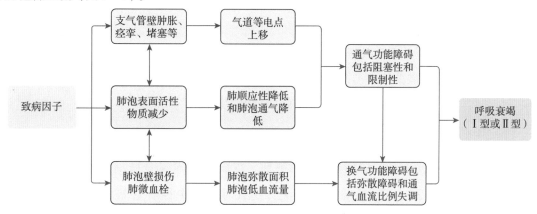

图 5-5 慢性阻塞性肺病引起呼吸衰竭的机制

第三节　呼吸衰竭时对机体功能和代谢的影响

呼吸衰竭时发生的低氧血症和高碳酸血症可影响全身各系统的代谢和功能，首先是引起一系列代偿适应性反应以改善组织的供氧，调节酸碱平衡和改变组织器官的功能、代谢以适应新的内环境。呼吸衰竭严重时，如机体代偿不全，则可出现严重的代谢功能紊乱。

一、酸碱平衡及电解质紊乱

Ⅰ型和Ⅱ型呼吸衰竭时均有低氧血症，因此均可引起代谢性酸中毒；Ⅱ型呼吸衰竭时低氧血症和高碳酸血症并存，因此可有代谢性酸中毒和呼吸性酸中毒；ARDS 患者由于代偿性呼吸加深加快，可出现代谢性酸中毒和呼吸性碱中毒；若给呼吸功能衰竭患者应用人工呼吸机、过量利尿剂或 $NaHCO_3$ 等则可引起医源性呼吸性或代谢性碱中毒。一般而言，呼吸衰竭时常发生混合性酸碱平衡紊乱。

（一）代谢性酸中毒

低氧血症时无氧代谢加强，乳酸等酸性产物增多，可引起代谢性酸中毒。若呼吸衰竭时伴有功能性肾功能不全，肾小管排酸保碱功能降低，以及引起呼吸衰竭的原发疾病或病理过程，如感染、休克等均可导致代谢性酸中毒。

此时血液电解质主要有以下变化：①血清钾浓度增高：由于酸中毒可使细胞内 K^+ 外移及肾小管排 K^+ 减少，导致高钾血症；②血清氯浓度增高：代谢性酸中毒时由于 HCO_3^- 降低，可使肾排 Cl^- 减少，故血 Cl^- 常增高。

（二）呼吸性酸中毒

Ⅱ型呼吸衰竭时，因通气不足，大量二氧化碳潴留可引起呼吸性酸中毒。

此时血液电解质主要有以下变化。①血清钾浓度增高：酸中毒时，因 H^+、K^+ 离子交换作用，使细胞内 K^+ 外流及肾小管排钾减少，导致血清钾增多。②血清氯浓度降低：高碳酸血症使红细胞中 HCO_3^- 生成增多，后者与细胞外 Cl^- 交换使 Cl^- 转移入细胞；酸中毒时肾小管上皮细胞产生 NH_3 增多，$NaHCO_3$ 重吸收增多，使尿中 NH_4Cl 和 $NaCl$ 的排出增加，均使血清 Cl^- 降低。当呼吸性酸中毒合并代谢性酸中毒时，血 Cl^- 可正常。

（三）呼吸性碱中毒

Ⅰ型呼吸衰竭时，因缺氧引起肺过度通气，可发生呼吸性碱中毒。此时患者可出现血钾降低，血氯增高。

（四）代谢性碱中毒

多为医源性的，常见于Ⅱ型呼吸衰竭患者，在治疗中或治疗后，因过多、过快排出 CO_2（如人工呼吸机使用不当），使血浆中碳酸浓度迅速纠正，而体内代偿性增加的 HCO_3^- 来不及排出，从而发生代谢性碱中毒。在纠正酸中毒时，补碱过量也会引起代谢性碱中毒。

二、呼吸系统变化

PaO_2 降低刺激颈动脉体与主动脉体化学感受器，反射性增强呼吸运动，此反应要在 PaO_2 低于 60mmHg 才明显，PaO_2 为 30mmHg 时肺通气最大。缺氧对呼吸中枢有直接抑制作用，当 PaO_2 低于 30mmHg 时，此作用可大于反射性兴奋作用而使呼吸抑制。$PaCO_2$ 升高作用于中枢化学感受器，使呼吸中枢兴奋，引起呼吸加深加快。但当 $PaCO_2$ 超过 80mmHg 时，则抑制呼吸中枢，此时呼吸运动主要靠动脉血低氧分压对血管化学感受器的刺激得以维持。因此，在这种情况下，氧疗时吸氧浓度不宜过高（一般不高于 30% 的氧），以免完全纠正缺氧后出现呼吸抑制，二氧化碳进一步潴留，使高碳酸血症加重，病情进一步恶化。

引起呼吸衰竭的呼吸系统疾病本身也会导致呼吸运动的变化。如中枢性呼吸衰竭时呼吸浅而慢，可出现潮式呼吸、间歇呼吸、抽泣样呼吸、叹气样呼吸等呼吸节律紊乱。其中最常见者为潮式呼吸，可能由于呼吸中枢兴奋过低而引起呼吸暂停，从而使血中 CO_2 逐渐增多，$PaCO_2$ 升高到一定程度使呼吸中枢兴奋，恢复呼吸运动，从而排出 CO_2，使 PaO_2 降低到一定程度又可导致呼吸暂停，如此形成周期性呼吸运动。在肺顺应性降低所致限制性通气障碍的疾病，因牵张感受器或肺毛细血管旁感受器（juxtapulmonary capillary receptor，J 感受器）受刺激而反射性地引起呼吸运动变浅变快。阻塞性通气障碍时，由于气体受阻，呼吸运动加深，由于阻塞的部位不同，表现为吸气性呼吸困难或呼气性呼吸困难。

三、循环系统变化

轻度的 PaO_2 降低和 $PaCO_2$ 升高可兴奋心血管运动中枢，使心率加快、心肌收缩力增强、外周血管收缩，同时呼吸运动增强使静脉回流增加，导致心排血量增加，血压升高，这样可增加组织血流量，同时还使血流重新分布，有利于保证心、脑的血液供应。严重的缺氧和 CO_2 潴留可直接抑制心血管中枢和心脏活动，扩张血管，导致血压下降、心肌收缩力下降、心律失常等严重后果。

呼吸衰竭可累及心脏，主要引起右心肥大与衰竭，即肺源性心脏病。肺源性心脏病的发病机制较为复杂，主要包括以下几方面。

（一）肺动脉高压

1. 肺小血管收缩 肺泡缺氧和 CO_2 潴留所致血液 H^+ 浓度过高，可引起肺小动脉收缩（CO_2 本身对肺血管起扩张作用），使肺动脉压升高，从而增加右心后负荷。

2. 肺小动脉管壁增厚、内径变小 肺小动脉长期收缩、缺氧均可引起无肌型肺微动脉肌化，肺血管平滑肌细胞和成纤维细胞肥大增生，胶原蛋白与弹性蛋白合成增加，导致肺血管壁增厚和硬化，管腔变窄，由此形成持久而稳定的慢性肺动脉高压。有些肺部病变如肺小动脉炎、肺毛细血管床的大量破坏、肺栓塞等也能成为肺动脉高压的原因。

3. 血液黏滞性增加 长期缺氧引起的代偿性红细胞增多症可使血液的黏度增高，也会增加肺血流阻力和加重右心的负荷。

（二）心肌受损

缺氧和酸中毒降低心肌舒、缩功能。

（三）心室舒缩功能受限

呼吸困难时，用力呼气则使胸内压异常增高，心脏受压，影响心脏的舒张功能，用力吸气则胸内压异常降低，即心脏外面的负压增大，可增加右心收缩的负荷，促使右心衰竭。

四、中枢神经系统变化

呼吸衰竭时，由于低氧血症与高碳酸血症的作用，中枢神经系统的功能可发生明显变化。中枢神经系统对缺氧最敏感，当 PaO_2 降至 60mmHg 时，可出现智力和视力轻度减退。如 PaO_2 迅速降至 40 ~ 50mmHg 以下，就会引起一系列神经精神症状，如头痛、不安、定向与记忆障碍、精神错乱、嗜睡，以致惊厥和昏迷等。当 $PaCO_2$ 超过 80mmHg 时，可引起头痛、头晕、烦躁不安、言语不清、扑翼样震颤、精神错乱、嗜睡、抽搐、呼吸抑制等，即所谓 CO_2 麻醉（carbon dioxide narcosis）。缺氧和高碳酸血症引起的神经精神症状应与"脑型氧中毒"相区分，前者患者昏迷后才出现抽搐，而后者患者是清醒时发生抽搐。

由呼吸衰竭引起的脑功能障碍称为肺性脑病（pulmonary encephalopathy）。Ⅱ型呼吸衰竭患者肺性脑病的发病机制与高碳酸血症、酸中毒和缺氧引起的脑水肿和神经元功能障碍有关。

（一）酸中毒和缺氧对脑血管的作用

酸中毒使脑血管扩张，$PaCO_2$ 升高 10mmHg 约可使脑血流量增加 50%；由此可以影响脑循环，使脑血管扩张。缺氧和酸中毒还能损伤血管内皮使其通透性增高，导致脑间质水肿。缺氧使细胞 ATP 生成减少，影响 Na^+-K^+ 泵功能，可引起细胞内 Na^+ 及水增多，形成脑细胞水肿。脑充血、水肿使颅内压增高，压迫脑血管，更加重脑缺氧，由此形成恶性循环，严重时可导致脑疝形成。此外，脑血管内皮损伤尚可引起血管内凝血，这也是肺性脑病的发病因素之一。

（二）酸中毒和缺氧对脑细胞的作用

正常脑脊液的缓冲作用较血液弱，其 pH 也较低（pH 7.33～7.40），PCO_2 比动脉血高。因血液中的 HCO_3^- 及 H^+ 不易通过血-脑屏障进入脑脊液，故脑脊液的酸碱缓冲能力较血液弱。呼吸衰竭时脑脊液的 pH 变化比血液更为明显。当脑脊液 pH 低于 7.25 时，脑电波变慢；pH 低于 6.8 时脑电活动完全停止。神经细胞内酸中毒一方面可增加脑谷氨酸脱羧酶活性，使 γ-氨基丁酸生成增多，导致中枢抑制；另一方面增强磷脂酶活性，使溶酶体水解酶释放，引起神经细胞和组织的损伤。

部分肺性脑病患者表现为神志淡漠，精神恍惚，记忆力下降，失眠、头疼或性格改变等；病情加重则出现精神错乱、定向障碍、幻觉和嗜睡，最后发生昏迷甚至死亡。

五、肾功能变化

呼吸衰竭时，可引起肾功能受损，轻者尿中出现蛋白、红细胞、白细胞及管型等，严重时可发生急性肾衰竭，出现少尿、氮质血症和代谢性酸中毒。此时肾结构往往并无明显改变，为功能性肾衰竭。肾衰竭的发生是由于缺氧与高碳酸血症反射性地通过交感神经使肾血管收缩，肾血流量严重减少所致。

六、胃肠变化

严重缺氧可使胃壁血管收缩，因而能降低胃黏膜的屏障作用，CO_2 潴留可增强胃壁细胞碳酸酐酶活性，使胃酸分泌增多，部分患者还可合并弥散性血管内凝血、休克等，故呼吸衰竭时可出现胃肠黏膜糜烂、坏死、出血与溃疡形成等病变。

第四节　呼吸衰竭防治的病理生理基础

一、防止与去除呼吸衰竭的原因和诱因

如慢性阻塞性肺疾病的患者若发生感冒与急性支气管炎，可诱发呼吸衰竭和右心衰竭，故应注意预防，一旦发生呼吸道感染应积极进行抗感染治疗。

二、提高 PaO_2

呼吸衰竭者必有低张性缺氧，应尽快将 PaO_2 提高到 50mmHg 以上。Ⅰ型呼衰只有缺氧而无 CO_2 潴

留，可吸入较高浓度的氧（一般不超过 50% ）。Ⅱ型呼吸衰竭患者的吸氧浓度不宜超过 30% ，并控制吸氧流速，使 PaO_2 上升到 50 ~ 60mmHg 即可，避免缺氧完全纠正后，由高碳酸血症引起的呼吸抑制，进而加重高碳酸血症而使病情更加恶化。

三、降低 $PaCO_2$

$PaCO_2$ 增高是由肺总通气量减少所致，应通过增加肺泡通气量以降低 $PaCO_2$。增加肺通气的方法包括：①解除呼吸道阻塞：如用抗生素治疗气道炎症，用平喘药扩张支气管，用体位引流、必要时行气管插管以清除分泌物。②增强呼吸动力：对原发于呼吸中枢抑制所致限制性通气障碍可用呼吸中枢兴奋剂尼可刹米等，但对一般慢性呼吸衰竭患者用中枢兴奋剂时，在增加肺通气的同时也会增加呼吸肌耗氧量和加重呼吸肌疲劳，反而得不偿失。③人工辅助通气：用人工呼吸维持必需的肺通气量，同时也使呼吸肌得以休息，有利于呼吸肌功能的恢复。④补充营养：慢性呼吸衰竭患者由于呼吸困难影响进食量和胃肠消化、吸收功能减弱，常有营养不良，导致体重和膈肌重量减轻，膈肌萎缩也可使其收缩无力，更易发生呼吸肌疲劳，故除呼吸肌休息外，还应补充营养以改善呼吸肌功能。

四、改善内环境及保护重要器官的功能

注意纠正酸碱平衡及电解质紊乱，维持心、脑、肝、肾等重要器官的功能，预防与治疗严重并发症，如肺源性心脏病与肺性脑病等。

附：呼吸系统三幕式病例分析

第一幕

患者，男，81 岁，农民。

主诉：反复刺激性干咳、痰中带血 1 年，加重伴胸及双侧肩关节疼痛 1 月余。

现病史：1 年前无明显诱因出现咳嗽，偶有痰中带血丝，咳嗽呈阵发性、刺激性干咳，伴有隐隐胸闷不适，无畏寒、发热，无头痛，无恶心、呕吐，未予重视。近 1 个月来，咳嗽加重，体力逐渐下降，明显乏力，伴有胸部疼痛、呼吸时加剧，双侧肩关节胀痛，偶有面色潮红、血压升高等症状，遂到我院就诊。

既往史：既往体健，吸烟史 40 余年，每天 20 ~ 40 支，否认食物、药物过敏史。

家族史：否认家族遗传病史。

讨论：1. 结合吸烟史阐述引起患者刺激性干咳、痰中带血的常见病因。

　　　2. 结合病史，推测患者双肩关节疼痛，偶有面色潮红、血压升高的可能原因。

　　　3. 需要对患者进行哪些方面的检查，并解释相应检查的意义。

第二幕

体格检查：T 36.1℃，P 80 次/分，R 20 次/分，BP 153/90mmHg。

神志清，精神欠佳，形体消瘦，颈静脉无怒张，皮肤、巩膜轻度黄染；右锁骨上扪及肿大淋巴结，大小约 1.5cm×1cm×1cm，质硬，余浅表淋巴结未触及肿大。双肩关节肿胀，有压痛。双肺叩诊为清音，右肺呼吸音减弱，听诊少许湿性啰音。双手指末端呈杵状，心率 80 次/分，律齐，未闻及杂音。腹平，右上腹有压痛，无反跳痛，肝肋下 2cm 可触及，脾未触及；腹部移动性浊音阴性，肠鸣音正常。

辅助检查

实验室检查：血常规示 RBC 4.3×10^{12}/L；PLT 145×10^9/L；HGB 130g/L；WBC 11×10^9/L。肝功

能：TP（总蛋白）78g/L；ALB 39g/L；GLB 39g/L；A/G = 1；TBIL（总胆红素）18μmol/L；DBIL 7.2μmol/L；SIB 10.8μmol/L；PT（凝血酶原时间）13 秒；ALT 360U/L；AST 100U/L。BA 120μmol/L；AFP 10ng/ml。

影像学：肺部 CT 示右肺门占位性病变，伴肺内转移及局部肺不张；其他部位 CT 及 B 超示肝多发占位性病变，主动脉旁淋巴结肿大及肾上腺转移病灶。

讨论：1. 请结合主诉、病史、体格检查和辅助检查，做出初步诊断并提供诊断依据。

2. 患者右锁骨上扪及肿大淋巴结，提示疾病可能发生了什么进展？

3. 造成杵状指的常见病因有哪些？

4. 肿瘤的生长方式有哪些？该患者肺门占位性病变的生长方式属哪种？

5. 结合辅助检查结果，分析患者白蛋白、球蛋白、胆红素、转氨酶异常的原因。

6. 结合病史及辅助检查，阐述肝多发占位性病变是什么原因引起的？血道转移瘤有哪些形态学特点？

7. 若确定占位性病变的细胞类型，须进行哪项检查？

8. 试分析患者出现形体消瘦的原因？

第三幕

治疗经过：入院后，行肺占位及肝占位病变组织穿刺活检。病理提示：肺穿刺组织中异型小细胞呈巢状弥漫分布，伴大片坏死；细胞为圆形、梭形，体积小，胞质少，染色深，形似"燕麦"，无明显核仁。免疫组织化学显示：CK、CD56、CGA、SyN、TTF-1 阳性表达，Ki-67 约 85% 阳性表达。肝穿刺组织中见多灶异型小细胞浸润，与肺内病变同源。明确肺癌后，行放射治疗，并采用顺铂及依托铂贰化学药物治疗 3 个疗程后，效果显著，症状明显好转后出院。放化疗 2 个月后，定期到医院复查，在回医院路途上，因浓稠痰堵塞气管，无力咳出，窒息而死亡。

尸检摘要：老年男尸，发育正常，身长 170cm，重 58kg，营养欠佳，明显消瘦。皮肤及巩膜轻度黄染。胸廓无畸形。右锁骨上淋巴结肿大（1.5cm×1cm×1cm），切面灰白实性，局灶坏死，病理提示淋巴结转移性恶性肿瘤，形似"燕麦"。双侧肩关节肿胀，双上肢手指暗紫色、肿胀，末端膨大。

肺：灰暗黑色，于右肺门处见 6cm×5cm×4.5cm 灰白色肿物，边界不清，阻塞右肺上叶支气管腔，右肺上叶部分肺不张。左肺上叶见两个 1.5~2.5cm 结节，胸腔少许积液。病理诊断：右肺门肿物为异型小细胞弥漫性浸润性生长，呈巢状结构，并见大片坏死，细胞圆形、梭形，体积小，胞质少，染色深，形似"燕麦"，无明显核仁。左肺上叶结节为小细胞恶性肿瘤，边界较清楚。

肝脏：重 3300g，右叶见大小不等多个结节，直径 1.5~3cm，切面呈灰白色，并见坏死，病理诊断提示转移性恶性肿瘤，形似"燕麦"。腹腔少许积液，浅黄色，浑浊。腹主动脉旁多个淋巴结肿大，直径 1.5~2cm，切面灰白实性，质软。病理提示淋巴结转移性恶性肿瘤，形似"燕麦"。

肾上腺：肿大，大小 3.5cm×2cm×1.5cm，切面灰白实性，质中偏软，局部金黄色。灰白区镜检提示转移性恶性肿瘤，金黄色区为肾上腺组织，形似"燕麦"。

心、脑、脾、肾等脏器未见明显病变。

讨论：1. 该患者的病理诊断是什么？

2. 根据你查阅的资料，"形似燕麦的细胞"来源于什么组织？

3. 如何预防肺癌？

答案解析

目标检测

思考题

1. 举例说明导致气体弥散障碍的因素有哪些？

2. 简述呼吸衰竭可分为哪几种类型？

3. Ⅱ型呼吸衰竭的发病机制及其血气变化有何特点？治疗原则如何？

4. 肺通气与血流比例失调的类型有哪些？其机制是什么？

5. 呼吸衰竭患者可出现哪些酸碱紊乱？为什么？

（王炎炎　刘超武）

下篇　泌尿系统

第六章　泌尿系统的大体结构

📖 学习目标

1. **掌握**　人体泌尿系统的组成、各器官的形态及位置和相关临床意义。
2. **熟悉**　此系统及各器官的功能。
3. **了解**　各器官的结构。

⇨ 案例引导

　　临床案例　患者，男，65岁，左侧腰痛伴血尿1月余。1个月前，左侧腰部持续性胀痛，后出现血尿，伴轻度尿频、尿急、尿痛。入院体检发现左侧腰部叩击痛阳性；尿检发现尿中较多红细胞和白细胞；B超发现左肾轻度积水，未见结石影，而发现左输尿管上段扩张，内径明显异常；X线片检查发现左侧输尿管上段有一1.2cm×1.5cm高密度影。

　　讨论　1. 请运用解剖学知识进行初步诊断，且诊断的依据是什么？

　　　　　　2. 您想到的治疗方法有哪些？这些治疗方法涉及的相关解剖学结构有什么？

　　　　　　3. 您觉得在日常生活中应注意什么可以避免引发此疾病？

　　泌尿系统（urinary system）由肾、输尿管、膀胱和尿道组成，主要功能为排出机体新陈代谢过程中产生的废物和多余的水分，以保持机体内环境的平衡和稳定。肾生成尿液，由输尿管输送尿液至膀胱，膀胱为暂时储存尿液的器官，其在神经系统控制下，当尿液储存至一定容量时产生尿意，引起膀胱肌收缩，同时尿道周围肌肉舒张，尿液最终经尿道排出体外（图6-1）。

第一节　肾的大体结构

一、肾的形态

　　肾（kidney）是实质性器官，左、右各一，位于腹后壁，形似蚕豆。肾高约10cm、宽约6cm、厚约4cm，重量为134~148g。因受肝的挤压，右肾低于左肾1~2cm。肾分内、外侧缘，前、后两面及上、下两端。肾的前面凸向前外侧，后面较平，紧贴腹后壁；上端宽而薄，下端窄而厚；内侧缘中部的凹陷称肾门（renal hilum），为肾的血管、神经、淋巴管及肾盂（renal pelvis）出入的门户。出入肾门的诸结

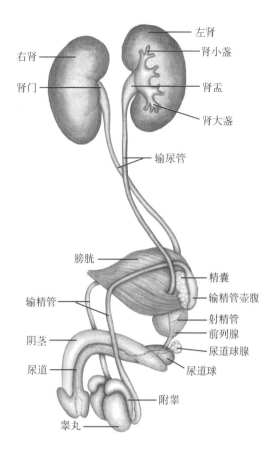

左肾
肾小盏
肾盂
肾大盏

右肾
肾门

输尿管

膀胱
精囊
输精管壶腹
射精管
前列腺
尿道球腺
尿道球

输精管

阴茎
尿道

附睾

睾丸

图6-1　男性泌尿生殖系统全貌

构被结缔组织包裹称肾蒂（renal pedicle）。因下腔静脉靠近右肾，故右肾蒂较左肾蒂短，临床上施行右肾手术的难度较大。肾蒂内各结构的排列关系自前向后为肾静脉、肾动脉和肾盂末端；自上向下为肾动脉、肾静脉和肾盂。由肾门伸入肾实质的腔隙称肾窦（renal sinus），容纳肾血管、肾小盏、肾大盏、肾盂和脂肪等结构（图6-2）。

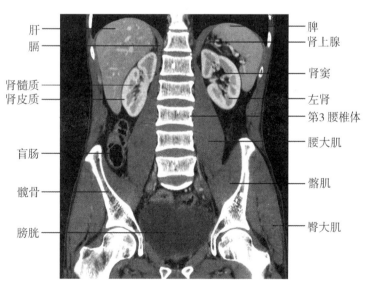

肝
膈

肾髓质
肾皮质

盲肠

髋骨

膀胱

脾
肾上腺

肾窦

左肾
第3腰椎体
腰大肌

髂肌

臀大肌

图6-2　肾的位置（CT冠状影像）

二、肾的位置与毗邻

肾位于脊柱两侧、腹膜后间隙内,为腹膜外位器官。肾的高度为:左肾在第11胸椎椎体下缘至第2~3腰椎椎间盘之间;右肾则在第12胸椎椎体上缘至第3腰椎椎体上缘之间。第12对肋分别斜过左肾后面中部和右肾后面上部。肾门约在第1腰椎椎体平面,距后正中线约5cm。肾门的体表投影位于竖脊肌外侧缘与第12肋的夹角处,称肾区(renal region),又称为脊肋角(vertebrocastal angel),肾病患者触压或叩击该处可引起疼痛。

肾的毗邻为:肾上腺(suprarenal gland)位于肾的上方,二者虽共为肾筋膜包绕,其间被疏松结缔组织分隔,肾下垂时,肾上腺可不随肾下降。两肾内下方有肾盂和输尿管,左肾前上部与胃底后面毗邻,中部与胰尾和脾血管接触,下部邻接空肠和结肠左曲。右肾前上部与肝毗邻,下部与结肠右曲相接触,内侧缘与十二指肠降部相邻。两肾后面的上1/3与膈相邻,肾手术时应避免损伤胸膜;下部自内侧向外侧分别与腰大肌、腰方肌及腹横肌相毗邻(图6-2至图6-4)。

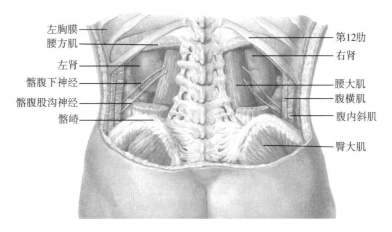

图6-3　肾与肋骨和椎骨的位置关系(后面观)

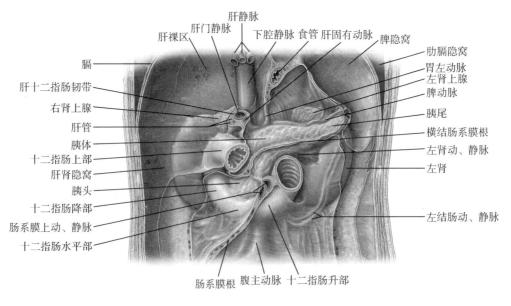

图6-4　肾的毗邻结构

三、肾的被膜

肾皮质表面覆盖着平滑肌纤维和结缔组织构成的肌织膜（muscular tunica），它与肾实质紧密粘连，进入肾窦，衬覆于肾乳头以外的窦壁上。除肌织膜外，通常将肾的被膜分为三层，由内向外依次为纤维囊、脂肪囊与肾筋膜（图6-5）。

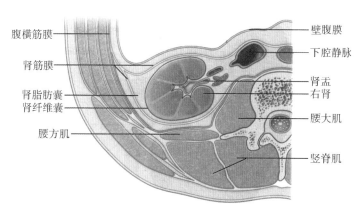

图6-5　肾的被膜（横切面）

1. 纤维囊（fibrous capsule）　为坚韧而致密的、包裹于肾实质表面的薄层结缔组织膜，由致密结缔组织和弹性纤维构成。肾破裂或部分切除时需缝合此膜。在肾门处，纤维囊分两层，外层贴于肌织膜外面，内层包被肾窦内的结构表面。纤维囊与肌织膜连结疏松，易于剥离，如剥离困难即为病理现象。

2. 脂肪囊（fatty renal capsule）　又称肾床，为纤维囊外周、紧密包裹肾脏的脂肪层。肾的边缘部脂肪丰富，经由肾门进入肾窦。临床上的肾囊封闭即是将药液注入此层。

3. 肾筋膜（renal fascia）　位于脂肪囊的外面，包被肾上腺和肾的周围，由它发出的一些结缔组织小梁穿过脂肪囊与纤维囊相连，具有固定肾脏的功能。位于肾前、后面的肾筋膜分别称为肾前筋膜（prerenal fascia）和肾后筋膜（retrorenal fascia），二者在肾上腺的上方和肾外侧缘处均互相愈着，在肾的下方则互相分离，并分别与腹膜外组织和髂筋膜相移行，其间有输尿管通过。在肾的内侧，肾前筋膜包被肾血管的表面，并与腹主动脉和下腔静脉表面的结缔组织及对侧的肾前筋膜相移行。肾后筋膜向内侧经肾血管和输尿管的后方，与腰大肌及其筋膜汇合，并向内侧附着于椎体筋膜。肾周间隙位于肾前、后筋膜之间，间隙内有肾、肾上腺、脂肪及营养肾周脂肪的肾包膜血管。肾脏感染常局限在肾周间隙内，有时可沿肾筋膜面扩散。肾周间隙积液时，可推挤肾脏向前内上方移位，向下可流至盆腔，还可扩散至对侧肾周间隙。因肾筋膜下方完全开放，当腹壁肌力弱、肾周脂肪少、肾的固定结构薄弱时，可发生肾下垂（nephroptosis）或游走肾。肾积脓或肾周围炎症时，脓液可沿肾筋膜向下蔓延，达髂窝或大腿根部。

四、肾的结构

从肾的冠状切面观上，可看出肾实质分为肾皮质（renal cortex）和肾髓质（renal medulla）。肾皮质主要位于肾实质的浅层，厚1~1.5cm，富含血管，新鲜标本为红褐色，并可见许多红色点状细小颗粒，由肾小体（renal corpuscles）与肾小管（renal tubulus）组成。肾髓质位于肾实质深部，色淡红，约占肾实质厚度的2/3，由15~20个圆锥状的肾锥体（renal pyramid）构成。肾锥体的底朝皮质、尖向肾窦，光滑致密，有许多颜色较深、呈放射状的条纹。2~3个肾锥体尖端合并成肾乳头（renal papillae），突入肾小盏（minor renal calices），每个肾有7~12个肾乳头，肾乳头顶端有许多小孔，称乳头孔（papillary foramina），终尿经乳头孔流入肾小盏内。伸入肾锥体之间的肾皮质称肾柱（renal column）。

肾小盏呈漏斗形，一侧肾有7~8个，其边缘包绕肾乳头，承接排出的尿液。在肾窦内，2~3个肾小盏合成1个肾大盏（major renal calices），再由2~3个肾大盏汇合形成1个肾盂。肾盂离开肾门后向下弯行，约在第2腰椎上缘水平逐渐变细与输尿管相移行（图6-6）。

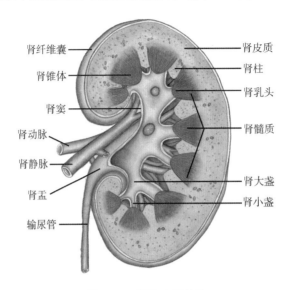

图 6-6　肾的内部结构

五、肾段血管与肾段

肾动脉（renal artery）在肾门处分两支，即前支和后支。前支较粗，再分出4个二级分支，与后支一起进入肾实质内。肾动脉的5个分支在肾内呈节段性分布，称肾段动脉（renal segmental artery）。每支肾段动脉分布至一定区域的肾实质，称为肾段（renal segment）。每个肾有五个肾段，即上段、上前段、下前段、下段和后段。各肾段由其同名动脉供应，各肾段间被少血管的段间组织所分隔，称乏血管带（zone devoid of vessel）。肾段动脉阻塞可导致肾坏死。肾内静脉无一定节段性，互相间有丰富的吻合支（图6-7）。

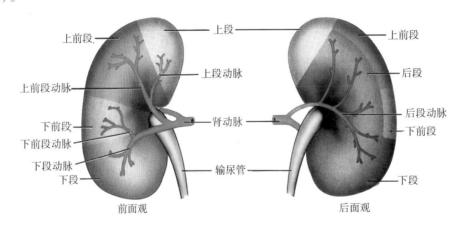

图 6-7　肾段动脉和肾段

第二节　输尿管

输尿管（ureter）是细长的肌性管道，左、右各一，属腹膜外位器官，其平第2腰椎上缘起自肾盂末端，终于膀胱；长 20~30cm，管径平均 0.5~1.0cm，最窄处口径只有 0.2~0.3cm。

全长可分为输尿管腹部、盆部和壁内部（图 6－8）。

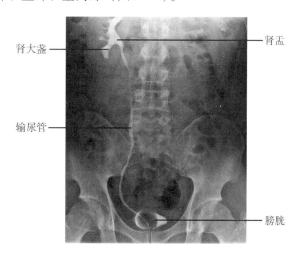

肾大盏　肾盂

输尿管

膀胱

图 6－8　肾盂和输尿管（X 线造影）

一、输尿管腹部

输尿管腹部（abdominal part of ureter）起自肾盂下端，经腰大肌前面下行至其中点附近，与睾丸血管（男性）或卵巢血管（女性）交叉，通常位于血管的后方走行，达骨盆入口处。在此处，左侧输尿管越过左髂总动脉末端前方，右侧输尿管则越过右髂外动脉起始部的前方。

二、输尿管盆部

输尿管盆部（pelvic part of ureter）自小骨盆入口处，经盆腔侧壁，髂内血管、腰骶干和骶髂关节前方下行，跨过闭孔神经血管束，达坐骨棘水平。男性输尿管走向前、内、下方，经直肠前外侧壁与膀胱后壁之间下行，在输精管后外方与之交叉，从膀胱底外上角向内下斜穿膀胱壁。两侧输尿管达膀胱后壁处相距约 5cm。女性输尿管经子宫颈外侧约 2.5cm 处，从子宫动脉后下方绕过，行向下内至膀胱底穿入膀胱壁内。

三、输尿管壁内部

输尿管壁内部（intramural part of ureter）是位于膀胱壁内、长约 1.5cm 斜行的输尿管部分。在膀胱空虚时，膀胱三角区的两输尿管口间距约 2.5cm。当膀胱充盈时，膀胱内压的升高能使内部的管腔闭合，从而阻止尿液由膀胱向输尿管反流。

输尿管全程有 3 处狭窄：①上狭窄（superior stricture）位于肾盂与输尿管移行处；②中狭窄（middle stricture）位于小骨盆上口、输尿管跨过髂血管处；③下狭窄（inferior stricture）位于输尿管的壁内部。狭窄处口径只有 0.2~0.3cm，是结石等异物易滞留的地方。

第三节　膀　胱

膀胱（urinary bladder）是储存尿液的肌性囊状器官，其形状、大小、位置和壁的厚度随尿液充盈程度而异。通常，正常成年人的膀胱容量平均为 350~500ml，超过 500ml 时，因膀胱壁张力过大而产生疼痛。膀胱的最大容量为 800ml，新生儿膀胱容量约为成人的 1/10，女性的容量小于男性，老年人因膀胱肌张力低而容量增大。

一、膀胱的形态

空虚的膀胱呈三棱锥体状，分尖、体、底和颈四部（图6-9）。膀胱尖（apex of bladder）朝向前上方，由此沿腹前壁至脐之间有一皱襞为脐正中韧带（median umbilical ligament）。膀胱的后面朝向后下方，呈三角形，称膀胱底（fundus of bladder）。膀胱尖与底之间为膀胱体（body of bladder）。膀胱的最下部称膀胱颈（neck of bladder），男性与前列腺底、女性与尿生殖膈相毗邻。

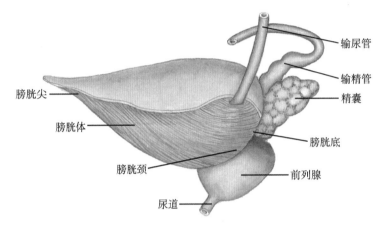

膀胱尖　　　　　　　　　　　　　　输尿管
膀胱体　　　　　　　　　　　　　　输精管
膀胱颈　　　　　　　　　　　　　　精囊
尿道　　　　　　　　　　　　　　　膀胱底
　　　　　　　　　　　　　　　　　前列腺

图6-9　膀胱的形态

二、膀胱的内面结构

膀胱内面被覆黏膜，当膀胱壁收缩时，黏膜聚集成皱襞，称膀胱襞（vesical plica）。而在膀胱底内面，有一呈三角形的区域，位于左、右输尿管口（ureteric orifice）和尿道内口（internal orifice of urethra）之间，此处膀胱黏膜与肌层紧密连接，缺少黏膜下层组织，无论膀胱扩张或收缩，始终保持平滑，称膀胱三角（trigone of bladder）。膀胱三角是肿瘤、结核和炎症的好发部位，膀胱镜检查时应特别注意。两个输尿管口之间的皱襞称输尿管间襞（interureteric fold），膀胱镜下所见为一苍白带，是临床寻找输尿管口的标志。在男性尿道内口后方的膀胱三角处，受前列腺中叶推挤形成的纵嵴状隆起，称膀胱垂（vesical uvula）（图6-10）。

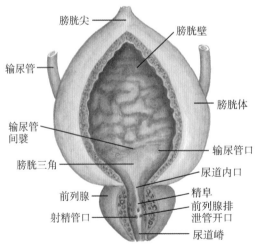

膀胱尖　　　　　　　　　　膀胱壁
输尿管　　　　　　　　　　膀胱体
输尿管间襞　　　　　　　　输尿管口
膀胱三角　　　　　　　　　尿道内口
前列腺　　　　　　　　　　精阜
射精管口　　　　　　　　　前列腺排泄管开口
　　　　　　　　　　　　　尿道嵴

图6-10　膀胱壁的结构和膀胱三角

三、膀胱的位置与毗邻

膀胱前方为耻骨联合。男性膀胱的后方与精囊、输精管壶腹和直肠相毗邻；女性膀胱的后方与子宫和阴道相毗邻；男性两侧输精管壶腹之间的区域称输精管壶腹三角，借结缔组织连接直肠壶腹，称直肠膀胱筋膜。膀胱空虚时，其全部位于盆腔内；充盈时，膀胱腹膜返折线可上移至耻骨联合上方，此时，可在耻骨联合上方施行穿刺术，不会伤及腹膜和污染腹膜腔。新生儿膀胱的位置高于成年人，尿道内口在耻骨联合上缘水平。老年人的膀胱位置较低。耻骨前列腺韧带、耻骨膀胱韧带、脐正中襞与脐外侧襞等结构将膀胱固定于盆腔（pelvic cavity），这些结构的发育不良是膀胱脱垂（cystoptosis）与女性尿失禁（urinary incontinence）的重要原因（图 6 - 11）。

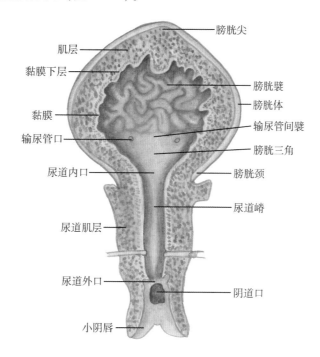

图 6 - 11　膀胱的位置与毗邻（女性盆腔正中矢状切面）

第四节　尿　道

男性尿道因兼有排精功能，故于男性生殖系统中讲述。女性尿道（female urethra）平均长 3 ~ 5cm，直径约 0.6cm，较男性尿道短、宽而直，易于扩张，容易引起尿路逆行性感染。尿道内口约平耻骨联合后面中央或下部，女性的低于男性的。女性尿道走行向前下方，穿过尿生殖膈，开口于阴道前庭的尿道外口。尿道内口（internal orifice of urethra）周围被平滑肌组成的膀胱括约肌环绕。女性尿道穿过尿生殖膈处则被由横纹肌形成的尿道阴道括约肌环绕。女性的尿道外口（external orifice of urethra）位于阴道口前方、阴蒂后方 2 ~ 2.5cm 处，被尿道阴道括约肌环绕。在女性尿道下端有尿道旁腺（paraurethral gland），也称女性前列腺（female prostate），其导管开口于尿道周围，尿道旁腺发生感染时可形成囊肿，并可压迫尿道，导致尿路不畅（图 6 - 12）。

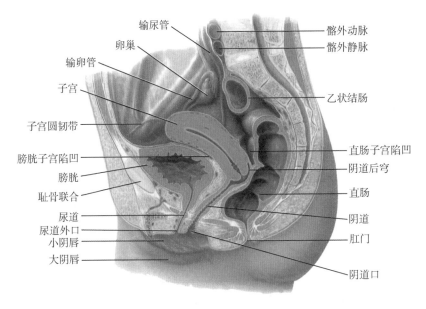

图 6 – 12　女性膀胱和尿道（冠状切面）

答案解析

目标检测

思考题

1. 泌尿系统的大体解剖学组成及功能是什么？

2. 肾蒂内各结构的排列关系是怎样的？

3. 输尿管的 3 处狭窄位于何处？有何临床意义？

4. 何为膀胱三角？其临床意义是什么？

5. 尿液产生及排出的路径是什么？

（王媛媛）

第七章　泌尿系统的组织结构及其发生

学习目标

1. **掌握**　肾单位、球旁细胞及致密斑的微细结构及其功能意义。
2. **熟悉**　肾血液循环特征；后肾的发生；泌尿系统常见先天畸形发生原理。
3. **了解**　集合管、球内系膜细胞、肾间质的结构和功能；输尿管和膀胱的一般结构；前肾、中肾、膀胱、尿道的发生。

案例引导

临床案例　患者，男，68 岁，"撞树"式早锻炼后，出现腹痛、血尿，既往患有先天性多囊肾，双侧肾脏约 17cm（正常约 10cm），诊断多囊肾囊泡破裂。

讨论　请根据泌尿系统发生原理，分析先天性多囊肾发生原因；并分析肾脏产生尿液最基本的微观结构基础，解释此患者为什么出现血尿；若病情持续进展，请分析患者最可能影响到哪项基本生命体征（基本生命体征为：体温、脉搏、呼吸和血压）。

泌尿系统中肾主要产生尿液，为实质性器官；输尿管、膀胱和尿道为贮尿和排尿器官，属空腔性器官。

第一节　肾的组织结构

肾是人体最主要的排泄器官，以形成尿液的方式排出体内的代谢废物，并对机体的水盐代谢和离子平衡起调节作用，参与维持机体内环境的相对稳定；此外，肾还具有分泌生物活性物质的功能。

肾表面覆有致密结缔组织构成的被膜。肾实质包括外周的皮质和深部的髓质，皮质血管丰富、血流量多，故颜色深，髓质血流量少故颜色浅。髓质由 10~18 个肾锥体（renal pyramid）组成，锥体的底与皮质相连接，从锥体底呈辐射状伸入皮质的条纹称髓放线（medullary ray）；髓放线之间的皮质部分称为皮质迷路（cortical labyrinth）。一条髓放线与其周围的皮质迷路组成一个肾小叶（renal lobule）。肾锥体顶部钝圆，突入肾小盏内，称肾乳头，乳头管开口于此处，尿液由此排至肾小盏内。一个肾锥体及其相邻的皮质组成肾叶。位于肾锥体之间的皮质部分称肾柱。

肾由实质和间质组成。肾单位和集合管规律地分布于肾实质，每个肾单位包括一个肾小体和一条肾小管，是尿液形成的结构和功能单位。肾小管末端与集合管相连接，两者均为上皮性管道，合称为泌尿小管（uriniferous tubule）。肾小管细长而弯曲，不分支，肾小管的起始部膨大并凹陷，形成双层杯状样肾小囊，与毛细血管球共同形成肾小体。集合管是从皮质向髓质的直行管道，由细至粗，逐级汇合，末端经乳头管开口于肾乳头（图 7-1，图 7-2）。肾实质间少量结缔组织、血管和神经等构成肾间质。

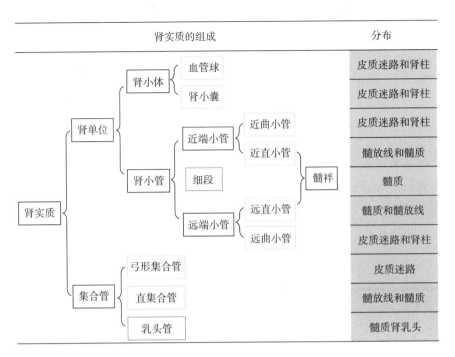

图 7 - 1　肾实质的组成和各段的分布

一、肾单位

肾单位（nephron）是肾的结构与功能单位，由肾小体和肾小管组成（图 7 - 2），每侧肾含 100～200 万个肾单位，它们与集合管共同行使泌尿功能。

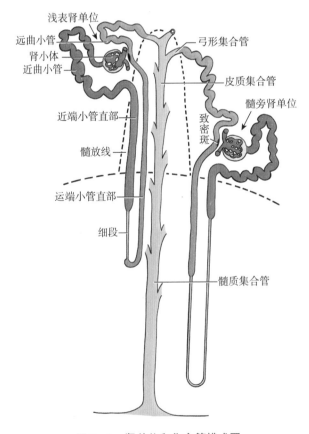

图 7 - 2　肾单位和集合管模式图

肾小体位于皮质迷路和肾柱内。肾小管由近端小管、细段和远端小管三部分组成。近端小管分为近端小管曲部和近端小管直部，近端小管曲部也称为近曲小管，在皮质迷路内蟠曲走行于其所属肾小体附近，其头端即为膨大的肾小囊，与血管球共同组成肾小体。近曲小管继而进入髓放线向髓质直行，即为近端小管直部，也称为近直小管；随后管径变细延续为细段。细段在髓质返折之后，管径又增粗，由髓质向髓放线直行，称为远端小管直部或远直小管；远直小管离开髓放线，进入皮质迷路并蟠曲走行于所属肾小体附近，即远端小管曲部或远曲小管，最后经弓形集合管汇入髓放线内的直集合管。近直小管、细段和远直小管三者共同构成一个"U"形的髓袢（medullary loop）。髓袢的长短与肾小体的位置有关。肾小体位于皮质浅层和中层者称为浅表肾单位（superfacial nephron），体积较小，髓袢及细段均较短，约占肾单位总数的85%，在尿液形成中发挥重要作用。肾小体位于皮质深部的，称为近髓肾单位（juxtamedullary nephron），体积较大，髓袢较长，约占肾单位总数的15%，对尿液浓缩具有重要的生理意义。

（一）肾小体

肾小体（renal corpuscle）呈球形，直径约200μm，由血管球和肾小囊组成（图7-3，图7-4）。肾小体有两个极，微动脉出入的一端称血管极，对侧一端和近曲小管相连，称尿极。

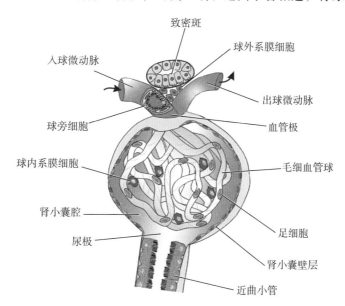

图7-3 肾小体立体模式图

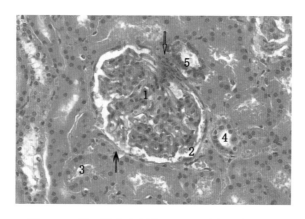

图7-4 肾皮质迷路光镜图（HE染色，高倍镜）

1. 血管球；2. 肾小囊腔；3. 近曲小管；4. 远曲小管；5. 致密斑；↓ 血管极；↑ 尿极

1. 血管球（glomerulus）　是肾小囊中一团盘曲的毛细血管。一条入球微动脉从血管极处进入肾小囊，分成 3～5 初级分支，每支再分出几条袢状毛细血管，毛细血管互相吻合为网，继而于近血管极处汇合形成一条出球微动脉，离开肾小囊。血管球是一种独特的动脉性毛细血管网，入球微动脉管径较出球微动脉粗，故血管球内毛细血管的血压较高。电镜下，毛细血管为有孔型，孔径 50～100nm，窗孔多无隔膜，利于血液中物质滤出；毛细血管内皮游离面的细胞衣富含带负电荷的唾液酸糖蛋白（图 7-5）。血管球毛细血管基膜较厚，在成人约为 330nm。在电镜下分三层，中层厚而致密，内、外层薄而稀疏。基膜主要成分为 IV 型胶原蛋白、层粘连蛋白和蛋白多糖（其糖胺多糖以带负电荷的硫酸肝素为主）。IV 型胶原蛋白形成网状结构，连接其他糖蛋白，共同形成孔径为 2～8nm 的分子筛，在血液物质滤过中起关键作用。内皮基底面除与血管系膜相接触的部位外，均有基膜。

血管系膜（mesangium）又称球内系膜（intraglomerular mesangium），连接于血管球毛细血管之间，主要由球内系膜细胞和系膜基质组成。球内系膜细胞（intraglomerular mesangial cell）形态不规则，细胞突起可伸至内皮与基膜之间；细胞核染色较深，细胞质含较发达的粗面内质网、高尔基复合体、溶酶体和吞噬体等；细胞体和突起内有微管、微丝和中间丝。目前认为球内系膜细胞为特化的平滑肌细胞，能合成基膜和系膜基质成分；还可吞噬和降解沉积在基膜上的免疫复合物，维持基膜的通透性，并参与基膜的更新和修复；系膜基质填充在系膜细胞之间，在血管球内起支持和通透作用。有些类型的肾小球肾炎，球内系膜细胞弥漫性增生，系膜基质增多，血管系膜区出现免疫复合物沉积，血管系膜内还可见少量巨噬细胞，影响滤过功能。

2. 肾小囊（renal capsule）　是胚胎时期肾小管的起始端膨大凹陷而成的杯状双层上皮囊，其外层（或称壁层）为单层扁平上皮，在肾小体的尿极处与近曲小管上皮相连续，在血管极处反折为肾小囊内层（或称脏层），两层之间的腔隙为肾小囊腔，与近曲小管管腔相通，是收集原尿的部位。肾小囊内层由足细胞（podocyte）构成（图 7-3，图 7-4），其胞体较大，凸向肾小囊腔，细胞核染色较浅，光镜下，足细胞不易与内皮细胞、球内系膜细胞相区分（图 7-4）。电镜下，可见细胞体发出几支粗大的初级突起，继而再分出许多指状次级突起，紧贴在毛细血管基膜外面。邻近的次级突起呈栅栏状相互穿插，突起间宽约 25nm 的裂隙称裂孔（slit pore），孔上覆盖一层厚 4～6nm 的薄膜，即裂孔膜（slit membrane）。足细胞突起内含较多微丝，微丝收缩可使突起移动而改变裂孔的宽度，进而调节血管球的滤过率（图 7-5）。

3. 滤过屏障　肾小体犹如滤过器，当血液流经血管球时，管内血压较高，血浆内部分物质经有孔内皮、基膜和足细胞裂孔膜三层结构滤入肾小囊腔，这三层结构统称滤过屏障（filtration barrier），又称滤过膜（filtration membrane）（图 7-5）。正常情况下，分子量 70kDa 以下、直径 4nm 以下的物质可通过滤过屏障，其中又以带正电荷的物质易于通过，如葡萄糖、多肽、尿素、电解质和水等。滤入肾小囊腔的滤液称原尿，成人两肾一昼夜可形成原尿约 180L。若滤过膜受损害（如肾小球肾炎），则大分子蛋白质甚至血细胞均可通过滤过膜漏出，出现蛋白尿或血尿。

（二）肾小管

肾小管（renal tubule）由近端小管、细段和远端小管三部分组成。

1. 近端小管（proximal tubule）　分曲部（近曲小管）和直部（近直小管）两段，长约 14mm，约占肾小管总长的一半，管径 50～60μm，管腔不甚规则。近端小管是肾小管中最长最粗的一段（图 7-6）。

（1）近曲小管（proximal convoluted tubule）　盘曲于肾小体周围，管腔小而不规则。管壁为单层立方形或锥形上皮细胞，细胞分界不清，细胞体较大，核圆，位于近基底部，胞质呈嗜酸性，游离面可见刷状缘（brush border）。电镜下，刷状缘由大量较长的微绒毛排列构成，使细胞游离面的表面积显著扩

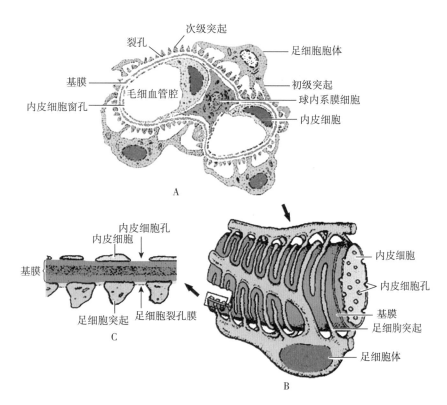

图 7-5　滤过屏障超微结构模式图

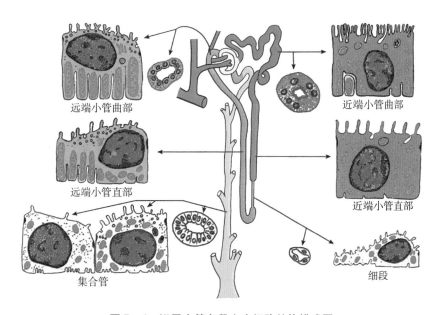

图 7-6　泌尿小管各段上皮细胞结构模式图

大（两肾近曲小管表面积总计可达 $50\sim60\mathrm{m}^2$）。刷状缘的细胞膜中有丰富的碱性磷酸酶和 ATP 酶，参与细胞的重吸收功能。细胞侧面有许多侧突，相邻细胞的侧突相互嵌合，故光镜下细胞分界不清。细胞基部有发达的质膜内褶，含许多纵向杆状线粒体，形成光镜下的基底纵纹。侧突和质膜内褶使细胞侧面及基底面面积扩大，有利于重吸收物的排出（图 7-7）。基部质膜内还有丰富的 Na^+, K^+ – ATP 酶（钠泵），可将细胞内钠离子泵出。

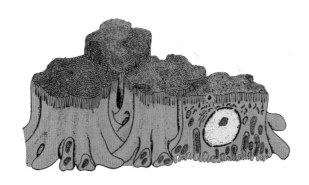

图 7 - 7　近端小管电镜模式图

（2）近直小管（proximal straight tubule）　位于髓放线和肾椎体内，其结构与曲部基本相似，但上皮细胞较矮，微绒毛、侧突和质膜内褶等不如曲部发达。

近端小管是重吸收原尿的主要场所，原尿中几乎所有葡萄糖、氨基酸，以及大部分水、离子和尿素等均在此段重吸收。此外，近端小管还向腔内分泌 H^+ 和 NH_3 以及排出肌酐和马尿酸等代谢产物。临床上常利用马尿酸或酚红排泄试验来检测近端小管的功能。

2. 细段（thin segment）　位于髓质内，管径细，直径 $10 \sim 15 \mu m$，管壁为单层扁平上皮，核呈扁椭圆形，含核部分突向管腔（图 7 - 6，图 7 - 8）。细段有利于水和离子通透。

3. 远端小管（distal tubule）　包括远直小管和远曲小管。

（1）远直小管（distal straight tubule）　位于髓质内经髓放线上行至皮质，管径约 $30 \mu m$，管腔较大而规则，管壁上皮细胞呈立方形，胞核位于中央或靠近管腔，胞质弱嗜酸性，游离面无刷状缘（图 7 - 6）。电镜下，细胞游离面有少量短而小的微绒毛，基底面质膜内褶发达，内褶甚至可伸达细胞顶部（图 7 - 6），褶间线粒体细长且数量多。基部质膜上有丰富的 $Na^+, K^+ - ATP$ 酶，能主动向间质运转 Na^+，而水不能通过，有利于集合小管浓缩尿液。

（2）远曲小管（distal convoluted tubule）　位于皮质迷路内，直径 $35 \sim 45 \mu m$，其结构与直部相似，但质膜内褶和线粒体不如直部发达（图 7 - 6）。远曲小管细胞有吸收 Na^+ 和排出 K^+、分泌 H^+ 和 NH_3 等功能，是离子交换的重要部位，对维持机体的酸碱平衡发挥重要作用。远曲小管受醛固酮和抗利尿激素调节，促进 Na^+ 和水的重吸收以及 K^+ 的分泌，使尿液浓缩，尿量减少。

此外，肾小管上皮细胞尚能活化维生素 D_3，促进肠黏膜对钙、磷的吸收，升高血钙和血磷水平，促进骨质的生成。

二、集合管

集合管（collecting duct）全长 $20 \sim 38 mm$，分为弓形集合管、直集合管和乳头管三段（图 7 - 1）。弓形集合管很短，位于皮质迷路内，一端连接远曲小管，呈弧形弯入髓放线，汇入直集合管。直集合管在髓放线和肾锥体内下行至肾椎体乳头。集合管的管径由细（直径 $40 \mu m$）变粗（直径 $200 \sim 300 \mu m$），管壁上皮由单层立方增高为单层柱状，至乳头管处成为高柱状。集合管上皮细胞分界清楚，核圆，居中，胞质清亮（图 7 - 8）。集合管能进一步重吸收水和交换离子，与远曲小管一样受醛固酮和抗利尿激素的调节。此外，集合管还可受心房钠尿肽的调节，减少对水的重吸收，导致尿量增多。

综上所述，肾小体形成的原尿经过肾小管和集合管后，99% 的水及许多营养物质和无机盐被重吸收，部分离子也在此进行交换，同时排出机体部分代谢产物，形成终尿。每天形成的终尿为 $1 \sim 2L$，仅占原尿的 1% 左右，经乳头管排入肾小盏。

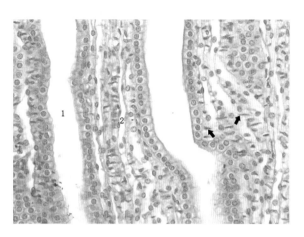

图 7 - 8 肾髓质深部光镜图（HE 染色 高倍镜）
1. 直集合管；2. 细段；3. 间质细胞

三、球旁复合体

球旁复合体（juxtaglomerular complex）也称肾小球旁器（juxtaglomerular apparatus），位于肾小体血管极处，由球旁细胞、致密斑和球外系膜细胞组成（图 7 - 3，图 7 - 4，图 7 - 9）。

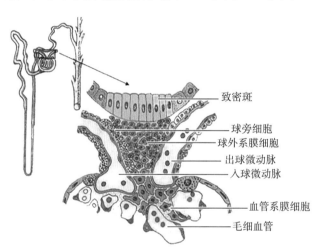

图 7 - 9 球旁复合体模式图

1. 球旁细胞 入球微动脉行至近肾小体血管极处，管壁平滑肌细胞演化为上皮样细胞，称为球旁细胞（juxtaglomerular cell）。细胞体积较大，呈立方形，核圆，胞质呈弱嗜碱性。电镜下，细胞质内粗面内质网和高尔基复合体发达，有较多分泌颗粒，内含肾素（renin）。球旁细胞和血管内皮细胞之间无基膜相隔，分泌物易于释放入血。

2. 致密斑（macula densa） 为远曲小管起始部靠近血管极的管壁上皮细胞形成的椭圆形斑。此处上皮细胞呈柱状，排列紧密，核椭圆形，靠近细胞顶部，胞质染色浅。致密斑处的基膜常不完整，细胞基部有细小指状突起，与邻近球旁细胞和球外系膜细胞连接。致密斑是 Na^+ 感受器，通过影响球旁细胞对肾素的分泌，最终调节远端小管和集合管对 Na^+ 的重吸收。

3. 球外系膜细胞（extraglomerular mesangial cell） 又称极垫细胞（polar cushion cell），分布于血管极处入球微动脉和出球微动脉之间的基质内，是一群间质细胞。球外系膜细胞的形态结构与球内系膜细胞相似，并与球旁细胞、球内系膜细胞之间有缝隙连接，因此认为在球旁复合体功能活动中，球外系膜细胞可能起信息传递作用。

四、肾间质

肾间质包括肾内的结缔组织，内含血管、神经等，于皮质很少，越接近肾乳头越多。其中的成纤维细胞因形态和功能较特殊，被称为间质细胞（interstitial cell）（图7-8）。细胞呈不规则形或星形，其长轴与肾小管或集合管垂直，胞质内细胞器较丰富，还有较多脂滴。间质细胞不仅合成间质内的纤维和基质，而且可产生前列腺素。前列腺素可舒张血管，促进周围血管内的血液流动，加快重吸收水分的转运，从而促进尿液浓缩。另外，间质细胞还产生促红细胞生成素，刺激骨髓中红细胞生成。故肾病晚期往往伴有贫血。

五、肾的血液循环

肾动脉经肾门入肾后分为数条叶间动脉，行于肾椎体之间，行至皮质与髓质交界处，横向分支为弓形动脉。弓形动脉发出若干小叶间动脉，伸入皮质迷路内（图7-10）。小叶间动脉沿途向两侧发出许多入球微动脉，形成血管球，继而汇合形成出球微动脉，小叶间动脉末端抵达被膜下形成被膜毛细血管网。出球微动脉离开肾小体后再次形成球后毛细血管网，分布在皮质内肾小管周围，毛细血管网依次汇合成小叶间静脉、弓形静脉和叶间静脉，它们与相应动脉伴行，最后形成肾静脉出肾。髓旁肾单位的出球微动脉不仅形成球后毛细血管网，而且还发出若干直小动脉进入髓质，又折返上升为直小静脉，与直小动脉共同构成U形血管襻，与髓襻伴行（图7-11）。

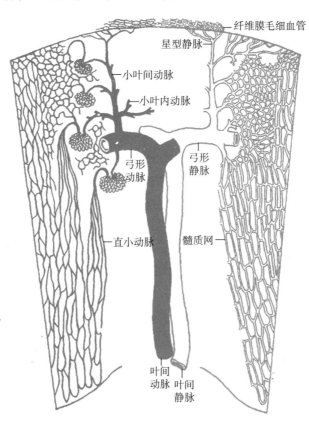

图7-10 肾血液循环模式图

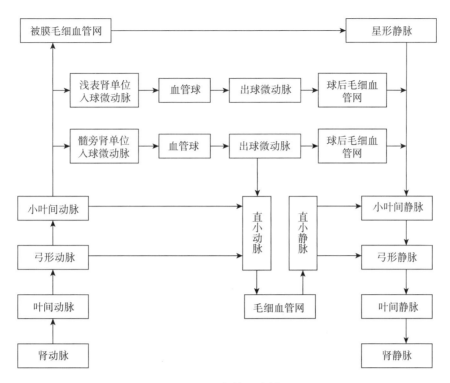

图 7-11　肾的血液循环

第二节　输尿管和膀胱

输尿管和膀胱的结构相似，均由黏膜、肌层和外膜构成。

一、输尿管的微细结构

1. 黏膜　形成许多纵行皱襞，故管腔呈星形。黏膜由变移上皮和细密结缔组织固有层构成。

2. 肌层　上 2/3 段为内纵、外环两层平滑肌；下 1/3 段肌层增厚，为内纵、中环和外纵三层平滑肌。

3. 外膜　为疏松结缔组织，内含血管、神经等，与周围结缔组织移行。

二、膀胱的微细结构

1. 黏膜　黏膜形成许多皱襞，仅膀胱三角处的黏膜平滑。膀胱充盈时，皱襞减少或消失。膀胱上皮为变移上皮，膀胱空虚时达 8~10 层，表层盖细胞大，呈矩形；膀胱充盈时上皮变薄，仅 2~3 层，盖细胞也变扁。黏膜固有层含较多胶原纤维和弹性纤维。

2. 肌层　肌层厚，由内纵、中环和外纵三层平滑肌组成，各层肌纤维相互交错，分界不清。中层环行肌在尿道内口处增厚为括约肌。

3. 外膜　膀胱顶部为浆膜，其他部分是纤维膜。

第三节　泌尿系统的发生

胚胎发育第 3 周，胚内中胚层由脊索向外依次分化为轴旁中胚层、间介中胚层和侧中胚层三部分。

泌尿系统的主要器官起源于间介中胚层。头段的间介中胚层呈节段性生长，称生肾节（nephrotome），是前肾的原基；在尾段，间介中胚层增生形成左、右对称的两条纵行的细胞索，称生肾索（nephrogenic cord）。第 4 周末，生肾索继续增生，与体节分离，从胚体后壁凸向胚内体腔，形成分列于中轴两侧的一对纵行隆起，称尿生殖嵴（urogenital ridge），随后尿生殖嵴表面出现一纵沟，将其分为外侧粗而长的中肾嵴（mesonephric ridge）和内侧细而短的生殖腺嵴（genital ridge）（图 7 - 12），中肾嵴是泌尿系统发生的原基。

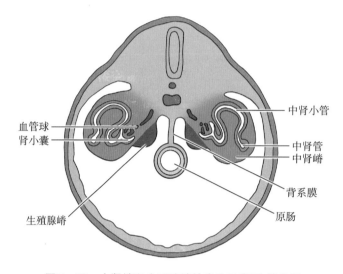

图 7 - 12　中肾嵴和生殖腺嵴的发生示意图 第 5 周

一、肾和输尿管的发生

人胚肾的发生分三个阶段：前肾（pronephros）、中肾（mesonephros）和后肾（metanephros），前肾和中肾是生物进化过程的重演，后肾形成人体的永久肾。

1. 前肾　第 4 周初，在人胚第 7 ~ 14 体节两侧的生肾节内，先后出现 7 ~ 10 对横行的小管，称前肾小管（pronephric tubule），其内侧端开口于胚内体腔，外侧端向尾部延伸，互相连接形成头尾走向的前肾管（pronephric duct）。前肾小管和前肾管构成前肾，在人类前肾无泌尿功能。第 4 周末，前肾小管退化，而前肾管大部分保留并向尾部延伸发育为中肾管（图 7 - 13）。

2. 中肾　第 4 周末，在第 14 ~ 28 体节两侧的生肾索内，从头至尾相继出现约 80 对横行的"S"形小管，称中肾小管（mesonephric tubule）（图 7 - 13）。中肾小管内侧端膨大并凹陷为双层囊，外侧端通入由前肾管延伸发育而来的中肾管（mesonephric duct），又称沃尔夫管（Wolff 管），其末端通入泄殖腔（图 7 - 13）。人的中肾在后肾出现之前可有短暂功能。至第 2 个月末，除中肾管和尾端的少数中肾小管保留外，中肾大部分退化。

3. 后肾　为人体永久肾，由输尿管芽与生后肾组织互相诱导、共同分化而成。人胚第 5 周初，中肾管末端近泄殖腔处向胚体的背外侧和头端方向发出一盲管，称输尿管芽（ureteric bud）（图 7 - 14，图 7 - 15），输尿管芽继续向头端伸入中肾嵴尾端的中胚层内。输尿管芽主干分化成输尿管，其末端反复分支，逐渐演变形成肾盂、肾大盏、肾小盏和集合管。集合管的"T"形末端为盲端，诱导周围的生后肾组织分化为肾单位。

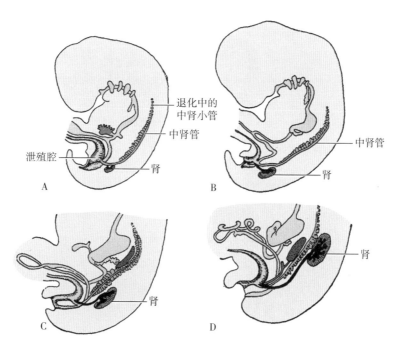

图 7 - 13　前、中、后肾的发生示意图 人胚第 5 ~ 8 周

生后肾组织是中肾嵴尾端的中胚层组织。中肾嵴的细胞密集并呈帽状包绕在输尿管芽的末端形成生后肾组织（metanephrogenic tissue），又称生后肾原基（metanephrogenic blastema）。"T"集合管末端诱导生后肾组织内部形成多个细胞团，细胞团先形成小泡，再演化为"S"形小管，小管的一端膨大凹陷成双层囊，包绕毛细血管球形成肾小体，另一端与集合管接通。"S"形小管的中间部分弯曲延长，逐渐分化成近端小管、细段和远端小管（图 7 - 15）。近髓肾单位发生较早，随着集合管末端不断向生后肾组织浅部呈"T"形生长，陆续诱导形成浅表肾单位，直到集合管停止分支为止。生后肾组织的外周部分演变为肾被膜。

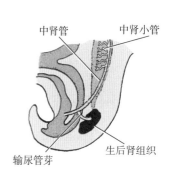

图 7 - 14　输尿管芽发生模式图

人胚第 12 周左右，后肾开始产生尿液，构成羊水的主要来源。由于后肾发生于中肾嵴尾端，故原始位置较低，位于盆腔。后因胎儿的生长、输尿管伸展及胚体直立，肾移至腰部。在肾上升的同时，也沿纵轴旋转，最终肾门从腹侧转向内侧。

二、膀胱和尿道的发生

原始消化管之后肠的末段膨大称为泄殖腔（cloaca），其腹侧与尿囊相连通，尾端以泄殖腔膜封闭。人胚第 4 ~ 7 周，泄殖腔被尿直肠隔分隔为背侧的原始直肠和腹侧的尿生殖窦，泄殖腔膜同时被分割成背侧的肛膜和腹侧的尿生殖窦膜。

膀胱和尿道由尿生殖窦演变形成。尿生殖窦的演变分为三段。

1. 上段　膨大发育为膀胱，其顶部与脐尿管相连，脐尿管于出生前闭锁，为脐中韧带。

2. 中段　颇为狭窄，保持管状。在男性形成尿道前列腺部和膜部；在女性形成尿道的大部分。

3. 下段　在男性形成尿道海绵体部；在女性小部分成为尿道下段，大部分扩大为阴道前庭。

输尿管最初开口于中肾管，后者开口于泄殖腔。随着膀胱的发育，输尿管开口以下的一段中肾管并

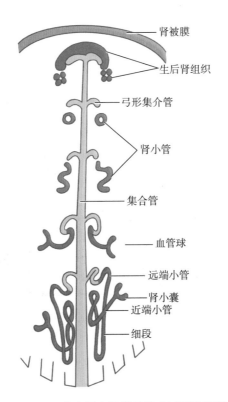

图 7 – 15　集合管和肾单位发生过程示意图

入膀胱。于是，中肾管和输尿管便分别开口于膀胱。

三、泌尿系统的常见畸形

1. 多囊肾（polycystic kidney）　是一种较常见畸形。在后肾发生过程中，若远曲小管与集合管未接通，或集合管发育异常，尿液积聚于肾小管内，致使肾内出现大小不等的囊泡（图 7 – 16）。囊泡可压迫周围正常肾组织，使其萎缩，导致肾功能障碍。

2. 肾缺如（renal agenesis）　因输尿管芽未形成或早期退化，未能诱导后肾发生，导致肾缺如。中国人以右侧多见，多无临床症状。

3. 异位肾（ectopic kidney）　肾上升过程受阻所致的肾位置异常，常停留在盆腔，与肾上腺分离（图 7 – 16）。

4. 马蹄肾（horseshoe kidney）　肾在上升过程中受阻于肠系膜下动脉根部，两肾下端融合呈马蹄形（图 7 – 16）。

5. 双输尿管（double ureters）　输尿管芽过早分支或同侧发生两个输尿管芽，形成双输尿管（图 7 – 16）。一侧肾有两个肾盂，各连一条输尿管。两条输尿管或分别开口于膀胱，或合并后开口于膀胱。

6. 脐尿瘘（urachal fistula）　由于脐尿管未闭锁，出生后尿液从脐部溢出，称脐尿瘘（图 7 – 16）。若仅脐尿管中段未闭锁且扩张，称脐尿囊肿（urachal cyst）。

7. 膀胱外翻（exstrophy of bladder）　由于尿生殖窦与表面外胚层之间未出现间充质，膀胱腹侧壁与脐下腹壁之间无肌肉发生，致使表皮和膀胱前壁破裂，膀胱黏膜外翻，多见于男性。

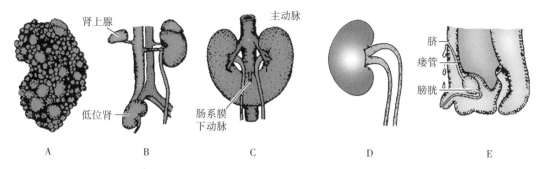

图 7 - 16　泌尿系统相关畸形模式图

A 多囊肾；B 异位肾；C 马蹄肾；D 双输尿管；E 脐尿瘘

目标检测

答案解析

思考题

1. 简述肾单位各组成部分在肾实质内的位置。

2. 简述肾小体的结构及其与原尿形成的关系。

3. 简述球旁复合体的组成、结构、功能。

4. 简述后肾的发生过程。

5. 简述多囊肾和脐尿瘘的发生。

（赵舒武）

第八章　泌尿系统的功能

📖 **学习目标**

1. 掌握　肾血流量的特点及其调节；肾小球的滤过功能、肾小管和集合管的重吸收和分泌活动；肾糖阈；尿生成的调节；呋塞米、氢氯噻嗪、螺内酯的作用、作用机制、临床应用、不良反应及使用注意事项。

2. 熟悉　皮质肾单位和近髓肾单位的结构与功能差异；主要物质的重吸收与分泌的过程，例如肾小管和集合管对 NaCl 和水的重吸收，HCO_3^- 的重吸收，葡萄糖的重吸收，H^+ 的分泌，以及 NH_3 和 NH_4^+ 的分泌等过程；利尿药的分类及各类代表药的作用部位。

3. 了解　尿液浓缩和稀释的基本原理和过程；肾脏在排泄及维持内环境稳态中的意义；渗透性利尿药甘露醇等的作用特点及应用。

代谢终产物、进入机体过剩的物质以及异物离开机体的途径包括经呼吸器官、消化器官、皮肤汗腺和泌尿器官排出。肾脏是机体最重要的排泄器官，通过尿的生成与排出，排泄物质种类最多、量最大。通过调节水、电解质和酸碱平衡及调节动脉血压等，从而维持机体内环境的稳态。肾脏也是一个内分泌器官，它能合成和释放多种生物活性物质，如参与动脉血压调节的肾素；促进红细胞生成的促红细胞生成素；调节钙吸收和血钙水平的 1,25 - 二羟维生素 D_3，也是由肾脏中的 1α - 羟化酶催化 25 - 羟维生素 D_3 获得；肾脏还能生成激肽和前列腺素，参与调节局部或全身血管活动。

尿生成包括三个基本过程。①肾小球的滤过：血液经肾小球毛细血管滤过形成超滤液；②肾小管和集合管的重吸收：超滤液（小管液）被肾小管和集合管选择性重吸收回血液；③肾小管和集合管的分泌，最后形成终尿。尿的生成受神经、体液及肾脏自身的调节。

➡ **案例引导**

临床案例　患者，女，张某，43 岁，性格开朗，乐于助人，平时喜好美食，久坐和美食导致有些超重，BMI 约 27 左右。一年来，张女士日渐消瘦，常感到疲乏，尿频且常感口渴，吃得不少，但体重却明显减轻。临床查血糖空腹 7.6mmol/L，餐后 2 小时 13.3mmol/L，尿糖（＋＋＋），确诊 2 型糖尿病。

讨论　1. 张女士的尿量为何增多？

　　　　2. 结合肾脏生理知识，说明为何张女士尿液中会出现糖？

第一节　肾的功能解剖和肾血流量

一、肾的功能解剖

（一）概述

肾脏是实质性器官，位于腹腔后上部。肾实质分为皮质和髓质两部分。在肾单位生成的尿液经集合管在肾乳头处的开口进入肾小盏、肾大盏和肾盂，最后经输尿管进入膀胱。肾盏、肾盂和输尿管壁内含有平滑肌，其收缩运动推动尿液流向膀胱。

（二）肾脏的结构特点

1. 肾单位和集合管 肾单位（nephron）是尿生成的基本结构和功能单位。肾单位与集合管共同完成尿的生成。肾脏损伤、疾病或自然衰老情况下，肾单位的数量将逐渐减少。40 岁后，功能性肾单位的数量每 10 年大约减少 10%。但在正常情况下，剩余的肾单位足以完成正常的泌尿功能。

肾单位由肾小体及与之相连接的肾小管构成。肾小体由肾小球（glomerulus）和肾小囊（bowman capsule）组成。肾小球是位于入球小动脉和出球小动脉之间的一团毛细血管簇（详见第七章），机体其他部位毛细血管起始端的血压为 30 ~ 40mmHg，但肾小球毛细血管起始端血压约为 60mmHg。从肾小球滤过的液体流入肾小囊中。肾小囊延续为肾小管。肾小管走行在髓质的一段呈"U"形髓袢由降支和升支组成。与近曲小管连接的降支其管径比较粗，称为降支粗段（thick descending limb）（近直小管）；随后管壁变薄，管腔缩窄，称为降支细段（thin descending limb）。随后折返形成升支细段（thin ascending limb），继续上行，管径增粗成为髓袢升支粗段（thick ascending limb）（远直小管）。

从胚胎发育的角度来讲，集合管不属于肾单位，但其在功能上与远端小管非常相似。每条集合管都收集多条远端小管转运过来的液体，经肾乳头顶部进入肾盏、肾盂和输尿管，最后进入膀胱。每个肾脏大约有 250 个很大的集合管，每个大的集合管收集大约 4000 个肾单位的液体。集合管和远端小管在尿液浓缩过程中起重要作用。

2. 皮质肾单位和近髓肾单位 根据肾小体在肾皮质所处的位置，肾单位可分为皮质肾单位（corneal nephron）（浅表肾单位）和近髓肾单位（juxtamedullary nephron）（图 8 - 1）。两种肾单位所处部位不同，结构和功能均存在差异（表 8 - 1）。

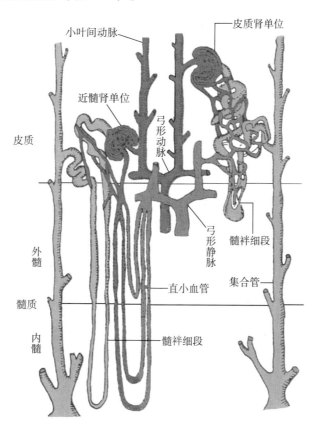

图 8 - 1　皮质肾单位和近髓肾单位

表 8 - 1　皮质肾单位和近髓肾单位的比较

项目	皮质肾单位	近髓肾单位
肾小体分布	外、中皮质层	内皮质层
数量	85% ~90%	10% ~ 15%
肾小球体积	小	大
髓袢特征	短，只达外髓质层	长，达内髓质层
入、出球小动脉口径比	约2∶1	约1∶1
肾素分泌	多	无
功能	尿的生成与肾素分泌	尿的浓缩与稀释

皮质肾单位的出球小动脉分支包绕在肾小管周围形成毛细血管网，有利于肾小管的重吸收。近髓肾单位的出球小动脉进一步分支形成两种小血管，一种为肾小管周围毛细血管网，包绕在肾小管的周围，主要完成物质的重吸收；另一种是细而长成袢状的 U 形直小血管（vasa recta），与髓袢伴行，深入内髓质层，参与维持髓质高渗和尿液的浓缩与稀释。

（三）球旁器

球旁器（juxtaglomerular apparatus）主要分布在皮质肾单位，由三类细胞组成：球旁细胞（juxtaglomerular cell）、致密斑（macula densa）和球外系膜细胞（extraglomerular mesangial cell）（图 8 - 2）。

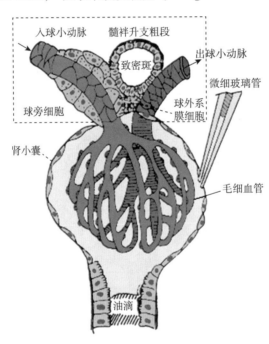

图 8 - 2　肾小球、肾小囊微穿刺和球旁器示意图

注：方框内为球旁器；右侧肾小囊腔中插入的微细玻璃管用作微穿刺吸取囊腔内超滤液之用。

球旁细胞又称近球细胞，是入球小动脉管壁中一些特殊分化的平滑肌细胞，内含分泌颗粒，也称颗粒细胞（granular cell），能合成、储存和释放肾素（renin）。该细胞受交感神经支配，交感神经兴奋时，肾素分泌增加。

致密斑位于入球小动脉和出球小动脉夹角处的远曲小管起始部，与球旁细胞和球外系膜细胞相毗邻。该处肾小管上皮细胞由立方形变成高柱状，排列紧密，使管腔内局部呈现椭圆形斑状隆起。它是离子感受器，能感受小管液中 Na^+ 流量的变化，并将信息传递给球旁细胞，影响肾素的分泌，继而调节远端小管和集合管对 Na^+ 的重吸收，调节尿量的生成。

球外系膜细胞位于入球小动脉、出球小动脉和致密斑之间的三角形区域内，细胞具有吞噬、收缩以及信息传递作用。

（四）肾脏的神经支配

肾交感神经的节前神经元胞体位于胸12至腰2脊髓节段的中间外侧柱，其节前纤维进入腹腔神经节和位于主动脉、肾动脉部的神经节内换元，节后纤维与肾动脉伴行进入肾脏，支配肾动脉（尤其是入球小动脉和出球小动脉的血管平滑肌）、肾小管和球旁细胞。肾交感神经节后纤维末梢释放去甲肾上腺素，可调节肾血流量、肾小球滤过率、肾小管的重吸收和肾素的释放。肾脏皮质的交感神经分布较髓质丰富，因此交感神经兴奋时，肾脏皮质的血流量明显较少。一般认为肾脏无副交感神经纤维分布。

二、肾血流量的特点及其调节

肾脏是机体供血量最丰富的器官。肾动脉直接发自腹主动脉，短而粗，且行走较直，故血流量大、流速快，虽然正常成人两侧肾脏总重只有约300g，仅占体重的0.5%左右，但安静状态下，流经两肾的血液量，即肾血流量（renal blood flow，RBF），约为1200ml/min，占心输出量的20%～25%。其中约94%的血流供应肾皮质，约5%供应外髓部，1%供应内髓部。

形成两套毛细血管网：入球小动脉分支形成肾小球毛细血管网，出球小动脉分支形成管周毛细血管网，二者通过出球小动脉以串联方式相连。肾小球毛细血管血压较高，有利于肾小球滤过；管周毛细血管血压低，同时血浆胶体渗透压高，这利于小管液中物质的重吸收。

（一）肾血流量的自身调节

肾血流量在不同状态下有很大变化，安静时可保持相对稳定，紧急状态时则急剧减少。

在没有外来神经、体液影响的情况下，当动脉血压在一定范围内变动时，肾血流量仍能保持相对稳定的现象，称为肾血流量的自身调节（autoregulation of renal blood flow）。离体肾脏灌注实验证明，当灌注压由20mmHg提高到80mmHg时，肾血流量随肾动脉压的升高而增多（图8-3）。当肾动脉灌注压在80～180mmHg范围内变动时，肾血流量能保持相对稳定。当肾动脉的灌注压高于180mmHg时，肾血流量又随着肾动脉灌注压的升高而增加。研究发现，肾血流量的自身调节仅限于肾皮质，肾髓质血流量可随血压变化而变化。肾血流量保持相对稳定，肾小球滤过率也会保持相对稳定，这样机体对钠、水和其他物质的排泄不会因血压的大幅波动而发生较大变化，这对肾脏的尿生成功能具有重要意义。

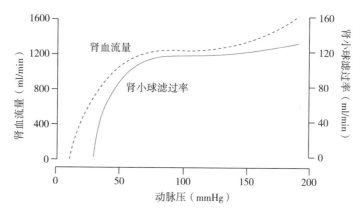

图8-3　肾血流量和肾小球滤过率与动脉血压的关系

关于肾血流量自身调节的机制，目前认为有肌源学说和管-球反馈学说。

1. 肌源学说　该学说认为肾血流量的自身调节由肾脏小动脉血管平滑肌的特性决定，称为肌源性机制（myogenic mechanism）。当肾脏动脉灌注压在80～180mmHg范围内升高时，入球小动脉的平滑肌受到牵张刺激增强，更多的 Ca^{2+} 内流，小动脉收缩加强，动脉口径变细，导致血流阻力增大；当灌注压在 $80\sim180\text{mmHg}$ 范围内降低时，则小动脉舒张，动脉口径变粗，导致血流阻力减小，以维持肾血流量的稳定。当肾动脉灌注压低于 80mmHg 或达到 180mmHg 时，血管平滑肌达到舒张或收缩的极限。

用水合氯醛、普鲁卡因、罂粟碱或氰化钠等药物抑制血管平滑肌活动后，自身调节消失。

2. 管 – 球反馈 管 – 球反馈（tubuloglomerular feedback，TGF）是指小管液流量的变化影响肾血流量和肾小球滤过率。当肾血流量和肾小球滤过率降低时，小管液流速变慢，髓袢升支粗段对 NaCl 重吸收增加，导致远曲小管致密斑处的 NaCl 浓度降低，致密斑主要感受小管液中 NaCl 含量变化，其将信息反馈至肾小球，最终使肾血流量和肾小球滤过率增高至正常；反之亦然。致密斑发出的信息还可能通过肾素、血管紧张素、腺苷和儿茶酚胺等物质影响入球小动脉口径，最终影响肾血流量和肾小球滤过率。目前为止，有关管 – 球反馈的具体机制尚不十分清楚。

（二）肾血流量的神经和体液调节

肾脏主要受交感神经支配。安静状态下，肾交感神经的紧张性活动使肾内血管平滑肌保持一定程度的收缩，尤其是入球小动脉和出球小动脉的血管平滑肌。应急情况下，如大出血、中毒性休克、严重缺氧时，交感神经兴奋性异常增高，可引起肾血管剧烈收缩，肾血流量明显减少。体液因素中，如肾上腺髓质释放的肾上腺素和去甲肾上腺素，下丘脑视上核和室旁核分泌的血管升压素，以及血管紧张素 Ⅱ 生成增多时，肾血管收缩，肾血流量减少；肾脏生成的前列腺素、NO、心房钠尿肽和缓激肽等则可引起肾血管舒张，使肾血流量增加。

正常情况下，肾主要通过自身调节来维持肾血流量和肾小球滤过率的相对稳定，从而保持正常的尿生成。但在紧急情况下，通过交感 – 肾上腺髓质系统，使肾血管收缩，肾血流量减少，使血液重新分配，以确保心、脑等重要器官的血液供应。所以，肾血流量的神经体液调节主要实现肾血流量与全身循环血量合理分配的目的。

第二节　肾小球的滤过功能

肾小球滤过是尿生成的第一步。当循环血液流经肾小球毛细血管时，除血细胞和血浆蛋白外，其余成分均能被滤过进入肾小囊腔内生成超滤液（ultrafiltrate）。

一、肾小球的滤过作用

（一）肾小球滤过液的成分

用微穿刺方法获取肾小囊腔超滤液（图 8 – 2），并进行微量化学分析，结果表明，肾小囊内液体的成分，除血浆蛋白外，其余物质如葡萄糖、氯化物、无机磷酸盐、尿素、尿酸和肌酐等的浓度与血浆基本一致，而且囊内液的渗透压及酸碱度也与血浆非常接近。由此证明，肾小球滤液是血浆的超滤液。

（二）肾小球滤过率和滤过分数

肾小球滤过率和滤过分数是衡量肾小球滤过功能的重要指标。临床上常用肾小球滤过率和滤过分数评价肾功能的损害程度。

1. 肾小球滤过率 单位时间内（每分钟）两肾生成的超滤液量称为肾小球滤过率（glomerular filtration rate，GFR）。肾小球滤过率是评价肾脏滤过功能的客观指标之一，与体表面积呈一定相关性，用单位体表面积（m^2）的肾小球滤过率来比较时，男性的肾小球滤过率稍高于女性，个体间差异不大。运动、情绪激动、饮食、年龄、妊娠和昼夜节律等对肾小球滤过率也有影响。据测定，体表面积为

1. 73m²的正常成年人，其肾小球滤过率约为125ml/min。照此计算，24小时两侧肾脏肾小球滤过的血浆总量将达180L左右。

2. 滤过分数　血液在流经肾小球时，并非所有血浆都被滤过到肾小囊内，而是仅占其中的一部分。肾小球滤过率与肾血浆流量的比值称为滤过分数（filtration fraction，FF）。若肾血流量为1200ml/min，血细胞比容为45%，则肾血浆流量约为660ml/min，滤过分数为（125/660）×100%≈19%。这表明流经肾脏的血浆，大约有1/5经肾小球毛细血管滤出，进入肾小囊形成超滤液。

临床上发生急性肾小球肾炎时，肾血浆流量变化不大，而肾小球滤过率却明显降低，因此滤过分数减小；而发生心力衰竭时，肾血浆流量明显减少，而肾小球滤过率却变化不大，因此滤过分数增大。

（三）滤过膜及其通透性

肾小球毛细血管的血浆滤过到肾小囊所经过的组织结构称为滤过膜（filtration membrane）。滤过膜由三层结构组成（图8-4），从内向外依次为毛细血管内皮细胞层、毛细血管基膜层、肾小囊脏层。

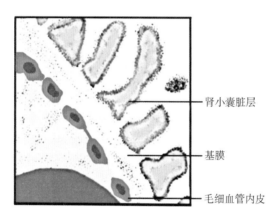

图8-4　滤过膜结构示意图

毛细血管内皮细胞层的厚度约40nm，内皮细胞上有许多直径为50~100nm的圆形微孔，称为窗孔（fenestrae）。允许血浆中的水和小分子溶质（如各种离子、葡萄糖及小分子蛋白质等）自由通过，但血细胞不能通过。同时内皮细胞表面有带负电荷的糖蛋白，可阻止带负电荷的蛋白质通过。

成人毛细血管基膜层的厚度约330nm，由基质和带负电荷的蛋白质构成，膜上有直径为2~8nm的多角形网孔，允许水和部分溶质通过，阻止血浆蛋白滤过。通过机械屏障和电荷屏障影响滤过，构成滤过膜的主要屏障。

肾小囊脏层，又称足细胞层。足细胞的足突相互交错，贴附于基膜外侧，足突之间有裂隙（slit），裂隙上有一层滤过裂隙膜（filtration slit membrane），膜上有直径4~11nm的小孔，它是滤过的最后一道屏障。裂孔素（nephrin）是足细胞滤过裂隙膜的主要蛋白质成分，其作用是阻止蛋白质的漏出。缺乏裂孔素时，将出现蛋白尿。

血管系膜又称球内系膜，连接于肾小球毛细血管之间，主要由球内系膜细胞（mesangial cell）和系膜基质组成。一些缩血管物质，如血管升压素（又称抗利尿激素）、去甲肾上腺素、血管紧张素Ⅱ、内皮素、血栓烷A_2和腺苷（可引起入球小动脉收缩）等，可引起系膜细胞收缩。心房钠尿肽、前列腺素E_2、前列环素、多巴胺和一氧化氮（NO）可使系膜细胞舒张。通过收缩或舒张系膜细胞来调节滤过膜的面积和肾小球滤过系数从而影响尿液的生成。

不同物质通过滤过膜的能力取决于该物质分子的大小及其所带的电荷。用不带电荷、拥有不同有效半径的中性物质进行实验发现，分子有效半径小于2.0nm的物质可自由滤过（如葡萄糖）；有效半径大于4.2nm的物质不能滤过；而有效半径在2.0~4.2nm之间的物质，则随有效半径的增加，滤过量逐渐降低。这充分证明滤过物质分子的大小决定着滤过量的多少。

然而有效半径约为 3.6nm 的血浆白蛋白（分子量为 69000Da）却很难滤过，这是为什么呢？原来物质滤过多少不仅取决于该物质的有效半径，还与其带有的电荷性质有关，滤过膜的 3 层结构均含有带负电荷的糖蛋白，因白蛋白也带负电荷，所以很难滤过。用带不同电荷的右旋糖酐进行实验发现，即使有效半径相同，带正电荷的右旋糖酐较易通过，而带负电荷的右旋糖酐则难通过（图 8 - 5）。以上结果表明滤过膜的通透性不仅取决于滤过膜孔的大小，还与滤过膜所带的电荷有关。肾脏病变时，滤过膜上带负电的糖蛋白减少，导致电学屏障减弱，血浆中带负电荷的白蛋白也能滤出而出现蛋白尿（proteinuria）。

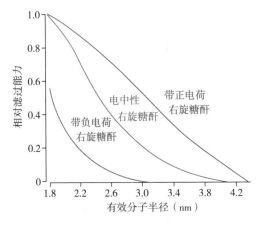

图 8 - 5　分子半径和所带电荷不同对右旋糖酐滤过能力的影响
纵坐标：1.0 表示自由滤过；0 表示滤过为 0

（四）有效滤过压

肾小球毛细血管上任何一点的滤过动力可用有效滤过压（effective filtration pressure）来表示（图 8 - 6）。与体循环毛细血管床生成组织液的情况类似，肾小球有效滤过压是指促进超滤的动力与对抗超滤的阻力之间的差值。有效滤过压由下列因素决定。

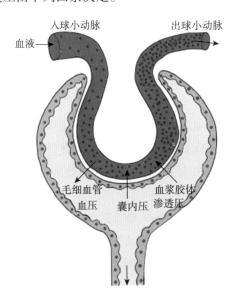

图 8 - 6　肾小球有效滤过压示意图

1. 肾小球毛细血管血压　促使超滤液生成的动力。

2. 肾小囊内压　对抗超滤液生成的阻力。

3. 肾小球毛细血管的血浆胶体渗透压   对抗超滤液生成的阻力。

4. 肾小囊内液的胶体渗透压   促使超滤液生成的动力。但在正常条件下，因肾小囊内超滤液中蛋白质的浓度极低，可以忽略不计。因此，

肾小球有效滤过压 = （肾小球毛细血管血压 + 囊内液胶体渗透压） - （血浆胶体渗透压 + 肾小囊内压）

$$(8-1)$$

由于皮质肾单位的入球小动脉粗而短，血流阻力较小，而出球小动脉细而长，血流阻力较大，因此，肾小球毛细血管血压明显高于其他器官的毛细血管血压。用微穿刺法直接测得的大鼠肾小球毛细血管血压平均值约为45mmHg，约为主动脉平均压的40%。用微穿刺法还发现从肾小球毛细血管的入球端到出球端，血压下降并不多。正常情况下，肾小球毛细血管血压约为45mmHg，囊内液胶体渗透压接近于0mmHg，肾小球毛细血管始端胶体渗透压约为25mmHg，肾小囊内压（简称囊内压）约为10mmHg，将上述数据代入公式，则肾小球入球小动脉端的有效滤过压 = （45 + 0） - （25 + 10）= 10mmHg。肾小球毛细血管不同部位的有效滤过压并不相同，越靠近入球小动脉端，有效滤过压越高，这主要是因为肾小球毛细血管内的血浆胶体渗透压在不断改变。当毛细血管血液从入球小动脉端流向出球小动脉端时，由于不断生成超滤液，而血浆蛋白几乎不能滤出，因而血浆中蛋白质浓度便逐渐升高，血浆胶体渗透压也随之升高，使滤过的阻力逐渐增大，故有效滤过压逐渐减小。当滤过阻力等于滤过动力时，此时有效滤过压降为零，称为滤过平衡（filtration equilibrium），此时滤过便停止。由此可见，肾小球毛细血管全段并不是都能滤出的，滤液只产生于入球小动脉端到出现滤过平衡处之前。出现滤过平衡处距入球小动脉端越近，能滤过形成超滤液的毛细血管越短，总有效滤过面积越小，肾小球滤过率就越低。相反，滤过平衡点越靠近出球小动脉端，能够滤过的毛细血管越长，肾小球滤过率就越高。

二、影响肾小球滤过的因素

（一）肾小球毛细血管滤过系数

滤过系数（filtration coefficient，K_f）是指在单位有效滤过压的驱动下，单位时间内通过滤过膜的滤液量。K_f是滤过膜的有效通透系数（k）和滤过面积（s）的乘积。肾小球毛细血管间的系膜细胞具有收缩能力，可调节滤过膜的面积和有效通透系数，而系膜细胞的收缩与舒张则受到体内一些缩血管或舒血管物质的调节。

1. 滤过膜的通透性   生理情况下，滤过膜的通透性较稳定。但在病理情况下，滤过膜的通透性可发生较大的变化。某些肾脏疾病，如肾小球肾炎（尤其是轻微病变型），可使滤过膜各层的糖蛋白减少或消失，或基膜层损伤、断裂，足突融合及消失，可使电学屏障和机械屏障的作用减弱，滤过膜的通透性增大，使得带负电荷的血浆白蛋白，甚至红细胞也能滤出，从而出现蛋白尿和血尿。

2. 滤过膜的有效滤过面积   人两肾的全部肾小球毛细血管总面积约为 1.5 m^2。生理情况下，人两肾的全部肾小球都处于活动状态，因此滤过面积可以保持相对稳定。但在发生某些疾病时，如急性肾小球肾炎，由于肾小球毛细血管内皮细胞的增生、肿胀，使得肾小球毛细血管腔变窄或阻塞，以致有滤过功能的肾小球数量减少，有效滤过面积显著减少，从而导致肾小球滤过率降低，产生少尿，甚至无尿等症状。

（二）有效滤过压

有效滤过压是肾小球滤过的动力，组成有效滤过压的3个因素中任一因素发生变化，均可影响肾小球滤过。其中，肾小球毛细血管血压是影响有效滤过压的最主要因素。

1. 肾小球毛细血管血压   在正常情况下，肾小球毛细血管血压约为45mmHg。肾小球毛细血管血压的变化是生理状态下调节肾小球滤过率（GFR）的主要方式。肾小球毛细血管血压升高时 GFR 增加；

反之，GFR 则减小。

当全身动脉血压在 80～180mmHg 范围内波动时，由于肾血流量具有自身调节的作用机制，肾血流量保持相对稳定，肾小球毛细血管血压相对稳定，对有效滤过压无明显的影响，GFR 基本保持不变。但超出这一范围，动脉血压升高或降低，肾小球毛细血管血压可发生相应变化，肾小球滤过率也会随之变化。当某些原因（例如大失血或休克），引起平均动脉压下降到 80mmHg 以下时，肾小球毛细血管血压才会相应下降，使得有效滤过压降低，GFR 开始减少，导致少尿；当动脉血压降至 40～50mmHg 以下时，GFR 可降至零，尿生成停止，将导致无尿。在高血压病晚期，由于入球小动脉发生器质性病变而发生狭窄时，亦可使肾小球毛细血管血压明显降低，引起 GFR 明显减少而导致少尿，甚至无尿。当入球小动脉收缩时，入球小动脉阻力增加，则肾小球毛细血管血压降低，GFR 减少。当出球小动脉收缩时，出球小动脉阻力增加，从而使肾小球毛细血管血压升高，GFR 轻度增加。

2. 囊内压　正常情况下囊内压一般比较稳定，约 10mmHg。当肾盂或输尿管结石、肿瘤压迫或任何原因引起输尿管阻塞时，小管液或终尿不能排出，可引起逆行性压力升高，最终导致囊内压升高，从而使有效滤过压和 GFR 降低，尿量减少。某些疾病时，溶血过多，血红蛋白可堵塞肾小管，也会引起囊内压升高而影响肾小球滤过。

3. 血浆胶体渗透压　正常情况下，血浆胶体渗透压比较稳定。临床上，静脉快速输入大量生理盐水后，使血浆蛋白被稀释，血浆胶体渗透压降低，因而有效滤过压和 GFR 增加，尿量增加。在病理情况下，例如肝功能严重受损，血浆蛋白合成减少，或因肾小球毛细血管通透性增大，大量血浆蛋白从尿中丢失，均可导致血浆蛋白浓度减少，导致血浆胶体渗透压降低，因而有效滤过压和 GFR 增加。但在临床上观察到，血浆蛋白浓度显著降低时尿量并不明显增多，可能因为此时肾小球滤过膜的通透性也有所降低，且体循环毛细血管床组织液生成增多，因而在肝、肾疾病引起低蛋白血症的患者，常出现腹水或组织水肿。

（三）肾血浆流量

肾血浆流量对 GFR 的影响是通过改变滤过平衡点的位置而非有效滤过压实现的。如肾血浆流量增大时，肾小球毛细血管中血浆胶体渗透压上升的速度减缓，滤过平衡点的位置向出球小动脉端移动，甚至不出现滤过平衡的情况，即具有滤过作用的毛细血管段较长，有效滤过面积增大，故 GFR 增加。在大鼠实验中观察到，如果肾血浆流量比正常时增加 3 倍以上时，肾小球毛细血管全段均有滤出功能，GFR 明显增加。反之，当肾血浆流量减少时，滤过平衡点的位置则靠近入球小动脉端，即具有滤过作用的毛细血管段缩短，有效滤过面积减小，故 GFR 减少。在严重缺氧、剧烈运动、大失血和中毒性休克等病理状态下，由于肾交感神经强烈兴奋引起入球小动脉阻力明显增加，可引起肾血流量和肾血浆流量明显减少，GFR 也显著降低，从而引起尿少。

第三节　肾小管和集合管的物质转运功能

超滤液进入肾小管称为小管液（tubular fluid）。小管液经肾小管和集合管的重吸收和分泌形成终尿（final urine）。肾小管和集合管的重吸收（reabsorption）是指肾小管和集合管上皮细胞将小管液中的水和多种溶质重新转运回血液的过程。肾小管和集合管的分泌（secretion）是指肾小管上皮细胞将一些物质经顶端膜转运到小管液的过程。排泄（excretion）是指机体将代谢产物、进入机体的异物以及过剩的物质排出体外的过程。

一、肾小管和集合管中物质转运的方式

1. 肾小管和集合管重吸收量大并具有高度选择性 与小管液相比，终尿的质和量都发生了很大变化。以体表面积为 $1.73m^2$ 的正常成人来计算，两肾生成的超滤液可达 180L/d，而终尿量仅约 1.5L/d，不足原尿量的 1%，这表明肾小球滤过生成的原尿液约 99% 以上被肾小管和集合管重吸收。

此外，滤过的葡萄糖和氨基酸可全部被重吸收，Na^+、Ca^{2+} 和尿素等则不同程度地被重吸收，而肌酐、H^+ 和 K^+ 等则可被分泌到小管液中而排出体外。可见，尿液的生成除了经过肾小球滤过生成原尿之外，肾小管和集合管上皮细胞还需对小管液中的各种物质进行高度选择性重吸收（selective reabsorption）和主动分泌或排泄，最终形成终尿。

2. 物质转运的方式 肾小管和集合管的物质转运方式有被动转运和主动转运两种。

（1）被动转运 是指不需由代谢直接供能，物质顺电-化学梯度通过上皮细胞的过程，包括单纯扩散、渗透和膜蛋白介导的易化扩散等。浓度差和电位差（电-化学梯度差）是溶质被动重吸收的动力。水的重吸收主要通过水通道蛋白（aquaporin）来完成的，渗透压差是其被重吸收的动力之一。此外，还有一种转运方式是溶剂拖曳，是指当水分子被重吸收时，有些溶质可随着水分子一起被转运。渗透和溶剂拖曳由于转运过程中不需要由代谢供能，故也属于被动转运。

（2）主动转运 是指消耗能量（如 ATP 的分解），使物质逆电-化学梯度移动的跨膜物质转运过程。依其能量来源不同，可分为原发性主动转运和继发性主动转运。

1）原发性主动转运 所需能量由 ATP 或高能磷酸键水解直接提供，其转运能力主要取决于膜上转运体对该物质的亲和性，具有饱和性，包括钠-钾泵（也称钠泵）、氢泵（也称质子泵）和钙泵转运等。

2）继发性主动转运 所需能量不是直接来源于 ATP 或其他高能键的水解，而是来自其他溶质顺电-化学梯度移动所释放的能量，即一种转运体同时转运两种或两种以上的物质，故也称为联合转运。如果多种物质均通过转运体由膜的一侧移向膜的另一侧，称为同向转运，如肾小管上皮细胞通过同向转运的方式将葡萄糖、氨基酸等物质与 Na^+ 一同从小管液中重吸收，还有一种 $Na^+-K^+-2Cl^-$ 同向转运体。如果不同物质转运的方向相反，则称为逆向转运，如 Na^+-H^+、Na^+-K^+ 等逆向转运。在联合转运的情况下，通常至少有一种物质是逆电-化学梯度移动的，其逆电-化学梯度移动所需的能量则是由另一种（或几种）物质的顺电-化学梯度移动提供的。

此外，肾小管上皮细胞还可通过入胞的方式重吸收少量小管液中的小分子蛋白质，此过程消耗能量。

3. 物质转运的途径 肾小管和集合管的上皮细胞呈柱状，面向管腔的细胞膜称为顶端膜，底部及其周壁的细胞膜称为基底侧膜。各种转运体和通道蛋白在顶端膜上和基底侧膜上的分布是不同的，因而顶端膜和基底侧膜对各种物质的转运途径也不同。与肠黏膜上皮细胞吸收肠腔内的各种物质一样，肾小管和集合管的物质转运途径也可分为两种，即跨细胞途径和细胞旁途径实现重吸收。

二、肾小管和集合管中各种物质的重吸收与分泌

（一）Na^+、Cl^- 和水的重吸收

肾小球每天滤过约 500g Na^+，而每天从终尿中排出的 Na^+ 仅 3~5g，这表明约 99% 滤过的 Na^+ 在肾小管和集合管被重吸收。其中，小管液中 65%~70% 的 Na^+、Cl^- 和水在近端小管被重吸收，约 20% 的 NaCl 和约 15% 的水在髓袢被重吸收，约 12% 的 Na^+ 和 Cl^- 和不等量的水则在远曲小管和集合管被重吸收。

1. 近端小管　近端小管是 Na^+、Cl^- 和水重吸收的主要部位，其中约 2/3 在近端小管的前半段经跨细胞途径被重吸收（图 8-7）；约 1/3 在近端小管的后半段经细胞旁途径被重吸收。

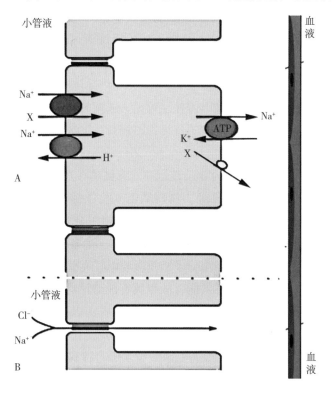

图 8-7　近端小管的物质转运示意图

X 代表葡萄糖，氨基酸，磷酸盐和 Cl^-

（1）近端小管前半段　在近端小管的起始段，Na^+ 进入上皮细胞的过程与 H^+ 的分泌，HCO_3^- 以及一些有机分子如葡萄糖、氨基酸的重吸收相耦联。由于上皮细胞基底侧膜中钠泵的作用，细胞内 Na^+ 浓度维持较低浓度，同时细胞内的负电荷增多，小管液中的 Na^+ 和细胞内的 H^+ 由顶端膜的 Na^+-H^+ 交换体进行逆向转运，H^+ 被分泌到小管液中，而小管液中的 Na^+ 则顺浓度梯度进入上皮细胞内。小管液中的 Na^+ 还可由顶端膜中的 Na^+-葡萄糖同向转运体和 Na^+-氨基酸同向转运体与葡萄糖、氨基酸进行同向转运。在 Na^+ 顺电-化学梯度通过顶端膜进入细胞的同时，也将葡萄糖或氨基酸同向转运而进入细胞内。进入细胞内的 Na^+，再经基底侧膜中的钠泵的作用被泵出细胞，进入周围组织间隙，然后被重吸收入血液。进入细胞内的葡萄糖和氨基酸在基底侧膜则经载体介导的易化扩散方式，转运进入组织间隙和血液循环。由于上皮细胞间存在紧密连接，故组织间液的静水压升高，可促使 Na^+ 和水扩散进入毛细血管而被重吸收。在近端小管前半段，由于 Na^+-H^+ 交换使细胞内的 H^+ 进入小管液，HCO_3^- 和其他离子以联合转运的方式被重吸收，而 Cl^- 却不被重吸收，但该部位水被重吸收，所以小管液中的 Cl^- 浓度高于管周组织间液。

（2）近端小管后半段　在近端小管的后段，上皮细胞顶端膜上存在 Na^+-H^+ 交换和 $Cl^--HCO_3^-$（或其他负离子）交换的逆向转运体，其转运结果使 Na^+ 和 Cl^- 进入细胞内，H^+ 和 HCO_3^- 进入小管液。小管液中的 HCO_3^- 可以 CO_2 的形式重新进入细胞（见后文）。进入细胞内的 Cl^- 与 K^+ 一起由基底侧膜中的 K^+-Cl^- 同向转运体转运至组织间隙，再被吸收入血。

在近端小管的后段，NaCl 的重吸收除了通过跨细胞途径转运外，主要是通过细胞旁途径进行。由于进入近端小管后半段小管液的 Cl^- 浓度较组织间液高 20%～40%，Cl^- 顺浓度梯度经紧密连接进入组织间液（即细胞旁途径）而被重吸收入血。由于 Cl^- 被动扩散进入组织间隙后，小管液中阳离子相对增多，造成管内外电位差，管腔内带正电荷，驱使小管液内的部分 Na^+ 顺电位梯度也通过细胞旁途径被动重吸收。

近端小管对水的重吸收主要是通过水通道蛋白（aquaporin 1，AQP-1）在渗透压差作用下被动进行的。AQP-1 不受血管升压素的调控，主要分布在近端小管上皮细胞顶端膜和基底侧膜，参与超滤液中约65%水的重吸收，具有极高的水渗透通透性，是完成水跨细胞重吸收的主要通道。在近端小管由于 Na^+、HCO_3^-、Cl^-、葡萄糖和氨基酸等被大量重吸收后，降低了小管液的渗透压，提高了组织间液的渗透压。于是，水在这一渗透压差的驱动下经跨细胞途径（通过 AQP-1）和细胞旁途径进入组织间液，然后进入管周毛细血管而被重吸收。因此，近端小管中物质的重吸收为等渗性重吸收，小管液为等渗液，与体内是否缺水无关，因此对尿量的影响较小。

2. 髓袢 髓袢降支细段、升支细段和升支粗段三个节段功能不同。髓袢降支和升支细段有很薄的上皮细胞层，无刷状缘，细胞内几乎没有线粒体，钠泵的活性很低，细胞对 Na^+ 的吸收也极少。其中，升支粗段是 NaCl 在髓袢重吸收的主要部位。

（1）髓袢降支细段 对溶质的通透性很低，但这段小管上皮细胞的顶端膜和基底外侧膜存在大量 AQP-1，对水通透性较高，超滤液中约20%的水经此部位以渗透的方式被重吸收。故小管液在流经髓袢降支细段时，渗透压不断升高。

（2）髓袢升支细段 对水不通透，但对 Na^+ 和 Cl^- 易通透，NaCl 不断通过被动的易化扩散进入组织间液，故小管液在流经髓袢升支细段时，渗透压逐渐降低。

（3）髓袢升支粗段 上皮细胞厚，有很高的代谢活性，对 Na^+、K^+ 和 Cl^- 具有主动重吸收作用，但对水不通透（图8-8）。升支粗段重吸收 Na^+ 的机制是：①升支粗段上皮细胞基底侧膜上的钠钾泵是维持细胞内低 Na^+ 浓度的动力，有助于 Na^+ 的重吸收。②升支粗段中 Na^+ 跨管腔膜的迁移是通过 II 型 Na^+-K^+-$2Cl^-$ 同向转运体（Na^+-K^+-$2Cl^-$ cotransporter type 2，NKCC2）介导的。NKCC2 表达在上皮细胞的顶端膜，同向转运 1 个 Na^+、1 个 K^+ 和 2 个 Cl^- 同向转运进入细胞内。在此过程中，同向转运体利用 Na^+ 顺电-化学梯度移动释放的势能，驱动 K^+ 和 Cl^- 逆电-化学梯度进入细胞。③进入细胞内的 Na^+ 通过基底侧膜中的钠泵泵至组织间液；Cl^- 则顺电-浓度梯度经基底侧膜中的氯通道进入组织间液，也可由 K^+-Cl^- 同向转运体转运入组织间液；而 K^+ 则顺浓度梯度由顶端膜上的 K^+ 通道重新返回小管液中，结果使小管液呈正电位。④K^+ 返回小管内造成小管液的正电位又促进小管液中的 Na^+、K^+ 和 Ca^{2+} 等正离子经细胞旁途径被动重吸收，这一部分重吸收属于被动转运。用毒毛花苷抑制钠泵后，Na^+ 和 Cl^- 的重吸收明显减少；呋塞米（furosemide，也称呋喃苯胺酸或速尿）和依他尼酸（ethacrynic acid，也称利尿酸）抑制 NKCC2 后，能抑制髓袢对 Na^+ 和 Cl^- 的重吸收，是较强的利尿剂（详见第八章第六节）。

髓袢升支粗段对水不通透，故小管液在沿升支粗段流动时，随着小管液中 Na^+、Cl^- 等溶质被重吸收，小管液的渗透压逐渐降低，而管外渗透压却逐渐升高。这种水、盐重吸收分离的现象是尿液稀释和浓缩的重要基础。

3. 远曲小管和集合管 此处对 Na^+、Cl^- 和水的重吸收可根据机体水和盐平衡的状况进行调节。Na^+ 的重吸收主要受醛固酮的调节，水的重吸收则主要受抗利尿激素的调节。

（1）远曲小管 在远曲小管的起始段，小管液中的 Na^+ 和 Cl^- 经顶端膜上存在的 Na^+-Cl^- 同向转运体（Na^+-Cl^- cotransporter，NCC）进行主动重吸收，进入细胞内的 Na^+ 在基底侧膜由钠泵泵出至组织间液（图8-9A）。噻嗪类（thiazide）利尿剂可抑制此处的 NCC，产生利尿作用（详见第八章第六节）。远曲小管起始段的上皮细胞对水仍不通透，因而随着 NaCl 的主动重吸收，使得小管液的渗透压继续降低。

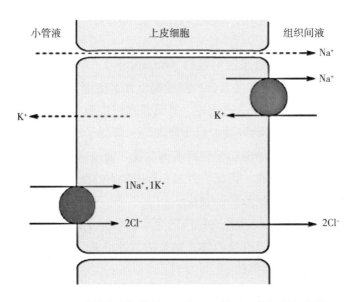

图 8 – 8 髓袢升支粗段对 Na⁺ 和 Cl⁻ 的重吸收机制示意图

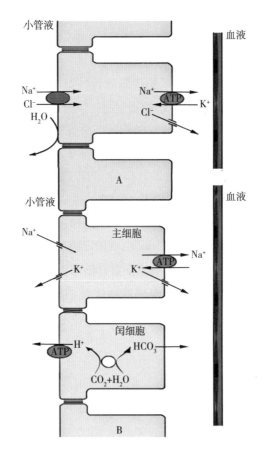

图 8 – 9 远曲小管和集合管重吸收 NaCl、分泌 K⁺ 和 H⁺ 示意图

A 远曲小管的始段 NaCl 的重吸收机制；

B 远曲小管后段和集合管的物质转运（CA：碳酸酐酶）

（2）集合管 远曲小管后段和集合管的上皮细胞有两种不同类型的细胞，即主细胞（principal cell）和闰细胞（intercalated cell）。主细胞重吸收 NaCl 和水，分泌 K⁺。闰细胞主要分泌 H⁺，但也涉及 K⁺ 的重吸收（图 8 – 9B）。主细胞基底侧膜上的钠泵活动可维持细胞内低 Na⁺ 浓度，并促使小管液中的 Na⁺

经顶端膜上皮钠通道（epithelial sodium channel，$E_{Na}C$）进入细胞内。由于 Na^+ 的重吸收，小管液呈负电位，这又驱使小管液中的 Cl^- 经细胞旁途径而被重吸收，也成为 K^+ 从细胞内分泌入小管腔的动力。利尿剂阿米洛利（amiloride）可抑制此处的 $E_{Na}C$，既可抑制 Na^+ 的重吸收，又能减少 Cl^- 经细胞旁途径的被动转运，从而产生利尿作用（详见第八章第六节）。远曲小管和集合管上皮细胞的紧密连接对 Na^+、K^+、Cl^- 等的通透性较低，因此这些离子不易透过该部位返回小管液。

超滤液中的水约 14% 在远曲小管和集合管被重吸收。远曲小管和集合管对水的重吸收量取决于主细胞对水的通透性。目前证实在主细胞顶端膜和胞质中的囊泡内含水通道蛋白 2（aquaporin 2，AQP - 2），而在基底侧膜中则有 AQP - 3 和 AQP - 4 分布。该段上皮细胞对水的通透性主要取决于顶端膜上 AQP - 2 的数量，抗利尿激素参与这一调节过程，对机体水平衡的调节起重要作用。

（二）HCO_3^- 的重吸收与 H^+ 的分泌

在一般膳食情况下，代谢产生的酸性产物多于碱性产物。代谢产生的挥发性酸（CO_2）主要以气体的形式经肺排出。肾脏通过对 HCO_3^- 的重吸收、分泌 H^+ 以及分泌氨，在排出固定酸和维持机体的酸碱平衡中起重要作用。

1. 近端小管 在正常情况下，从肾小球滤过的 HCO_3^- 有 80% ~90% 在近端小管被重吸收。血浆中的 HCO_3^- 主要以 $NaHCO_3$ 的形式存在，当滤出至肾小囊后，解离为 Na^+ 和 HCO_3^-。前已述，近端小管上皮细胞通过 $Na^+ - H^+$ 逆向交换分泌 H^+，使 Na^+ 顺电 - 化学梯度进入细胞，同时将细胞内的 H^+ 逆电 - 化学梯度转运至小管腔。进入小管液的 H^+ 与 HCO_3^- 在上皮细胞顶端膜表面存在的碳酸酐酶的催化下结合为 H_2CO_3，并迅速解离成 CO_2 和水。近端小管重吸收 HCO_3^- 的机制如图 8 - 10 所示。CO_2 很快以单纯扩散的方式通过顶端膜进入上皮细胞内。在细胞内，CO_2 和水又在碳酸酐酶的催化下再结合形成 H_2CO_3，随后又迅速解离成 H^+ 和 HCO_3^-。H^+ 通过顶端膜上的 $Na^+ - H^+$ 逆向交换体被分泌进入小管液，再次与 HCO_3^- 结合形成 H_2CO_3。细胞内的 HCO_3^- 并不能以简单的被动转运方式通过基底侧膜。大部分 HCO_3^- 与其他离子（$Na^+ - HCO_3^-$）通过基底侧膜的同向转运体转运至组织间液；小部分则通过 $Cl^- - HCO_3^-$ 逆向交换的方式转运至组织间液。由此可见，近端小管重吸收 HCO_3^- 是以 CO_2 的形式进行的，故 HCO_3^- 的重吸收优先于 Cl^- 的重吸收，这对于维持体内酸碱平衡具有重要的意义。

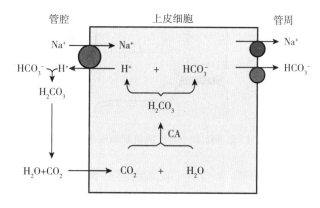

图 8 - 10 近端小管重吸收 HCO_3^- 的细胞机制示意图（CA：碳酸酐酶）

此外，小部分 H^+ 可由近端小管顶端膜上的质子泵（$H^+ - ATP$ 酶）主动分泌入管腔。近端小管是分泌 H^+ 的主要部位，并以 $Na^+ - H^+$ 逆向交换的方式为主。

2. 髓袢 髓袢对 HCO_3^- 的重吸收主要发生在升支粗段，其机制与近端小管大致相同。

3. 远曲小管 远曲小管上皮细胞通过 $Na^+ - H^+$ 逆向交换，参与 HCO_3^- 的重吸收。

4. 集合管 集合管的闰细胞分为 A 型、B 型和非 A 非 B 型三种。其中 A 型闰细胞可主动分泌 H^+，细胞的顶端膜上存在两种质子泵，一种是氢泵（即 $H^+ - ATP$ 酶），另一种为 $H^+ - K^+$ 逆向交换体（即 $H^+, K^+ - ATP$ 酶），两者均可将细胞内的 H^+ 泵入小管液中。泵入小管液中的 H^+ 发生的反应有三类：① 与 HCO_3^- 结合，形成 H_2O 和 CO_2；② 与 HPO_4^{2-} 反应，生成 $H_2PO_4^-$；③ 还可与 NH_3 反应生成 NH_4^+，从而降低小管液中的 H^+ 浓度。在肾小管和集合管，H^+ 分泌的量与小管液的酸碱度有关。小管液 pH 降低时，H^+ 的分泌减少。当小管液 pH 降至 4.5 时，H^+ 的分泌便停止。

肾小管和集合管上皮细胞的碳酸酐酶活性受 pH 的影响，当 pH 降低时，其活性增加，可生成更多的 H^+，有利于肾的排 H^+ 保碱。碳酸酐酶抑制剂，如乙酰唑胺（acetazolamide）可通过抑制碳酸酐酶的活性而减少 $Na^+ - H^+$ 逆向交换，故可抑制 H^+ 的分泌，减少 Na^+ 和 HCO_3^- 的重吸收（详见第八章第六节）。

（三）NH_3 和 NH_4^+ 的分泌与 H^+ 和 HCO_3^- 转运的关系

近端小管、髓袢升支粗段和远端小管上皮细胞内的谷氨酰胺在谷氨酰胺酶脱氨基的作用下，生成谷氨酸根和 NH_4^+；谷氨酸根在谷氨酸脱氢酶作用下生成 α - 酮戊二酸和第二个 NH_4^+；α - 酮戊二酸又可生成 2 分子 HCO_3^-。在这一反应过程中，谷氨酰胺酶是生成 NH_4^+ 的限速酶。在细胞内，生成的 NH_4^+ 与 $NH_3 + H^+$ 两种形式处于一定的平衡状态。NH_4^+ 通过上皮细胞顶端膜上的 $Na^+ - H^+$ 逆向交换体被分泌进入小管液，其机制是由 NH_4^+ 替代 H^+。NH_3 是脂溶性分子，可直接以单纯扩散的方式进入小管腔，也可通过基底侧膜进入组织间液。而 HCO_3^- 与 Na^+ 则一同跨过基底侧膜进入组织间液。因此，1 分子谷氨酰胺被代谢时，可生成 2 个 NH_4^+ 进入小管液，同时回收 2 个 HCO_3^-。这一反应过程主要发生在近端小管（图 8 - 11）。

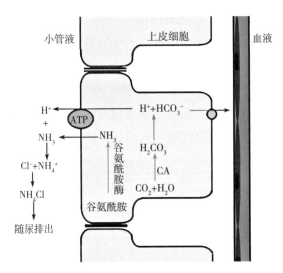

图 8 - 11　肾小管分泌 H^+ 和 NH_3 和 NH_4^+ 的机制和作用示意图（CA：碳酸酐酶）

在集合管，氨的分泌机制有所不同。集合管上皮细胞膜对 NH_3 有很好的通透性，而对 NH_4^+ 的通透性则较低，同时集合管上皮细胞通过 $H^+ - ATP$ 酶将 H^+ 分泌到小管腔内，小管内液体呈酸性，故细胞内生成的 NH_3 以扩散方式进入小管液，并与小管液中的 H^+ 结合形成 NH_4^+，随尿排出体外。在这一反应过程中，尿中每排出 1 个 NH_4^+，可有 1 个 HCO_3^- 被重吸收回血液。

NH_3 的分泌与 H^+ 的分泌密切相关。如果集合管分泌 H^+ 的过程被抑制，则尿中排出的 NH_4^+ 也减少。在生理情况下，肾脏分泌的 H^+ 约有 50% 由 NH_3 缓冲。慢性酸中毒时可刺激肾小管和集合管上皮细胞谷氨酰胺的代谢，增加 NH_3 和 NH_4^+ 的排泄和生成 HCO_3^-。可见，NH_3 的分泌对于肾脏调节体内酸碱平衡也具有重要的意义。

（四）K⁺的重吸收和分泌

小管液中的 K^+ 有65%～70%在近端小管被重吸收，25%～30%在髓袢升支粗段被重吸收，K^+ 在这些部位的重吸收比例是相对固定的，但目前对 K^+ 重吸收的机制未完全了解。在远端小管和集合管则同时有 K^+ 的重吸收和分泌，并受多种因素的调节而改变其重吸收和分泌的速率。

远端小管后半段和集合管的上皮细胞中90%是主细胞，主细胞分泌 K^+ 与 Na^+ 的主动重吸收密切联系。主细胞内 K^+ 的浓度较高，顶端膜对 K^+ 有通透性，K^+ 可顺电–化学梯度通过肾脏钾通道（renal potassium channel）进入小管液，此即 K^+ 的分泌过程。这是因为基底侧膜上的钠泵将 Na^+ 泵出细胞的同时，将组织间液的 K^+ 泵入细胞，形成上皮细胞内高 K^+ 的缘故。另一方面，由于 Na^+ 的主动重吸收使得小管液呈负电位，这也为 K^+ 向小管液中扩散提供了电位梯度驱动力。

肾脏对 K^+ 的排出量主要取决于远端小管和集合管上皮细胞 K^+ 的分泌量。凡能影响主细胞基底侧膜上钠泵活性、跨顶端膜 K^+ 的浓度差和管内外电位差，以及肾脏钾通道开放程度的因素，都能影响 K^+ 的分泌。例如，上皮细胞与小管液间电位差会影响 K^+ 分泌，小管液中的正电位是 K^+ 扩散的阻力，而小管液负电位值增大可增加 K^+ 扩散的驱动力，使 K^+ 的分泌增加。另外，阿米洛利可抑制上皮细胞顶端膜上的 Na^+ 通道，减少 Na^+ 的重吸收，使主细胞顶端膜内外电位差增大，因此在减少 Na^+ 重吸收的同时，也减少了 K^+ 的分泌，故称为保钾利尿剂（potassium – sparing diuretic）。在血量增加或应用利尿剂等情况下，远端小管液流量增大，分泌入小管液中的 K^+ 可被快速带走，由于小管液中 K^+ 浓度大大降低，细胞内的 K^+ 向小管液扩散的驱动力就增大，故有利于 K^+ 的分泌，这类利尿剂也称排钾利尿剂，使用时要注意机体血钾的水平。

此外，K^+ 的分泌还与肾小管分泌 H^+ 的活动有关。在近端小管顶端膜上除有 $Na^+–H^+$ 交换外，还有 $Na^+–K^+$ 交换，两者之间存在竞争性抑制关系。当发生酸中毒时，小管液中的 H^+ 浓度增高，于是 $Na^+–H^+$ 交换加强，而 $Na^+–K^+$ 交换则受抑制，从而造成血 K^+ 浓度升高。相反，在发生碱中毒或用乙酰唑胺抑制碳酸酐酶时，上皮细胞内 H^+ 生成减少，于是 $Na^+–H^+$ 交换减弱，而 $Na^+–K^+$ 交换加强，这可能导致血 K^+ 浓度降低。

（五）葡萄糖和氨基酸的重吸收

肾小囊超滤液中的葡萄糖浓度与血浆相等，但正常情况下，终尿中几乎不含葡萄糖，表明葡萄糖全部被重吸收。微穿刺实验证明，经肾小球滤过的葡萄糖仅限于近端小管，特别是近端小管的前半段被重吸收。已如前述，小管液中的葡萄糖是通过近端小管上皮细胞顶端膜上的 Na^+–葡萄糖同向转运体，以继发性主动转运的方式被转入细胞的。进入细胞内的葡萄糖则由基底侧膜中的葡萄糖转运体2（glucose transporter 2，GLUT2）以易化扩散的方式转运至组织间液，被重吸收回血液。

近端小管对葡萄糖的重吸收是有一定限度的。当血糖浓度达约180mg/100ml时，有一部分肾小管对葡萄糖的吸收已达极限，尿中开始出现葡萄糖，此时的血浆葡萄糖浓度称为肾糖阈（renal glucose threshold）。不同肾单位的肾糖阈并不完全相同。当血糖浓度继续升高时，尿中葡萄糖含量亦随之增高；当血糖浓度升至约300mg/100ml时，全部肾单位对葡萄糖的重吸收均已达到或超过近曲小管对葡萄糖的最大转运率（maximal rate of glucose transport），此时每分钟葡萄糖的滤过量达两肾葡萄糖重吸收的极限，尿糖排出率则随血糖浓度升高而增加。正常人两肾的葡萄糖重吸收的极限量，在体表面积为 $1.73m^2$ 的个体，男性平均为375mg/min，女性平均为300mg/min。

和葡萄糖一样，由肾小球滤过的氨基酸也主要在近端小管前半段被重吸收，也是与 Na^+ 重吸收相耦联，其重吸收的方式也是继发性主动转运，即 Na^+ 与氨基酸同向转运，但有多种类型的氨基酸转运体。

（六）钙的重吸收与排泄

血浆 Ca^{2+} 约50%呈游离状态，其余部分与血浆蛋白结合。经肾小球滤过的 Ca^{2+}，约70%在近端小管被重吸收，与 Na^+ 的重吸收平行；20% 在髓袢，9% 在远端小管和集合管被重吸收，不到 1% 的 Ca^{2+} 随终尿排出体外。

近端小管对 Ca^{2+} 的重吸收，约 20% 经跨细胞途径被重吸收。由于上皮细胞内的 Ca^{2+} 浓度远低于小管液，且细胞内电位相对小管液为负，故此电化学梯度差驱使 Ca^{2+} 从小管液扩散进入上皮细胞内，细胞内的 Ca^{2+} 则由基底侧膜中的钙泵和 Na^+–Ca^{2+} 交换体逆电–化学梯度转运出细胞。约 80% 由溶剂拖曳的方式经细胞旁途经进入组织间液。溶剂拖曳（solvent drag）是指当水分子通过渗透被重吸收时有些溶质可随水分子一起被转运，小管液的相对正电位也有利于 Ca^{2+} 经细胞旁途径的重吸收。

在髓袢，仅升支粗段能重吸收 Ca^{2+}，髓袢降支细段和升支细段对 Ca^{2+} 均不通透。升支粗段小管液为正电位，该段对 Ca^{2+} 也有通透性，故可能存在被动重吸收，也存在主动重吸收。

在远端小管和集合管，小管液为负电位，故 Ca^{2+} 的重吸收是跨细胞途径的主动转运过程。

（七）其他一些代谢产物和进入体内的异物的排泄

体内的其他代谢产物如肌酐，既可从肾小球滤过，又可经小管和集合管分泌和重吸收（少量）；进入体内的青霉素、酚红和一些利尿剂（如呋塞米等）由于与血浆蛋白结合，不能被肾小球滤过，但可在近端小管被主动分泌进入小管液中而被排出。进入体内的酚红，94% 由近端小管主动分泌进入小管液中并随尿液排出。因此，检测尿中酚红的排泄量可作为判断近端小管排泄功能的粗略指标。

三、影响肾小管和集合管重吸收与分泌的因素

（一）小管液中溶质的浓度

肾小管和集合管小管液和上皮细胞之间的渗透浓度梯度可以影响水的重吸收。如果小管液中某些溶质因未被重吸收而留在小管液中时，可使小管液溶质浓度升高，由于渗透作用而对抗肾小管对水的重吸收，使一部分水保留在小管腔内，这种现象称为渗透性利尿（osmotic diuresis）。例如，糖尿病患者的多尿，就是由于血糖浓度升高而使超滤液中的葡萄糖量超过近端小管对葡萄糖的最大转运率，造成小管液溶质浓度升高，渗透压因而升高，使水的重吸收减少，结果不仅尿液中出现葡萄糖，而且尿量增加。

临床上常利用渗透性利尿的原理，使用一些可经肾小球自由滤过但又不被肾小管重吸收的物质，如甘露醇（mannitol）和山梨醇（sorbitol）等，可增加小管液中溶质的浓度，产生渗透性利尿的效应，可用作脱水药，从而用于治疗脑水肿和青光眼等，以降低颅内压和眼内压，也可用于心肾功能正常的水肿、少尿以及预防肾衰竭（详见第八章第六节）。

（二）球–管平衡

近端小管对溶质（特别是 Na^+）和水的重吸收随肾小球滤过率的变化而改变，即当肾小球滤过率增大时，近端小管对 Na^+ 和水的重吸收率也增大；而肾小球滤过率减少时，近端小管对 Na^+ 和水的重吸收率也减少。实验证明，不论肾小球滤过率增大或减小，近端小管中 Na^+ 和水的重吸收率始终占肾小球滤过率的 65%～70%，这称为近端小管的定比重吸收，这种定比重吸收的现象称为球–管平衡（glomerulotubular balance）。其生理意义在于使终尿量不致因肾小球滤过率的增减而出现大幅度的变动。

目前认为，球–管平衡现象的产生机制主要与肾小管周围毛细血管血压以及血浆胶体渗透压的变化有关。近端小管周围毛细血管内的血液直接来源于肾小球的出球小动脉，假定肾血流量不变而 GFR 增加时（例如出球小动脉阻力增加而入球小动脉阻力不变），则由出球小动脉进入近端小管周围毛细血管的血量就会减少，毛细血管血压下降，而血浆胶体渗透压就会升高，这些改变都有利于近端小管对 Na^+ 和水的重吸收；反之，当肾血流量不变而 GFR 减少时，则发生相反的变化，近端小管对 Na^+ 和水的重吸收量便减少。所以，无论 GFR 增加还是减少，近端小管对 Na^+ 和水重吸收的百分率基本保持不变。

球－管平衡的生理意义在于保持尿量和尿钠排出量的相对稳定。例如，当 GFR 为 125ml/min 时，近端小管重吸收约 87.5ml/min，流向肾小管远端的液量约 37.5ml/min，终尿量约 1ml/min。如果没有球管平衡，则当 GFR 增至 126ml/min 时（仅增加 0.8%），终尿量就会是 2ml/min（尿量增加一倍），尿 Na^+ 的排出量也增加 1 倍。球－管平衡在某些情况下可被破坏，如前述渗透性利尿的情况下，虽然 GFR 不变，但近端小管重吸收明显减少，尿量和尿 Na^+ 排出明显增多。

第四节　尿生成的调节

在正常情况下，肾脏通过自身调节机制保持肾血流量相对稳定，从而使肾小球滤过率和终尿的生成量保持相对恒定。此外，在整体状态下，尿生成的全过程，包括肾小球的滤过、肾小管和集合管的重吸收和分泌，都受神经和体液因素的调节。其中影响肾小球滤过的因素前已论述，以下重点介绍调节肾小管和集合管的重吸收及分泌的因素。

一、神经调节

肾交感神经在肾脏内不仅支配肾血管，还支配肾小管上皮细胞和球旁细胞，对肾小管的支配以近端小管、髓袢升支粗段和远端小管为主。

肾交感神经兴奋时，释放去甲肾上腺素，通过下列方式调节尿液的生成：①与肾脏血管平滑肌 α 受体相结合，引起肾血管收缩而减少肾血流量。由于入球小动脉比出球小动脉收缩更明显，使肾小球毛细血管血浆流量减少，毛细血管血压下降，肾小球滤过率下降。②通过激活 β 受体，使球旁器的球旁细胞释放肾素，导致循环血液中和醛固酮浓度增加，增加肾小管对水和 NaCl 的重吸收，使尿量减少。③与 α_1 肾上腺素能受体结合，刺激近端小管和髓袢（主要是近端小管）对 Na^+、Cl^- 和水的重吸收。这一效应可被 α_1 肾上腺素能受体拮抗剂哌唑嗪所阻断。

肾交感神经活动受许多因素的影响。例如循环血量增加，可以通过心肺感受器反射（也称容量感受性反射），抑制交感神经的活动，尤其以肾交感神经活动的抑制最为显著，导致肾血流量增加，肾脏排钠和排水增多。例如动脉血压增高，则可以通过压力感受器反射，减弱交感神经活动。当机体出现功能紊乱，如严重失血时，肾交感神经兴奋，传出冲动使肾小球滤过率减少，以保证重要器官的血供。

二、体液调节

（一）抗利尿激素

1. 生理作用　血管升压素（vasopressin，VP）也称抗利尿激素（antidiuretic hormone，ADH），是一种九肽神经激素。在人和某些哺乳动物，其第八位氨基酸残基为精氨酸，故又称精氨酸血管升压素（arginine vasopressin，AVP）。它由位于下丘脑视上核和室旁核的神经内分泌细胞所合成。合成的激素被包裹在囊泡中，沿下丘脑－垂体束的轴突被转运并储存在神经垂体中。当视上核神经细胞受到刺激发生兴奋时，冲动沿下丘脑－垂体束传到末梢，使其释放进入血液循环。

ADH 的受体有 V_1 和 V_2 两种。V_1 受体主要分布于血管平滑肌的细胞膜表面，被激活后可引起平滑肌收缩，血流阻力增大，血压升高。V_2 受体主要分布在肾脏曲小管和集合管主细胞的基底侧膜上，属于 G 蛋白耦联受体，被激活后可促进胞质内的 AQP－2 镶嵌到上皮细胞的顶端膜上，形成水通道，从而增加顶端膜对小管液中水的通透性，促进其重吸收，浓缩尿液。

AQP－2 是调节肾脏集合管对水通透性的关键蛋白，主要受 ADH 调节。其调节机制如下：①ADH 与肾脏主细胞基底侧膜 V_2 受体结合，促使细胞内含有 AQP－2 的囊泡转移并镶嵌到细胞的顶端膜，从而使顶端膜对水的通透性增加。小管液中的水被重吸收进入细胞后，随即通过表达在基底侧膜的 AQP-3 和 AQP-4 的作用，进入组织间隙，最后被重吸收进入血液循环（图 8-12）。这个过程可以在几分钟内发生，持续几个小时。一旦刺激消失，AQP-2 通过形成囊泡载体，重新返回到胞质中，降低膜对水的通透性。②ADH 水平升高后，也可以通过长期调节（几个小时到几天的时间）机制，促进 AQP-2 基因的转录及蛋白的合成。因此，ADH 通过调节集合管主细胞 AQP-2 的蛋白表达量和转位，调节集合管对水的重吸收，从而影响尿量和尿渗透压。

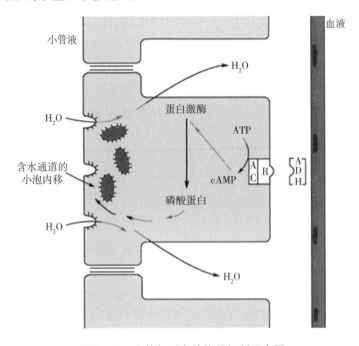

图 8-12　血管加压素的作用机制示意图

当 ADH 合成和释放减少，如创伤或者手术引起的下丘脑损伤，或 X 染色体连锁的肾性尿崩症中集合管主细胞的 V_2 受体出现缺陷，都可以使集合管对水的重吸收减少，尿量明显增加，尿渗透压降低。

2. 分泌调节　ADH 的释放受多重因素的调节和影响，其中最重要的刺激是血浆晶体渗透压和循环血量以及动脉血压的改变。

（1）血浆晶体渗透压的改变　在正常生理状态下，血浆晶体渗透压是调节 ADH 分泌最重要的因素。目前研究证实，下丘脑第三脑室的室周器有一些细胞对细胞外液渗透浓度的变化敏感，称为渗透压感受器（osmoreceptor）。血浆晶体渗透压的改变，通过刺激渗透压感受器，可引起 ADH 的分泌量发生变化。渗透压感受器对 Na^+ 和 Cl^- 形成的渗透压变化最为敏感，但对葡萄糖或尿素的敏感性较弱。静脉注射甘露醇和蔗糖也能刺激渗透压感受器，引起 ADH 分泌增多。渗透压感受器对血浆晶体渗透压的变化十分敏感，只要血浆晶体渗透压有 1%~2% 的轻微改变，即可以引起反应，使 ADH 分泌发生变化。

当机体大量出汗、严重腹泻、剧烈呕吐、高热等导致机体失水多于溶质的丢失时，血浆晶体渗透压升高，对视上核及其周围区域渗透压感受器的刺激增强，使神经垂体释放 ADH 增多，促进远曲小管和集合管管腔膜对水的通透性，水的重吸收增多，尿液浓缩，尿量减少。

反之，当大量饮清水后，血液被稀释，血浆晶体渗透压降低，引起 ADH 分泌减少，远曲小管和集合管对水的重吸收减少，使尿液稀释，尿量增加。例如一次饮 1000ml 清水后，约过 30 分钟尿量就开始增加，1 小时末尿量可达最高峰，2~3 小时后尿量恢复到原水平。如果饮 1000ml 生理盐水，则排尿量不出现饮清水后尿量显著增多的变化（图 8-13）。这种大量饮用清水后引起尿量增多的现象，称为水利尿（water diuresis）。这是临床上检测肾的稀释功能的常用方法之一。

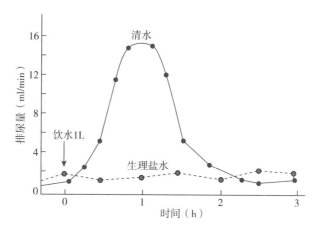

图 8 - 13　水利尿示意图

一次饮 1L 清水（实线）和饮 1L 等渗盐水（虚线）后的排尿率，箭头表示饮水时间

水利尿的原理和第三节讨论的渗透性利尿有所不同。在水利尿的情况下，近端小管对于水的重吸收是正常的，尿量增多的原因是由于集合管对于水的重吸收明显减少；而在渗透性利尿的情况下，则是近端小管和髓袢中水的重吸收明显减少，因此尿量的增加更为明显。

（2）循环血量的改变　循环血量的变化可以反射性地影响 ADH 的分泌。当循环血量减少时，静脉回心血量减少，对心肺感受器的刺激减弱，经迷走神经传入至下丘脑的冲动减少，对 ADH 释放的紧张性抑制作用减弱或消失，故 ADH 释放增加；反之，当循环血量增多时，静脉回心血量增加，可刺激心肺感受器，反射性抑制 ADH 的释放。动脉血压的改变也可通过压力感受性反射对 ADH 的释放进行调节。当动脉血压在正常范围时（平均动脉压约为 100mmHg），压力感受器的传入冲动对 ADH 的释放起紧张性抑制作用。但当动脉血压低于正常水平时，这种紧张性抑制作用减弱，ADH 释放增加。

在对 ADH 释放的调节中，心肺感受器和压力感受器对相应刺激的敏感性要比渗透压感受器低，一般需要循环血量或动脉血压降低 5% ~ 10% 以上时，才能刺激 ADH 释放。但当循环血量或动脉血压降低时，可降低引起 ADH 释放的血浆晶体渗透浓度阈，即提高渗透压感受器对相应刺激的敏感度；反之，当循环血量或动脉血压升高时，可升高引起 ADH 释放的血浆晶体渗透压浓度阈，即降低渗透压感受器的敏感度。

3. 其他因素　恶心是引起 ADH 分泌的有效刺激；疼痛、窒息、应激刺激、低血糖和血管紧张素Ⅱ等均可刺激 ADH 分泌；某些药物，如烟碱和吗啡等，也能刺激 ADH 分泌；乙醇则可抑制 ADH 分泌，故饮酒后尿量可增加。

（二）肾素 - 血管紧张素 - 醛固酮系统

肾素主要由球旁器的球旁细胞合成、储存和释放，是一种蛋白水解酶，可以催化血浆中的血管紧张素原转变为血管紧张素Ⅰ（十肽）。在血浆和组织中，特别是肺组织中存在着丰富的血管紧张素转换酶，可使血管紧张素Ⅰ在降解生成血管紧张素Ⅱ（Ang Ⅱ，八肽）。体内刺激肾上腺皮质球状带合成和分泌醛固酮的主要物质就是血管紧张素Ⅱ，这一系统称为肾素 - 血管紧张素 - 醛固酮系统（RAAS）。

1. 肾素分泌的调节　RAAS 对尿生成的调节作用是通过机体对肾素分泌的调节来实现的，肾素的分泌受多方面因素的调节，包括肾内机制、神经和体液机制。

（1）肾内机制　肾内机制是指可在肾内完成的调节，也就是肾内自身调节机制，主要有两种感受器与肾素的分泌调节有关。①牵张感受器：位于入球小动脉的牵张感受器能感受肾动脉的灌注压（对动脉壁的牵张程度）。当肾动脉灌注压降低时，入球小动脉管壁受牵拉的刺激减弱，从而激活牵张感受器，可刺激肾素释放；反之则减少。②致密斑：位于远曲小管起始部的致密斑能感受流经该处小管液中的

NaCl 含量。当肾小球滤过率减少或其他原因导致流经致密斑的小管液中 NaCl 的含量减少时，于是激活了致密斑，进而促进肾素的分泌增加；反之则肾素释放减少。

（2）神经机制　肾交感神经兴奋时其末梢释放去甲肾上腺素，后者可直接作用于球旁细胞膜上的 β 肾上腺素能受体，可直接促进肾素释放增加。如急性大失血、血量减少、血压下降等可反射性兴奋肾交感神经，从而使肾素释放增加。

（3）体液机制　循环血液中的儿茶酚胺（例如肾上腺素和去甲肾上腺素），肾内合成的 PGE_2 和 PGI_2 均可刺激球旁细胞，促进肾素释放增加，低盐饮食也可显著增加肾素表达水平。而 Ang Ⅱ、ADH、心房钠尿肽、内皮素和 NO 则对肾素的释放具有抑制作用。

2. 血管紧张素Ⅱ调节尿生成的功能　Ang Ⅱ 对尿生成的调节包括下面几个方面。

（1）促进近端小管对 Na^+ 的重吸收　Ang Ⅱ 在生理浓度时可通过作用于近端小管上皮细胞顶端膜上的血管紧张素受体，加强膜两侧的 $H^+ - Na^+$ 交换，从而直接促进 Na^+ 的重吸收，也可通过影响肾血流动力学，即通过收缩出球小动脉为主（见后）而引起肾小球毛细血管血压升高，使滤过增加。这样，在近端小管周围毛细血管内血压较低而血浆胶体渗透压较高，从而间接促进近端小管的重吸收。

（2）对肾小球滤过率的影响　Ang Ⅱ 可以引起肾小动脉的收缩，降低肾血流量。在 Ang Ⅱ 浓度较低时，由于出球小动脉对 Ang Ⅱ 的敏感性高于入球小动脉，Ang Ⅱ 主要引起出球小动脉收缩，肾血流量减少，而肾小球毛细血管血压却升高，故肾小球滤过率变化不大。在 Ang Ⅱ 浓度较高时，不仅引起出球小动脉收缩，同时也引起入球小动脉强烈收缩，则肾小球毛细血管血压降低，肾小球滤过率减小。Ang Ⅱ 还能引起系膜细胞收缩，K_f 值减小，也可使肾小球滤过率降低。当肾动脉血压降低时，肾内局部 Ang Ⅱ 生成增加，由于出球小动脉收缩明显，故滤过分数增加，肾小球滤过率能维持正常，这是肾小球滤过率自身调节的机制之一。

（3）促进肾上腺皮质合成和释放醛固酮　Ang Ⅱ 作用于肾上腺皮质球状带细胞，可刺激后者合成和释放醛固酮，进而刺激远端小管和集合管上皮细胞重吸收 Na^+，并分泌 K^+。

（4）在入球小动脉，血管紧张素Ⅱ可使血管平滑肌生成 PGI_2 和 NO，而这些物质又能减弱血管紧张素Ⅱ的缩血管作用。

3. 醛固酮的功能　醛固酮是由肾上腺皮质球状带细胞合成和分泌的一种激素，主要受 Ang Ⅱ 和血浆 Na^+、K^+ 浓度的负反馈调节。其作用主要是促进肾远曲小管和集合管的上皮细胞对 Na^+、Cl^-、水的重吸收，同时促进分泌排泄 H^+、K^+。其机制是醛固酮进入远曲小管和集合管上皮细胞胞质后，与胞质内受体结合，形成激素–受体复合物。激素–受体复合物穿过核膜进入核内，通过基因调节机制，生成多种醛固酮诱导蛋白。这些效应主要包括：①增强顶端膜上的功能性钠通道。顶端膜上皮钠通道 $E_{Na}C$ 的开放，有利于小管液中的 Na^+ 向细胞内扩散。②增强基底侧膜上 Na^+,$K^+ -$ ATP 酶的活性。线粒体中合成 ATP 的酶，有利于 ATP 的生成，为基底侧膜钠泵提供生物能。③增强基底侧膜上 Na^+,$K^+ -$ ATP 酶的合成。基底侧膜上的钠泵，加速将 Na^+ 泵出细胞和 K^+ 泵入细胞，增大细胞内与小管液之间的 K^+ 浓度差，有利于促进 K^+ 的分泌。④开放顶端膜上的钾通道。顶端膜上的钾通道的开放，有利于促进细胞内的 K^+ 进入小管液，即增加 K^+ 的分泌。由于 Na^+ 的重吸收，小管腔呈负电位，也有利于 K^+ 的分泌，同时有利于 Cl^- 和水的重吸收（图 8 – 14）。

总之，当体内细胞外液量和（或）循环血量不足，或动脉血压明显下降时，交感神经兴奋，肾上腺髓质激素（儿茶酚胺）释放增多，肾血流量减少均可通过以上各种机制（包括肾内机制、神经和体液机制）刺激肾素释放，通过 RAAS 的激活，使细胞外液量和（或）循环血量以及动脉血压得以恢复正常，所以，这一调节属于负反馈调节。

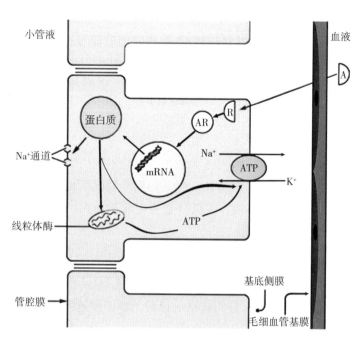

图 8 – 14　醛固酮作用机制示意图

（三）心房钠尿肽

心房钠尿肽（atrial natriuretic peptide，ANP）是由心房肌细胞合成并释放的一种含 28 个氨基酸残基的肽类激素。当血容量增加时，静脉回心血量增加，心房壁受到的牵拉程度增大（例如血量过多、头低足高位、中心静脉压升高和身体浸入水中等），可刺激心房肌细胞合成和释放心房钠尿肽。此外，乙酰胆碱、去甲肾上腺素、降钙素基因相关肽（CGRP）、ADH 和高钾血症也能刺激心房钠尿肽的释放。心房钠尿肽的主要作用是使血管平滑肌舒张和促进肾脏排钠和排水。心房钠尿肽对肾脏的作用主要有以下几个方面。

1. 增加肾小球滤过率　心房钠尿肽能使血管平滑肌胞质中的 Ca^{2+} 浓度下降，使入球小动脉和出球小动脉舒张，尤其以入球小动脉舒张为主，并可使滤过分数增加，因此肾小球滤过率增大。此外，心房钠尿肽还能使系膜细胞舒张，导致 K_f 值增大。

2. 抑制集合管对 Na^+ 的重吸收　心房钠尿肽可通过第二信使 cGMP 使集合管上皮细胞顶端膜中的钠通道关闭，从而抑制 Na^+ 的重吸收，水的重吸收也随之减少。

3. 对其他激素的影响　心房钠尿肽还能抑制肾素、醛固酮和 ADH 的合成和分泌，导致 Na^+ 的重吸收减少、排出量增加。

（四）其他因素

肾脏可生成多种局部激素，影响肾自身的血流动力学和肾小管的功能，如缓激肽可使肾小动脉舒张，抑制集合管对 Na^+ 和水的重吸收；NO 可对抗 Ang II 和去甲肾上腺素的缩血管作用；PGE_2 和 PGI_2 能舒张小动脉，增加肾血流量，抑制近端小管和髓袢升支粗段对 Na^+ 的重吸收，导致尿钠排出量增加，且可对抗 ADH，使尿量增加和刺激球旁细胞释放肾素。

三、尿生成调节的生理意义

（一）在保持机体水平衡中的作用

人体的水分摄入主要是通过消化道摄入的方式进行，但最终从消化道排出的水分量并不多。此外，人体的皮肤是散发水分的重要途径之一，但是这也与个人体质以及运动量的多少密切相关。因此最为稳定的排出水分的方式是通过肾小球的滤过、肾小管和集合管的重吸收和分泌来调节。而上述三大过程，又处于肾脏自身调节、神经调节和体液调节的精细调控之中，其中血管升压素在调节肾排水中所起的作用最为重要。

（二）在保持机体电解质平衡中的作用

1. 维持 Na⁺ 和 K⁺ 的平衡 对于人体来说，钠和钾是两个非常重要的电解质。而肾脏通过尿生成的调节，也间接维持了体内的钠钾平衡。其中对于调节钠、钾最重要的激素是醛固酮。醛固酮起到保钠排钾的作用。心房钠尿肽也有调节钠钾平衡的作用，但其作用与醛固酮相反。

2. 维持 Ca²⁺ 的平衡 对于钙平衡来说，大部分是重吸收回体内，随尿液排出的钙不足 1%。对于尿钙的调节，主要受甲状旁腺激素的影响。

（三）在维持机体酸碱平衡中的作用

细胞外液正常的 pH 维持在 7.35 ~ 7.45，体内缓冲酸碱最重要、作用最持久的是肾脏，肾小管和集合管通过 Na⁺ - H⁺ 交换和质子泵的作用，使得排酸的过程源源不断地进行，保证体内的酸碱度平衡。

第五节 尿液的浓缩和稀释

尿液的浓缩和稀释（urine concentration and dilution）是尿液的渗透压和血浆渗透压相比而言的。一般情况下，尿液的渗透压可随着体内液体量的变化而大幅变动。当体内缺水时，排出的尿液渗透压明显高于血浆渗透压，称为高渗尿（hyperosmotic urine），即尿液被浓缩；当体内液体量过多时，排出尿液的渗透压低于血浆渗透压，为低渗尿（hypoosmotic urine），即尿液被稀释。肾脏对尿液的浓缩和稀释能力在维持体内液体平衡和渗透压稳定方面起到极为重要的作用。根据机体缺水与否，正常成年人血浆渗透压约 300mOsm/（kg·H₂O），24 小时终尿量变动于 1.5 ~ 2.5L，终尿渗透压波动在 50 ~ 1200mOsm/（kg·H₂O），这表明肾脏有较强的浓缩和稀释能力。如果 24 小时尿量超过 2.5L 称为多尿，而尿液的渗透压可低至仅 50mOsm/（kg·H₂O），即发生尿液的稀释；如果 24 小时尿量少于 400ml 称为少尿；如果 24 小时尿量不足 100ml，则称为无尿。少尿和无尿是急性肾衰竭的重要表现，尿液的渗透压可高达 1200mOsm/（kg·H₂O），即发生尿液的浓缩。

一、尿液的浓缩机制

尿液的浓缩是因为小管液中的水被重吸收，而溶质仍留在小管液中造成的。机体产生浓缩尿液有两个必要因素：①肾小管，特别是集合管对水的通透性。抗利尿激素（ADH）可以增加肾脏集合管上皮细胞顶端膜上 AQP - 2 的表达，促进肾脏对水的重吸收。②肾脏髓质组织间液形成高渗透浓度梯度，进一步促进水的重吸收。用冰点降低法测定大鼠肾组织的渗透浓度，发现肾皮质部的渗透浓度与血浆是基本相等的，由髓质外层向乳头部渗透浓度逐渐升高，内髓部的渗透浓度约为血浆的 4 倍（图 8 - 15），约 1200mOsm/（kg·H₂O）。在不同动物的实验中观察发现，肾髓质越厚，内髓部的渗透浓度也越高，尿液浓缩的能力也越强。如沙鼠肾髓质特别厚，可产生 20 倍于血浆渗透浓度的高渗尿；人类肾脏最

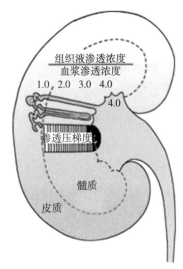

图 8 - 15 肾髓质渗透浓度梯度示意图
线条越密，表示渗透浓度越高

多能生成 4~5 倍于血浆渗透浓度的高渗尿。

当有 ADH 存在时，集合管 AQP-2 的表达增加，对水的通透性增加，加之周围组织液渗透浓度较高，小管液中大量的水进入组织间液，小管液被浓缩，形成高渗尿。

（一）肾髓质间液渗透浓度梯度的形成

髓袢（特别是髓袢升支粗段）的形态和功能特性是形成肾髓质间液渗透浓度梯度的重要条件。目前常用各段肾小管对水和溶质的通透性不同，以及逆流倍增（countercunent multiplication）和逆流交换（countercurrent exchange）现象来解释肾髓质间液高渗透浓度梯度的形成机制。

1. 逆流倍增机制 由于髓袢和集合管内小管液的流动方向不同，并且髓袢的 U 形结构、髓袢和集合管各段对水和溶质的通透性和重吸收也不同，肾脏可通过逆流倍增机制建立从外髓部至内髓部间液由低到高的渗透浓度梯度。

（1）髓袢和集合管的结构排列 物理学中的"逆流"是指液体在两个下端相通而且并列的 U 形管道中，以相反的方向流动。小管液从近端小管经髓袢降支向下流动，折返后经髓袢升支向相反的方向流动，再经集合管向下流动，最后进入肾小盏（图 8-16）。髓袢、远端小管和集合管的结构排列与上述逆流倍增模型相似，构成逆流系统。

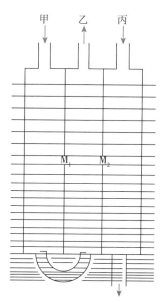

图 8-16 逆流倍增模型：甲管、乙管、丙管内液体按箭头方向流动
M_1 膜能将液体中的 Na^+ 由乙管泵入甲管，且对水不易通透，M_2 膜对水易通透

（2）髓袢和集合管各段对水和溶质的通透性和重吸收不同（图 8-17，表 8-2） 在近端小管，水和各种溶质都可以进行选择性的重吸收，故此段小管液中的渗透压接近血浆渗透压，为 $300mOsm/(kg \cdot H_2O)$。

1）髓袢降支细段 髓袢降支细段对水易通透，而对 NaCl 和尿素却相对不通透。由于髓质从外髓部向内髓部的渗透浓度，髓质周围组织液的渗透浓度较高，当等渗的小管液流入髓袢降支细段时，小管液中的水通过上皮细胞中的 AQP-1 不断地被重吸收进入组织间液。这样，随着水的重吸收，小管液中从上至下就形成一个逐渐升高的浓度梯度，至髓袢折返处，管内液体的渗透压达到峰值。

2）髓袢升支细段 髓袢升支细段对水不通透，而对 NaCl 易通透，对尿素为中等度通透。当高渗的小管液从降支细段折返进入髓袢升支细段，由于此段小管液中 NaCl 浓度较高，NaCl 顺浓度差被动重吸收至髓质的组织间液，使得小管液的渗透浓度逐渐降低，并增加升支细段周围的组织间液（内髓部）的渗透浓度。

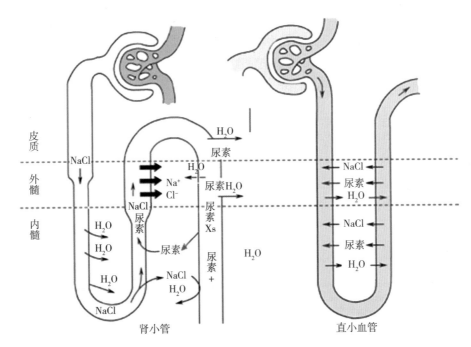

图 8-17 尿液浓缩机制示意图

粗箭头表示髓袢升支粗段主动重吸收 Na⁺ 和 Cl⁻，Xs 表示未被重吸收的溶质，图中各个数字表示该处的渗透浓度

表 8-2 各段肾小管和集合管对不同物质的通透性和作用

	水	Na⁺	尿素	作用
髓袢降支细段	易通透	不易通透	中等通透	水进入内髓部组织间液使小管液中 NaCl 浓度和渗透压逐渐升高；部分尿素由内髓部组织间液进入小管液，加入尿素再循环
髓袢升支细段	不易通透	易通透	不易通透	NaCl 由小管液进入内髓部组织间液，使之渗透压升高
髓袢升支粗段	不易通透	Na⁺ 主动重吸收，Cl⁻ 继发性主动重吸收	不易通透	NaCl 进入外髓部组织液，使之渗透压升高
远曲小管	不易通透	Na⁺ 主动重吸收，Cl⁻ 继发性主动重吸收	不易通透	NaCl 进入皮质组织间液，使小管液渗透压进一步降低
集合管	在有抗利尿激素时，对水易通透	主动重吸收	在皮质和外髓部不易通透，内髓部易通透	水重吸收使小管液中尿素浓度升高；NaCl 和尿素进入内髓部组织间液，使之渗透压升高

3）髓袢升支粗段 小管液流经髓袢升支粗段时，由于上皮细胞通过顶端膜上的 Na⁺-K⁺-2Cl⁻ 同向转运体（NKCC2）主动重吸收 NaCl，使外髓部组织间液 NaCl 堆积；同时髓袢升支粗段对水并不通透，故小管液的渗透浓度逐渐降低，而升支粗段周围的组织液（外髓部）渗透浓度逐渐升高。髓袢升支粗段通过 NKCC2 对 NaCl 的主动重吸收是逆流倍增机制中最重要的一个环节。升支粗段主动重吸收 NaCl 是维持肾脏外髓部组织间液高渗透压浓度的重要机制。

4）远曲小管 远曲小管上皮细胞可通过 Na⁺-Cl⁻ 同向转运体对 NaCl 进行重吸收，而对水不通透，小管液的渗透浓度降至最低。

5）集合管 集合管通过上皮钠通道对 Na⁺ 进行主动重吸收，对水则通过 AQP-2、AQP-3 和 AQP-4 进行重吸收。皮质部和外髓部集合管对尿素没有通透性，随着水的重吸收，小管液中的尿素浓度不断升高；达到内髓部集合管后，上皮细胞对尿素具有高度通透性，通过尿素通道蛋白 UT-A1 和 UT-A3 使尿素被重吸收进入内髓部组织间液，造成内髓部组织间液尿素浓度增加，进一步增加内髓部组织间液的渗透浓度。由此可见，内髓部组织间液高渗梯度的维持是由髓袢升支细段被动重吸收 NaCl 和从集合管扩散出来的尿素共同形成的（各占 50% 的作用）。

总之，肾髓质间液渗透浓度梯度的形成由下列几个重要因素构成：①髓袢升支粗段主动重吸收 NaCl，而对水不通透，增加外髓部组织间液的渗透压，是建立外髓部组织间液高渗透梯度的最重要起始动力；②髓袢降支细段对水通透，对 NaCl 不通透，增加了小管液的渗透浓度；③髓袢升支细段对水不通透，对 NaCl 通透，小管液中高浓度的 NaCl 被动扩散到内髓部；④尿素再循环，增加内髓部组织间液的尿素浓度，和 NaCl 一起形成了内髓部组织间液的高渗环境；⑤不断滤过的小管液，推动小管液从髓质到集合管，向肾乳头方向流动，促进了肾脏建立从外髓部至内髓部组织间由低到高的渗透浓度梯度，机体形成浓缩的尿液。

2. 直小血管的逆流交换机制　肾髓质间液高渗梯度的建立主要是由于 NaCl 和尿素在小管外组织间液中积聚。这些物质能持续滞留在该部位而不被循环血液带走，从而维持肾髓质间液的高渗环境，这与直小血管所起的逆流交换作用密切相关。肾髓质的直小血管也呈 U 形排列，其降支和升支是并行的血管，与髓袢相似，在髓质中形成逆流系统。由于直小血管壁对水和溶质都具有高度通透性。在直小血管降支进入肾髓质时，血浆渗透浓度接近 $300mOsm/(kg \cdot H_2O)$，当血液沿直小血管降支流经肾髓质深部时，由于在同一平面的髓质组织间液中的 NaCl 和尿素等溶质的浓度均比直小血管内血浆浓度高，故髓质组织间液中的溶质顺浓度差向直小血管降支内扩散，而直小血管降支内的水则顺渗透压差扩散进入组织间液，使直小血管降支内各段血浆与同一水平面髓质间隙之间的渗透浓度趋于平衡。所以，越向内髓部深入，直小血管中血浆的渗透浓度越高，在折返处，其渗透浓度达最高值，约 $1200mOsm/(kg \cdot H_2O)$。由于直小血管升支在肾髓质内向皮质方向折返，当血液在直小血管升支内流动时，由于血浆比同一水平髓质间隙的渗透压要高，这使得血液中的溶质扩散进入髓质组织间液，而髓质间液的水则顺渗透压进入直小血管升支内。通过直小血管的逆流交换机制，溶质（主要是 NaCl 和尿素，尿素可以通过自身特异的直小血管尿素循环机制，见前文）就可连续地在直小血管降支和升支之间循环，仅将髓质间液中多余的溶质和水带回循环血液，从而有利于肾髓质间液高渗梯度的维持。

应当强调直小血管对维持髓质间液高渗梯度的能力是流量依赖性的。正常条件下直小血管的血流量和流速有利于 Na^+ 和尿素在直小血管升、降支中循环。如果直小血管的血流量以及流速过量增加，可将肾髓质中的溶质带走，导致髓质间液渗透梯度的减小，从而影响尿液的浓缩；反之，当直小血管的血流量和流速过量减少时，也不利于髓质间液渗透梯度的维持。

（二）抗利尿激素促进远曲小管和集合管水的重吸收，浓缩尿液

如前所述，小管液在流经近端小管、髓袢直至远曲小管时，其渗透压的变化基本是固定的，而终尿的渗透浓度则随机体内水和溶质的情况可发生较大幅度的变化，即可低至 $50mOsm/(kg \cdot H_2O)$，或可高达 $1200mOsm/(kg \cdot H_2O)$。髓质间液高渗是小管液中水的重吸收动力，但重吸收的量则取决于集合管对水的通透性。抗利尿激素是决定远曲小管和集合管上皮细胞对水通透性的关键激素。抗利尿激素分泌增加，集合管上皮细胞对水的通透性增加，水的重吸收量增加，小管液的渗透浓度就升高，即尿液被浓缩。反之，当抗利尿激素分泌减少，集合管对水的通透性降低时，水的重吸收减少，远曲小管的低渗小管液得不到浓缩，同时，集合管还主动重吸收 NaCl，使尿液的渗透浓度进一步降低，即尿液被稀释。任何能影响肾髓质间液高渗梯度的形成与维持以及集合管对水通透性的因素，都将影响尿液的浓缩，使尿量和渗透浓度发生改变。

二、尿液的稀释机制

终尿的渗透浓度若低于血浆的渗透浓度，称为低渗尿，尿液的渗透浓度可低至 $50mOsm/(kg \cdot H_2O)$。

尿液的稀释主要发生在集合管。如上所述，小管液在到达髓袢升支粗段末端时为低渗液。当到达集合管时，上皮细胞对尿素不易通透，NaCl 则被主动重吸收，而水的重吸收则取决于抗利尿激素的水平。如果体内水过多造成血浆晶体渗透压降低，可使抗利尿激素的释放被抑制，而集合管对水的通透性很低，水不能被重吸收，同时集合管还主动重吸收 NaCl，这时溶质重吸收大大超过水的重吸收，使小管液的渗透浓度进一步下降。例如，饮大量清水后，血浆晶体渗透压降低，可引起抗利尿激素释放减少，导致尿量增加，尿液被稀释。若抗利尿激素完全缺乏或远曲小管和集合管缺乏抗利尿激素受体，可出现尿崩症，每日可排出高达 20L 的低渗尿。

三、影响尿液浓缩和稀释的因素

如上所述，尿液的浓缩和稀释过程，主要在集合管调节。髓质间液高渗环境的形成和维持是水重吸收的动力，而抗利尿激素则调节远曲小管和集合管对水的通透性，造成终尿的渗透浓度随机体内水和溶质的情况而发生较大幅度的变化，产生高渗尿或低渗尿。

（一）影响肾髓质高渗形成的因素

肾髓质间液高渗环境是水重吸收的动力，是尿液浓缩的重要条件。它是由髓袢逆流倍增机制所形成的，而逆流倍增的效率又与髓袢的长度、髓袢对水和溶质的通透性及髓质的组织结构等有关。髓袢越长，则逆流倍增效率越高，从皮质到髓质的渗透梯度越大，尿液浓缩的效率越强；反之则弱。小儿髓袢尚未发育完全，较成年人短，逆流倍增效率较低，尿液浓缩的能力较弱，故其尿量较多，渗透浓度较低。

Na^+ 和 Cl^- 的重吸收以及尿素的再循环是形成肾髓质间液高渗环境的重要因素。凡能影响髓袢升支粗段主动重吸收 Na^+ 和 Cl^- 的因素都能影响髓质间液高渗环境的形成，如袢利尿剂呋塞米和依他尼酸可抑制髓袢升支粗段的 $Na^+ - K^+ - 2Cl^-$ 同向转运，减少 Na^+ 和 Cl^- 的主动重吸收，妨碍外髓部间液高渗环境的形成，进而减少远端小管和集合管对水的重吸收，阻碍尿的浓缩，故有强大的利尿作用。

形成肾髓质高渗环境的另一重要因素是尿素。尿素通过尿素再循环进入肾髓质，尿素进入髓质的数量取决于尿素的浓度和集合管对尿素的通透性。一些营养不良、长期蛋白质摄入不足的患者，蛋白质代谢减少，尿素生成量减少，可影响内髓部高渗环境的形成，从而降低尿浓缩的功能。对尿浓缩能力显著衰退的老年人，若增加蛋白质摄入量，或给予尿素，可迅速提高其尿浓缩能力。另外，抗利尿激素能增加内髓部集合管对尿素的通透性，有助于提高髓质间液高渗环境，增加对水的重吸收，增强肾的浓缩能力。

髓袢结构的完整性也是逆流倍增的重要基础。肾髓质受损，尤其是内髓部的髓袢受损时，如髓质钙化、萎缩或髓质纤维化等疾病时，逆流倍增效率将减退或丧失，从而影响尿浓缩功能。

（二）影响远曲小管和集合管对水通透性的因素

影响尿浓缩的另一重要因素是集合管对水的通透性。这些部位对水的通透性依赖于血液中抗利尿激素的浓度。当血浆中抗利尿激素浓度升高时，集合管上皮细胞顶端膜上的 AQP - 2 表达增加，在髓质间液高渗的基础上，远曲小管和集合管对水的通透性增加，水的重吸收增多，尿液被浓缩；反之则被稀释。

（三）直小血管血流量和血流速度对维持髓质高渗环境的影响

直小血管的逆流交换作用对维持髓质间液高渗环境极为重要。直小血管血流量和血流速度是维持髓质间液高渗环境的重要因素。当直小血管的血流量和血流速度增加过快时，可从肾髓质组织间液中带走较多的溶质，使肾髓质间液渗透浓度梯度下降；反之，如果直小血管的血流量明显减少，血流速度明显变慢，则可导致肾髓质的供氧不足，使肾小管的物质转运功能发生功能障碍，特别是髓袢升支粗段对 Na^+ 和 Cl^- 的主动重吸收功能受损，从而影响髓质间液高渗环境的维持。

第六节　利尿药

利尿药（diuretics）作用于肾脏，增加电解质和水排泄，使尿量增多。临床上主要用于治疗各种原因（心衰、肾衰竭、肾病综合征、肝硬化等）引起的水肿，也可用于高血压、肾结石、高钙血症等某些非水肿性疾病的治疗。常用利尿药可以按它们的作用部位、化学结构或作用机制分类，本章按它们利尿作用部位分为以下五类。

1. 袢利尿药（loop diuretics） 为高效能利尿药（high efficacy diuretics）。主要作用于髓袢升支粗段，抑制 $Na^+-K^+-2Cl^-$ 同向转运体，利尿作用强，主要的药物有呋塞米、依他尼酸、布美他尼等。

2. 噻嗪类及类噻嗪类利尿药（thiazide and thiazide-like diuretics） 为中效能利尿药（moderate efficacy diuretics），主要作用于远曲小管近端，抑制 Na^+-Cl^- 同向转运体，主要的药物有噻嗪类。

3. 保钾利尿药（potassium-retaining diuretics） 为低效能利尿药（low efficacy diuretics）主要作用于远曲小管远端和集合管，拮抗醛固酮受体或抑制 Na^+-K^+ 交换，如螺内酯、氨苯蝶啶、阿米洛利等。

4. 碳酸酐酶抑制药（carbonic anhydrase inhibitors） 主要作用于近曲小管，抑制碳酸酐酶活性，利尿作用弱，如乙酰唑胺。

5. 渗透性利尿药（osmotic diuretics） 也称为脱水药（dehydrant agents）。是一类静脉注射给药后，能迅速提高血浆渗透压，使组织脱水的药物，代表药为甘露醇。

一、袢利尿药

本类药物主要作用部位在髓袢升支粗段皮质部和髓质部，选择性地抑制 NaCl 的重吸收，为高效利尿药。常用药物有呋塞米（furosemide，速尿）、依他尼酸（ethacrynic acid，利尿酸）和布美他尼（bumetanide）。3 种药物的化学结构各不相同，但本类药物作用部位、机制、不良反应却很相似。布美他尼与呋塞米为磺胺类衍生物，其作用机制、应用和不良反应均相似，其特点是起效快、作用强、毒性小、用量低。依他尼酸的利尿作用类似呋塞米，但最易引起永久性耳聋，故现已少用。因该类药物为非磺胺类衍生物，故对磺胺类过敏者可选用。

呋塞米

【体内过程】

呋塞米口服吸收迅速，生物利用度约为 60%，约 30 分钟起效，1~2 小时达高峰，持续 6~8 小时。静脉注射 5~10 分钟起效，30 分钟达高峰，维持 4~6 小时。约 98% 的药物与血浆蛋白结合。消除主要通过肾脏近曲小管有机酸分泌机制排出或肾小球滤过，大部分以原型从尿中排出。半衰期的长短受肾功能影响，正常为 1 小时左右，肾功能不全时可延长至 10 小时。

【药理作用】

（1）利尿　利尿作用强大，迅速且短暂，能使肾小管对 Na^+ 的重吸收由原来的 99.4% 下降为 70%~80%，使排尿量明显增加，可使成人 24 小时内排尿量达 50~60L。

利尿作用的机制主要为特异性地与 Cl^- 结合位点结合，而抑制分布在髓袢升支粗段管腔膜侧的 $Na^+-K^+-2Cl^-$ 同向运体，使 NaCl 的重吸收减少，降低肾的稀释功能，同时使肾髓质间液渗透压降低，影响肾脏浓缩功能及减少集合管对水的重吸收，从而产生强大的利尿作用，排出大量接近于等渗的尿液。

由于排 Na^+ 较多，促进了 K^+-Na^+ 交换和 H^+-Na^+ 交换，尿中 H^+ 和 K^+ 排出也增多，易引起低钾血症。由于 Cl^- 的排出大于 Na^+ 的排出，易出现低氯性碱中毒。同时降低了 K^+ 的再循环导致的管腔正电位，减小了 Ca^{2+}、Mg^{2+} 重吸收的驱动力，使它们的重吸收减少，排泄增加，长期使用可使某些患者产生低镁血症，而 Ca^{2+} 在远曲小管可被主动重吸收，所以一般不引起低钙血症。

综上所述，呋塞米可以使尿中 Na^+、K^+、Cl^-、Mg^{2+}、Ca^{2+} 排出增多，大剂量应用也可以抑制近曲小管的碳酸酐酶活性，使 HCO_3^- 排出增加。

（2）调节血管　呋塞米能扩张肾血管，降低血管阻力，增加肾血流量，其机制可能与本药促进前列腺素，尤其是前列腺素 E 类合成有关。因此，非甾体抗炎药如吲哚美辛（indomethacin），通过抑制环氧化酶而减少肾脏前列腺素的合成，干扰利尿药的作用，特别是对于肾病综合征和肝硬化的患者，这种干扰作用更为明显。另外，该药还能扩张小静脉，降低充血性心力衰竭患者左室充盈压，减轻肺淤血，而这一作用要较利尿作用出现早，但具体机制不明。

【临床应用】

（1）急性肺水肿和脑水肿　静脉注射呋塞米能迅速扩张容量血管，减少回心血量，在利尿作用发生之前即可缓解急性肺水肿，是急性肺水肿的迅速有效的治疗手段之一。同时，由于利尿后血液浓缩，血浆渗透压增高，也有利于脑水肿的消除，对脑水肿合并心力衰竭患者尤其适用。

（2）严重水肿　对各类水肿均有效，主要用于其他利尿药无效的顽固性水肿和严重水肿，应用时需注意避免电解质紊乱。

（3）急、慢性肾功能衰竭　急性肾衰竭时，呋塞米可通过扩张血管，增加肾血流量和强大的利尿作用，冲洗肾小管，防止肾小管的萎缩和坏死，适用于预防急性肾衰竭和治疗急性肾衰竭早期的少尿患者，但不能延缓肾衰竭的进程。大剂量呋塞米可治疗慢性肾衰竭，增加尿量，在其他药物无效时，仍能发挥作用。

（4）高钙血症　可一定程度抑制 Ca^{2+} 的重吸收而降低血钙。高钙危象时，可静脉注射呋塞米的同时输注生理盐水，增加 Ca^{2+} 的排泄，控制高钙血症。

（5）加速某些毒物的排泄　应用呋塞米的同时配合输液，使 24 小时尿量达 5L 以上，可加速药物或毒物的排泄。主要用于经肾排泄的药物中毒的抢救，如巴比妥类、水杨酸类、溴剂、氟化物等。

【不良反应】

（1）水与电解质紊乱　常为过度利尿所致，表现为低血容量、低钠血症、低钾血症、低镁血症及低氯性碱中毒。以低钾血症最为常见，由于低钾，可增强强心苷对心脏的毒性及诱发肝昏迷，故应注意及时补钾或加服保钾利尿药。由于 Na^+,K^+-ATP 酶的激活需要 Mg^{2+}，当低钾血症和低镁血症同时存在时，如不纠正低镁血症，即使补 K^+ 也不易纠正低钾血症。

（2）耳毒性　这种不良反应呈剂量依赖性，表现为眩晕、耳鸣、听力减退或暂时性耳聋，耳毒性的发生机制可能与药物引起内耳淋巴液电解质成分改变和耳蜗管基底膜毛细胞损伤有关。肾功能不全者慎用，同时避免与氨基苷类抗生素等具有耳毒性的药物合用，以免产生永久性耳聋。

（3）高尿酸血症　因呋塞米和尿酸的代谢存在竞争性抑制，故长期用药患者可出现高尿酸血症，但临床痛风的发生率较低。

（4）其他　可致恶心、呕吐、腹泻，大剂量时尚可出现胃肠出血。亦可致过敏反应，如皮疹、嗜酸性粒细胞增多、间质性肾炎等。呋塞米为磺胺类衍生物，与磺胺药可有交叉过敏反应，偶致骨髓抑制，可发生白细胞、血小板减少。

二、噻嗪类及噻嗪类样利尿药

噻嗪类是临床广泛应用的一类口服利尿药和降压药。噻嗪类药物基本结构相同，效能基本一致，只是起效快慢与维持时间、所需剂量各不相同，其中以氢氯噻嗪最为常用，其次还有氯噻嗪、氢氟噻嗪、苄氟噻嗪等。噻嗪类样药物如氯噻酮、吲达帕胺等，尽管结构不同，但利尿作用、作用机制、临床应用和不良反应方面均与噻嗪类相似。氯噻酮作用与氢氯噻嗪相似，但维持时间长，由于可致畸胎，孕妇及哺乳期妇女禁用。吲达帕胺利尿作用较氢氯噻嗪强，但排钾作用较弱，对糖耐量和血脂无影响，并有一定扩血管作用，是一个相对安全、不良反应较少的中效利尿药。

氢氯噻嗪

【体内过程】

氢氯噻嗪脂溶性较高，口服吸收迅速而完全。口服后 1 ~ 2 小时起效，4 ~ 6 小时达高峰，可持续 6 ~ 12 小时。主要以原型从肾小管分泌排出，因而与尿酸的分泌产生竞争，可使尿酸的分泌速率降低。

【药理作用】

（1）利尿作用　该药利尿作用温和持久，其机制主要与抑制远曲小管近端 Na^+-Cl^- 同向转运体，减少 Na^+ 和水的再吸收，使肾脏的尿液稀释功能降低，产生中等强度的利尿作用。本药尚有轻度碳酸酐酶抑制作用，故略增加 HCO_3^- 的排泄。此外，能增强远曲小管对钙的重吸收，可使 Ca^{2+} 从肾排出减少，这与药物促进远曲小管由甲状旁腺激素（parathyroid hormone，PTH）调节的 Ca^{2+} 重吸收有关。

（2）抗尿崩症作用　该药可减少尿崩症患者的尿量及减轻烦渴症状，其作用机制仍不明确，可能与增加 Na^+ 排出，致血浆渗透压降低而减轻口渴感和饮水量，使尿量减少。

（3）降压作用　为高血压治疗的基础用药之一，用药早期通过利尿、血容量减少而降压，长期用药则通过扩张外周血管而产生降压作用。

【临床应用】

（1）轻、中度水肿　临床用于各种原因引起的水肿，是轻、中度心源性水肿的首选利尿药，与强心苷合用需注意补钾；对肾性水肿的疗效与肾功能损害程度有关，肾功能受损较轻者疗效较好；肝性水肿者在使用时要慎防低钾血症诱发肝性脑病。

（2）尿崩症　对肾性尿崩症及加压素无效的垂体性尿崩症患者，可明显减少尿量。对轻症效果较好，重症疗效差。

（3）高血压　单用可治疗轻度高血压，也可作为基础降压药，与其他降压药合用治疗中、重度高血压，可减少后者的剂量，减少副作用。

【不良反应】

（1）电解质紊乱　长期应用可导致低钾血症、低钠血症、低镁血症、低氯性碱血症等，其中以低钾血症最常见。为防止发生低钾血症，给药应从小剂量开始，间歇停药，用药期间应注意补钾或与留钾利尿药合用。

（2）代谢异常　降低糖耐量，可导致高血糖，可能与其抑制胰岛素分泌，减少组织利用葡萄糖有关，糖尿病患者慎用。长期应用使血中甘油三酯、胆固醇及低密度脂蛋白升高，高脂血症患者慎用。

（3）高尿酸血症　其利尿作用减少细胞外液容量，从而增加近曲小管对尿酸的重吸收，并可竞争性抑制尿酸从肾小管分泌，故痛风患者慎用。

（4）其他　可使肾小球滤过率下降，加重肾功能损害，故肾功能不全者慎用。久用可致高钙血症。本类药物为磺胺类药物，与磺胺类有交叉过敏反应，可见皮疹、皮炎等，偶见粒细胞及血小板减少等。

三、保钾利尿药

此类药物为低效能利尿药，能够减少 K^+ 排出。主要分为两类，一类为醛固酮（盐皮质激素）受体拮抗药（如螺内酯），另一类为肾小管上皮细胞 Na^+ 通道抑制药（如氨苯蝶啶、阿米洛利），它们均主要作用于远曲小管远端和集合管。

保钾利尿药在集合管和远曲小管产生拮抗醛固酮的作用。它们或者通过直接拮抗醛固酮受体，或者通过抑制管腔膜上的 Na^+ 通道而起作用。

（一）醛固酮受体拮抗药

螺内酯

螺内酯（spironolactone）又称安体舒通（antisterone），是人工合成的甾体化合物，其化学结构与醛固酮相似。

【药理作用】

螺内酯利尿作用部位在远曲小管和集合管，其化学结构与醛固酮相似，为醛固酮受体拮抗药，可竞争性地与胞质中的醛固酮受体结合，拮抗醛固酮的排钾保钠作用，是保钾利尿药。其作用特点为：①利尿作用弱，起效慢，作用持久。口服后 1 天起效，2~3 天达高峰，停药后可持续 2~3 天。②利尿作用与体内醛固酮的浓度有关，对切除肾上腺的动物无利尿作用。

【临床应用】

1. 与醛固酮升高有关的顽固性水肿 如肝硬化、肾病综合征等引起的水肿。因其利尿作用弱，较少单用，常与中效或高效利尿药合用，除了可以增强利尿作用外，还可以避免低钾血症发生。

2. 慢性充血性心力衰竭 近年来认识到，醛固酮在心衰发生发展中起重要作用，因而螺内酯用于心衰治疗已经不仅仅限于通过排 Na^+、利尿消除水肿，而是通过抑制心肌纤维化等多方面的作用改善患者的心功能和生活质量。

【不良反应】

本品不良反应较轻，少数患者可引起头痛、困倦与精神紊乱等。但久用可引起高钾血症，肾功能不良者尤易发生，故肾功能不全者禁用。此外，还有性激素样副作用，可引起男子乳房女性化和性功能障碍、妇女多毛症等，停药后可迅速恢复。本药还可致消化道功能紊乱，甚至出血，溃疡患者禁用。

（二）肾小管上皮细胞钠离子通道抑制药

肾小管上皮细胞钠离子通道抑制药（inhibitors of renal epithelial Na^+ channels）主要有氨苯蝶啶（triamterene）和阿米洛利（amiloride）。

氨苯蝶啶和阿米洛利

【药理作用】

氨苯蝶啶和阿米洛利均作用于远曲小管末端和集合管，通过阻滞管腔 Na^+ 通道而减少 Na^+ 的重吸收。同时由于减少 Na^+ 的重吸收，使管腔的负电位降低，因此驱动 K^+ 分泌的动力减少，抑制了 K^+ 分泌，从而产生排 Na^+、利尿、保 K^+ 的作用。此二药的作用并非竞争性拮抗醛固酮，它们对肾上腺切除的动物仍有保钾利尿作用。阿米洛利在高浓度时，阻滞 Na^+–H^+ 和 Na^+–Ca^{2+} 反向转运体（antiporters），可能抑制 H^+ 和 Ca^{2+} 的排泄。

【体内过程】 口服吸收迅速，吸收率为 30%~70%，个体差异较大。氨苯蝶啶 $t_{1/2}$ 为 4.2 小时，作用可持续 7~9 小时。阿米洛利主要以原型由肾脏排泄 $t_{1/2}$ 为 6~9 小时，利尿作用可维持 22~24 小时。

【临床应用】

由于利尿作用弱，临床上常与高、中效利尿药合用治疗各类水肿，以增强利尿效果，维持钾平衡。

【不良反应】

不良反应较少，久用可致高钾血症，偶见嗜睡、恶心、呕吐、腹泻等消化道症状。严重肝、肾功能不全者，有高钾血症倾向者禁用。

四、碳酸酐酶抑制药

乙酰唑胺

乙酰唑胺（acetazolamide）又称醋唑磺胺（diamox），是碳酸酐酶抑制药的原形药。

【药理作用】

乙酰唑胺通过抑制近曲小管的碳酸酐酶活性而抑制 HCO_3^- 的重吸收，治疗量时约抑制 85% 的 HCO_3^- 的重吸收。由于 Na^+ 在近曲小管可与 HCO_3^- 结合排出，近曲小管对 Na^+ 重吸收会减少，水的重吸收减少。但集合管对 Na^+ 重吸收会大大增加，使 K^+ 的分泌相应增多（$Na^+ - K^+$ 交换增多）。因而碳酸酐酶抑制药主要造成尿中 HCO_3^-、K^+ 和水的排出增多。

乙酰唑胺还抑制肾脏以外部位碳酸酐酶依赖的 HCO_3^- 的转运。如眼睫状体向房水中分泌 HCO_3^-，以及脉络丛向脑脊液分泌 HCO_3^-，因而减少房水和脑脊液的生成。

【临床应用】

由于其利尿作用较弱，且易引起代谢性酸中毒，本类药物现在很少作为利尿药使用。但它们仍有几种特殊的用途。

（1）治疗青光眼　可减少房水的生成，从而降低眼压，可治疗多种类型的青光眼。

（2）急性高山病　登山者在急速登上 3000m 以上时会出现无力、头晕、头痛和失眠的症状。一般较轻，几天后可自然缓解。但严重时会出现肺水肿或脑水肿而危及生命。乙酰唑胺可减少脑脊液的生成和降低脑脊液及脑组织的 pH，减轻症状，改善机体功能。在开始攀登前 24 小时口服乙酰唑胺可起到预防作用。

（3）碱化尿液　通过采用乙酰唑胺碱化尿液可促进尿酸、胱氨酸和弱酸性物质（如阿司匹林）的排泄，但只在使用初期有效，长时间服用乙酰唑胺要注意补充碳酸氢盐。

（4）纠正代谢性碱中毒　持续性代谢性碱中毒多数是因为体内 K^+ 和血容量减少或体内盐皮质激素水平过高所致，一般应针对这些病因治疗。但当心力衰竭患者使用过多利尿药造成代谢性碱中毒时，由于补盐可能会增加心脏充盈压，因而可使用乙酰唑胺。此外，乙酰唑胺在纠正碱中毒的同时，其微弱的利尿作用也对心衰有益。乙酰唑胺还可用于迅速纠正呼吸性酸中毒继发的代谢性碱中毒。

（5）其他　乙酰唑胺可用于癫痫的辅助治疗、伴有低钾血症的周期性瘫痪，以及严重高磷酸盐血症，以增加磷酸盐的尿排泄等。

【不良反应】严重不良反应少见。

（1）过敏反应　作为磺胺的衍生物，可能会造成骨髓抑制、皮肤毒性、磺胺样肾损害，对磺胺过敏的患者易对本药产生过敏反应。

（2）代谢性酸中毒　长时间用药后，体内贮存的 HCO_3^- 减少可导致高氯性酸中毒。酸中毒和 HCO_3^- 耗竭会引起其他肾小管节段对 Na^+ 重吸收增加，因此乙酰唑胺在使用一段时间之后，其利尿作用会显著降低，一般有效利尿作用仅维持 2 ~ 3 天。

（3）尿结石　其减少 HCO_3^- 的作用会导致磷酸盐尿和高钙尿症。长期用药也会引起肾脏排泄可溶性物质的能力下降，而且钙盐在碱性条件下相对难溶，易形成肾结石。

（4）失钾　同时给予 KCl 补充可以纠正。

（5）其他　毒性较大剂量可引起嗜睡和感觉异常；肾衰竭患者使用该类药物可引起蓄积而造成中枢神经系统毒性。

五、渗透性利尿药

本类药又称脱水药，包括甘露醇、山梨醇、高渗葡萄糖、尿素等。静脉注射给药后，可以提高血浆渗透压，产生组织脱水作用。当这些药物通过肾脏时，不易被重吸收，使水在近曲小管和髓袢降支的重吸收减少，肾排水增加，产生渗透性利尿作用。该类药一般具备如下特点：①静脉注射后不易通过毛细血管进入组织；②易经肾小球滤过；③不易被肾小管再吸收。

甘露醇

甘露醇（mannitol）为己六醇结构，临床主要用20%的高渗溶液静脉注射或静脉滴注。

【药理作用】

（1）脱水　甘露醇静脉注射后不易渗入组织，在体内不被代谢，因此可迅速提高血浆渗透压，促使组织间液水分向血液内转移，尤其对脑、眼前房等具有屏障功能的组织，脱水作用更明显。静脉注射后20分钟后，颅内压及眼内压显著下降，作用维持6小时。

（2）利尿　静脉注射后产生的脱水作用，可使循环血量增加，并提高肾小球滤过率。甘露醇在肾小管内几乎不被吸收，使原尿渗透压升高，而增加尿量。

（3）导泻　甘露醇口服不吸收，发挥容积性导泻作用。

【临床应用】

（1）脑水肿　甘露醇是目前降低颅内压、治疗脑水肿的首选药。适用于多种原因如肿瘤、颅脑外伤或组织缺氧等引起的脑水肿。

（2）青光眼　可用于青光眼急性发作及术前应用以降低眼内压。

（3）预防急性肾功能衰竭　在急性肾衰早期少尿时，及时应用甘露醇，通过其脱水作用，可减轻肾间质水肿；同时渗透性利尿效应可维持足够的尿量，稀释肾小管内有害物质，保护肾小管。另外，增加肾血容量，改善肾缺血。

【不良反应】

可出现水和电解质紊乱，静脉注射过快可产生一过性头痛、视物模糊、眩晕、畏寒及注射部位疼痛等。心功能不全及活动性颅内出血禁用。

山梨醇

山梨醇（sorbitol）是甘露醇的同分异构体，作用与临床应用同甘露醇，进入人体内大部分在肝内转化为果糖，故作用较弱。易溶于水，价廉，一般可制成25%的高渗液使用。

高渗葡萄糖

50%的高渗葡萄糖（hypertonic glucose）也有脱水及渗透性利尿作用，但因其可部分地从血管弥散进入组织中，且易被代谢，故作用弱而不持久。停药后，可出现颅内压回升而引起反跳，临床上主要用于脑水肿和急性肺水肿，一般与甘露醇合用。

第七节 清除率

一、清除率的概念及计算方法

两肾在单位时间（通常为每分钟）内能将一定毫升血浆中所含的某种物质完全清除，这个能完全清除某物质的血浆毫升数称为该物质的血浆清除率（clearance rate，C）。清除率可表示肾脏从血浆中移除某种物质（X）的能力。由于尿中的物质均来自血浆（滤过或分泌），所以

$$U_X \times V = P_X \times C_X \tag{8-2}$$

亦即

$$C_X = \frac{U_X \times V}{P_X} \tag{8-3}$$

公式中，C_X 为某物质血浆清除率；U_X 为尿中某物质的浓度；V 为每分钟尿量；P_X 为血浆中某物质的浓度。

需要指出的是，肾不可能将某一部分血浆中的某种物质完全清除出去，所以清除率只是一个推算的数值，它所反映的是每分钟内所清除的某种物质的量来自多少毫升血浆，或相当于多少毫升血浆中所含的某物质的量。

二、测定清除率的意义

（一）测定肾小球滤过率

肾每分钟排出某物质的量（$U_X \times V$），应等于每分钟肾小球滤过量、重吸收量（R_X）和分泌量（S_X）的代数和。

$$U_X \times V = GFR \times P_X - R_X + S_X \tag{8-4}$$

如果某物质可经肾小球自由滤过，但不被肾小管和集合管重吸收和分泌，则 $U_X \times V$ 应等于肾小球滤过率（GFR）与该物质血浆浓度（P_X）的乘积，因而肾每分钟排出该物质的量，应等于

$$U_X \times V = GFR \times P_X \tag{8-5}$$

1. 菊粉清除率 菊粉（inulin）可被肾小球自由滤过，并在肾小管和集合管不被重吸收和分泌，则上面公式可改写为

$$U_{In} \times V = GFR \times P_{In} \tag{8-6}$$

亦即

$$GFR = \frac{U_{In} \times V}{P_{In}} \tag{8-7}$$

因此，菊粉的清除率（C_{In}）就等于肾小球滤过率。例如，给受试者静脉滴注一定量菊粉以保持血浆菊粉浓度恒定为1mg/100ml，然后测定每分钟尿量和尿中菊粉浓度。如果尿量为1ml/min，尿菊粉浓度为125mg/100ml，则菊粉的清除率为

$$C_{In} = \frac{125mg/100ml \times 1ml/min}{1mg/100ml} = 125ml/min$$

根据对菊粉清除率的测定，可推知肾小球滤过率为125ml/min。

2. 内生肌酐清除率 由于应用菊粉测定肾小球滤过率操作复杂，目前已不再使用。肌酐能自由通过肾小球滤过，在肾小管中很少被重吸收，但近曲小管可以分泌少量肌酐。因此，内生肌酐（endogenous creatinine）清除率在数值上较接近肾小球滤过率。故临床上常用它来推测肾小球滤过率。

内生肌酐由体内组织的磷酸肌酸转化而来。由于肉类食物中含肌酐以及肌肉剧烈运动可产生肌酐，故在试验前应禁食肉类食物，避免剧烈运动。内生肌酐清除率可按下式计算

$$内生肌酐清除率 = \frac{尿肌酐浓度(mg/L) \times 尿量(L/24h)}{血浆肌酐浓度(mg/L)} \qquad (8-8)$$

我国成年人内生肌酐清除率平均为 128L/24h。

（二）测定肾血浆流量、滤过分数和肾血流量

如果某物质在肾动脉中有一定浓度，但肾静脉中其浓度接近于零，则说明该物质经肾小球滤过和肾小管、集合管分泌后，从血浆中全部被清除，因此该物质在尿中的排出量（$U_X \times V$）应等于每分钟流过肾的血浆中所含的量（每分钟肾血浆流量（RPF）与血浆中该物质浓度的乘积），即

$$U_X \times V = RPF \times P_X \qquad (8-9)$$

如果静脉滴注碘锐特（diodrast）或对氨基马尿酸（para-aminohippuric acid，PAH）的钠盐，维持其血浆浓度在 1~3mg/100ml，当血液流经肾脏一个周期后，就能被肾几乎全部清除掉，因此其清除率可用来代表肾血浆流量。用碘锐特或 PAH 测得肾血浆流量（RPF）为 660ml/min。

用测得的肾血浆流量，可算出滤过分数（FF），即

$$FF = 125ml/min \div 660ml/min \times 100\% = 19\%$$

根据肾血浆流量和血细胞比容，还可以计算出肾血流量（RBF）。若血细胞比容为 45%，则

$$RBF = 660ml/min \div (1-45\%) = 1200ml/min$$

（三）判断肾小管的功能

通过对各种物质的血浆清除率与肾小球滤过率进行比较，可判断哪些物质能被肾小管净重吸收（net tubular reabsorption），哪些物质能被肾小管净分泌（net tubular secretion），从而推断肾小管对不同物质的重吸收与分泌情况。例如，葡萄糖可通过肾小球自由滤过，但其清除率几近于零，表明葡萄糖可全部被肾小管重吸收。尿素清除率小于肾小球滤过率，表明它被滤过之后，又被肾小管和集合管净重吸收。假如某一物质的清除率小于肾小球滤过率，可以肯定该物质必定在肾小管被重吸收，但不能排除它也能被肾小管分泌的可能性；如果某种物质的清除率大于肾小球滤过率，则表明肾小管必定能分泌该物质，但不能排除该物质也可被肾小管重吸收的可能性。

第八节　尿的排放

尿液的生成是连续的，尿液的排放是间断的。尿液在膀胱内储存达一定量时，即可引起排尿反射（micturition），将尿液经尿道排出体外。

一、膀胱和尿道的神经支配

膀胱壁由逼尿肌构成，膀胱与尿道连接处为内括约肌，两者都属于平滑肌，受盆神经和腹下神经的双重支配（图 8-18）；尿道外部是外括约肌，为骨骼肌，受阴部神经支配。

盆神经起源于第 2~4 骶段脊髓，属副交感神经，兴奋时通过末梢释放乙酰胆碱，激活 M 受体，使逼尿肌收缩和尿道内括约肌舒张，故能促进排尿。腹下神经起源于脊髓胸 12 至腰 2 段的侧角，属交感神经，兴奋时通过末梢释放去甲肾上腺素，作用于 β 受体使膀胱逼尿肌松弛，作用于 α 受体引起尿道内括约肌收缩和血管收缩。阴部神经为躯体运动神经，其活动可受意识控制。阴部神经兴奋时，外括约肌收缩；反之，外括约肌舒张。排尿反射时可反射性抑制阴部神经的活动。

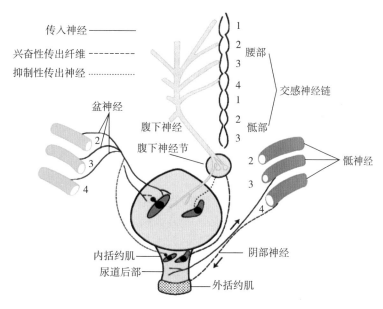

图 8-18　膀胱和尿道的神经支配

二、排尿反射

排尿反射（micturition reflex）属脊髓反射，在脊髓水平就能完成，在生理情况下，排尿反射受脑的高级中枢控制，大脑可有意识地抑制或加强其反射过程。

一般情况下，膀胱逼尿肌在副交感神经紧张性冲动的影响下，处于轻度收缩状态，使膀胱内压经常保持在 10cmH$_2$O 以下。当尿量增加到 400～500ml，膀胱内压会超过 10cmH$_2$O，此时，膀胱壁的牵张感受器受到刺激而兴奋，冲动沿盆神经传入，到达骶髓的排尿反射初级中枢；同时，冲动也上传到脑干和大脑皮质的排尿反射高级中枢，并产生尿意。如果条件许可，冲动沿盆神经传出，引起逼尿肌收缩、尿道内括约肌松弛，于是尿液进入后尿道。这时尿液会刺激后尿道的感受器，冲动沿传入神经再次传到脊髓排尿中枢，进一步加强其活动，使尿道外括约肌松弛，于是尿液在膀胱内压的驱动下排出。尿液刺激尿道感受器进一步反射性地加强排尿反射活动，是一个正反馈过程，它使排尿反射不断加强，直至膀胱内的尿液排空为止（图 8-19）。排尿后期，残留在尿道内的尿液，在男性可通过球海绵体肌的收缩排尽；女性则靠重力作用排尽。

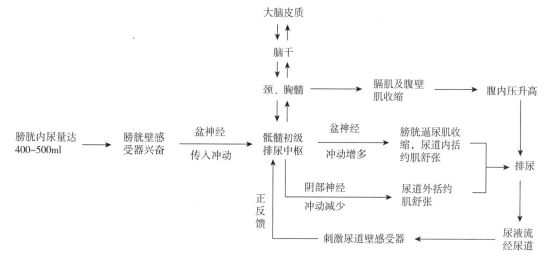

图 8-19　排尿反射过程示意图

三、排尿异常

如果排尿反射弧的任何一个部位受损，或骶段脊髓排尿中枢与高位中枢失去联系，都将导致排尿异常（abnormality of micturition）。

若膀胱的传入神经受损，膀胱充盈的传入信息将不能传到骶段脊髓，则膀胱充盈时不能反射性引起张力增加，故膀胱充盈膨胀，膀胱壁张力下降，称为无张力膀胱（atonic bladder）。当膀胱过度充盈时，可发生溢流性滴流，即从尿道溢出数滴尿液，称为溢流性尿失禁（overflow incontinence）。如果盆神经或骶段脊髓受损，排尿反射也不能发生，膀胱变得松弛扩张，大量尿液滞留在膀胱内，导致尿潴留（urine retention）。若脊髓胸腰段受损，骶部排尿中枢的活动不能受到高位中枢的控制，可出现尿失禁（urine incontinence），这种情况主要发生在脊休克恢复后。小儿大脑发育未完善，对初级中枢的控制能力较弱，故小儿排尿次数多，且常有夜间遗尿现象。

目标检测

答案解析

思考题

1. 糖尿病患者为什么会出现糖尿和多尿？

2. 大量饮清水后，尿量会发生什么变化？为什么？

3. 血管升压素的来源、作用和分泌调节因素是什么？

4. 大量出汗为什么引起尿量减少？

5. 肾小管是如何分泌 H^+ 的？

（谭俊珍　周　涛　范思邈　刘慧敏）

第九章　水、电解质代谢紊乱

📖 学习目标

1. 掌握　常见水、电解质代谢紊乱的原因、发病机制、机体的代偿调节，学会鉴别常见水电解质代谢紊乱的类型、发生原因及对机体的影响和病理生理机制；水肿的概念和发病机制；钾代谢紊乱的病理生理机制。

2. 熟悉　水中毒概念、原因和对机体的影响；镁代谢障碍和钙磷代谢障碍的病理生理机制。

3. 了解　各种水、电解质代谢紊乱的防治原则。

水是机体的重要组成成分和生命活动的必需物质，人体的新陈代谢是在体液环境中进行的。体液是由水和溶解于其中的电解质、低分子有机物和蛋白质等组成，广泛分布于组织细胞内外。分布于细胞内的液体称细胞内液（intracellular fluid，ICF），它的容量和成分与细胞的代谢和生理功能密切相关。分布在细胞周围的是组织间液（interstitial fluid），其与血浆（血管内液）共同构成细胞外液（extracellular fluid，ECF）。细胞外液构成了人体的内环境，是沟通组织细胞之间和机体与外界环境之间的媒介。机体通过神经－体液调节保持体液容量、电解质的成分和浓度、渗透压和酸碱度的相对恒定。许多疾病可导致体内水、电解质代谢紊乱，如得不到及时纠正，水、电解质紊乱又会使疾病复杂化。甚至可对生命造成严重威胁。

⇒ 案例引导

临床案例　5岁男孩，脓血便8天，高热3天，食少，多饮多尿，近两天乏力，呼吸困难2小时入院，神志不清，口唇发绀，腹膨隆，肠鸣音消失，四肢呈弛缓性瘫痪。血钠140mmol/L，血钾2.31mmol/L，血氯97mmol/L。治疗经过：除补液与抗炎外，静脉输入0.3% KCl，6小时出现呼吸困难缓解，10小时四肢瘫痪消失，神志转清。此时血钾3.5mmol/L，继续补钾5天，痊愈出院。

讨论　1. 患者是否存在水、电解质代谢紊乱？是何种类型？什么原因导致的？

　　　　2. 患者为何出现乏力、腹膨隆、肠鸣音消失、四肢呈弛缓性瘫痪等临床表现？其机制是什么？

第一节　水、钠代谢紊乱

一、正常水、钠平衡

（一）体液的容量和分布

体液的含量和分布可因性别、年龄和胖瘦而有差别。男性体液含量较高，女性因脂肪较多体液含量相对较低；儿童的体液含量相对较成人高。健康成年男性体液总量约占体重的60%（女性约50%），其中细胞内液约占体重的 40%，细胞外液约占体重的 20%，细胞外液中的血浆约占体重的 5%，其余的 15% 为组织间液。组织间液中有极少的一部分分布于一些密闭的腔隙（如关节囊、颅腔、胸膜腔、腹膜腔）中，为一特殊部分，也称第三间隙液。由于这一部分是由上皮细胞分泌产生的，也称为跨细胞液（transcellular fluid）。

（二）体液的电解质成分

人体中的各种无机盐和一些低分子有机物以离子状态溶于体液，称为电解质。细胞内液和细胞外液电解质成分有很大的差异。组织间液和血浆的电解质在构成和数量上大致相等，在功能上可以认为是一个体系，阳离子主要是 Na^+，其次是 K^+、Ca^{2+}、Mg^{2+} 等，阴离子主要是 Cl^-，其次是 HCO_3^-、HPO_4^{2-}、SO_4^{2-} 及有机酸和蛋白质。细胞内液主要的阳离子是 K^+，其次是 Mg^{2+} 和 Na^+。主要的阴离子是 HPO_4^{2-} 和蛋白质。两者的主要区别在于血浆含有较高浓度的蛋白质（7%），而组织间液的蛋白质含量仅为 0.05%~0.35%，这与蛋白质不易透过毛细血管进入组织间液有关。其对维持血浆胶体渗透压、稳定血管内液（血容量）有重要意义。

各部分体液中所含阴、阳离子数的总和是相等的，并保持电中性，如果以总渗透压计算，细胞内外液也是基本相等的。绝大多数电解质在体液中是游离状态。

（三）体液的渗透压

溶液的渗透压取决于溶液中渗透活性颗粒（溶质分子或离子）的数目，与颗粒大小，电荷或质量无关。体液中起渗透作用的溶质主要是电解质。血浆和组织间液的渗透压 90%~95% 来源于单价离子 Na^+、Cl^- 和 HCO_3^- 等，剩余的 5%~10% 由其他离子、葡萄糖、氨基酸、尿素以及蛋白质等构成。血 Na^+ 产生的渗透压约占血浆总渗透压的 45%~50%，故临床上常用血 Na^+ 浓度来估计血浆渗透压变化。血浆蛋白质所产生的渗透压极小，仅占血浆总渗透压的 1/200，但由于其不能自由通透毛细血管壁，因此对于维持血管内外液体的交换和血容量具有十分重要的作用。通常血浆渗透压在 280~310mOsm/（kg·H_2O）之间，在此范围里称等渗，低于此范围的称低渗，高于此范围的称高渗。

维持细胞内液渗透压的离子主要是 K^+ 与 HPO_4^{2-}，尤其是 K^+。细胞内液的电解质若以 mmol/L 为单位计算，与细胞外液的渗透压基本相等。

（四）水的生理功能和水平衡

1. 水的生理功能　水是机体中含量最多的组成成分，其生理功能如下。

（1）促进物质代谢　水是体内一切生化反应进行的场所，本身也参与水解、水化、加水脱氢等重要反应。水也是良好的溶剂，能使物质溶解，加速化学反应，有利于营养物质的消化、吸收、运输和代谢废物的排泄。

（2）调节体温　水的比热大，能吸收代谢过程中产生的大量热能而体温不致升高。水的蒸发热大，1g 水在 37℃ 完全蒸发需要吸收 575 卡热量，所以蒸发少量的汗就能散发大量的热量。水的流动性大，体液各部分中水的交换非常迅速，使热量能够在体内迅速均匀分布。

（3）润滑作用　泪液有利于眼球转动，唾液有助于吞咽，滑液有利于关节转动，胸膜和腹膜腔的浆液可减少组织间的摩擦。

（4）结合水的作用　体内有相当一部分水是与蛋白质、黏多糖和磷脂等相结合的，称为结合水（其余的以自由水的形式存在）。各种组织器官含自由水和结合水的比例不同，因而坚实程度各异，心脏含水 79%，比血液仅少 4%（血液含水 83%），但由于心脏主要含结合水，故它的形态坚实柔韧，而血液则循环流动。

2. 水平衡　正常人每日水的摄入和排出处于动态平衡中。水的来源有饮水、食物水、代谢水。成人每日饮水量波动于 1000 ~ 1500ml，食物水含量为 700 ~ 900ml。营养物质在体内氧化生成的水称为代谢水，每日约 300ml（每 100g 糖氧化时产生 60ml，每 100g 脂肪可产生 107ml，每 100g 蛋白质可产生 41ml），在严重创伤如挤压综合征时大量组织破坏可使体内迅速产生大量内生水。每破坏 1kg 肌肉约可释放 850ml 水。

机体排出水分的途径有四个，即消化道（粪）、皮肤（显性汗和非显性蒸发）、肺（呼吸蒸发）和肾（尿）。每日由皮肤蒸发的水（非显性汗）约 500ml，通过呼吸蒸发的水分约 350ml。前者仅含少量电解质，而后者几乎不含电解质，故这两种不感蒸发排出的水分可以当作纯水来看待。在显性出汗时汗液是一种低渗溶液，含 NaCl 约为 0.2%，并含有少量的 K^+，因此，在炎夏或高温环境下活动导致大量出汗时，会伴有电解质的丢失。健康成人每日经粪便排出的水分约为 150ml，由尿排出的水分为 1000 ~ 1500ml。必须指出，正常成人每日至少必须排出 500ml 尿液才能清除体内的代谢废物。因为成人每日尿液中的固体物质（主要是蛋白质代谢终产物以及电解质）一般不少于 35g，尿液最大浓度为 60 ~ 70g/L，所以每日排出 35g 固体溶质的最低尿量为 500ml，再加上非显性汗和呼吸蒸发以及粪便排水量，则每日最低排出的水量为 1500ml。要维持水分出入量的平衡，每日需水 1500 ~ 2000ml，称日需要量。在正常情况下每日的出入量保持平衡。尿量则视水分的摄入情况和其他途径排水的多少而增减（表9-1）。

表 9 – 1 正常成人每日水的摄入和排出量

	水的摄入（ml/d）	排出（ml/d）	最低排出量（ml/d）
	饮水 1000 ~ 1500	皮肤蒸发 500	皮肤蒸发 500
	食物水 700	呼吸蒸发 150	呼吸蒸发 150
	代谢水 300	粪便 350	粪便 350
		尿液 1000 ~ 1500	尿液 500
合计	2000 ~ 2500	2000 ~ 2500	1500

（五）电解质的生理功能和钠平衡

机体的电解质分为有机电解质（如蛋白质）和无机电解质（即无机盐）两部分。形成无机盐的主要金属阳离子为 K^+、Na^+、Ca^{2+} 和 Mg^{2+}，主要阴离子则为 Cl^-、HCO_3^-、HPO_4^{2-} 等。无机电解质的主要功能是维持体液的渗透压平衡和酸碱平衡；维持神经、肌肉和心肌细胞的静息电位并参与其动作电位的形成；参与新陈代谢和生理功能活动。

正常成人体内含钠总量为 40 ~ 50mmol/kg 体重，其中约 60% 是可以交换的，约 40% 是不可交换的，主要结合于骨骼的基质。总钠量的 50% 左右存在于细胞外液，10% 左右存在于细胞内液。血清 Na^+ 浓度的正常范围是 135 ~ 150mmol/L，细胞内液中的 Na^+ 浓度仅为 10mmol/L 左右。天然食物中含钠甚少，故人们摄入的钠主要来自食盐。摄入的钠几乎全部由小肠吸收，Na^+ 主要经肾随尿排出。摄入多，排出亦多；摄入少，排出亦少。正常情况下排出和摄入钠量几乎相等。此外，随着汗液的分泌也可排出少量的钠，钠的排出通常也伴有氯的排出。

（六）体液容量及渗透压的调节

机体内水、钠平衡密切相关，共同影响细胞外液的渗透压和容量。水的平衡主要有渴感和抗利尿激素调节，主要维持血浆等渗；而钠平衡则主要受醛固酮调节，主要维持细胞外液的容量及组织灌流。

1. 渴感的调节 渴感中枢位于下丘脑视上核的侧面，与渗透压感受器邻近并有部分重叠。晶体渗透压升高是渴感中枢兴奋的最主要刺激，当血浆晶体渗透压升高至 295mmol/L 时，就可以引起口渴的感觉。有效循环血量减少及血管紧张素 Ⅱ 的增多也可以引起口渴感。

2. 抗利尿激素的调节 抗利尿激素（antidiuretic hormone，ADH）主要在下丘脑的视上核合成，其分泌受血浆晶体渗透压及循环血量的影响，其中受渗透压影响更明显。当成人细胞外液渗透压有 1% ～ 2% 变动时，就可以影响 ADH 的释放。血容量和血压的变化可通过左心房和胸腔大静脉处的容量感受器和颈动脉窦、主动脉弓的压力感受器而影响 ADH 的分泌。其他因素，如精神紧张、疼痛、创伤以及某些药物和体液因子，如氯磺丙脲、长春新碱、环磷酰胺、血管紧张素 II 等也能促使 ADH 分泌或增强 ADH 的作用。

3. 醛固酮的调节　醛固酮是肾上腺皮质球状带分泌的激素，其主要作用是保钠排钾，补充血容量。其分泌主要受肾素 – 血管紧张素系统和血浆 Na$^+$、K$^+$ 浓度调节。

4. 钠尿肽的调节　心房肌细胞主要分泌心房钠尿肽（atrial natriutetic peptide，ANP）心室肌细胞主要分泌 B 型钠尿肽（B – type natriutetic peptide，BNP）。二者均属于钠尿肽系统。当心腔扩展、血容量增加、血 Na$^+$ 增高或血管紧张素增多时，将刺激心肌细胞合成和释放钠尿肽。钠尿肽系统主要从四个方面影响水钠代谢：①减少肾素的分泌；②抑制醛固酮的分泌；③对抗血管紧张素的缩血管效应；④拮抗醛固酮的滞 Na$^+$ 作用。因此，有人认为体内可能有一个 ANP 系统，与肾素 – 血管紧张素 – 醛固酮系统共同担负着调节水钠代谢的作用。

当机体内水分不足或摄入较多的食盐而使细胞外液的渗透压升高时，则刺激下丘脑的视上核渗透压感受器和侧面的口渴中枢，产生兴奋。可以反射性引起口渴的感觉，机体主动饮水而补充水的不足。另一方面促使 ADH 的分泌增多，ADH 与远曲小管和集合管上皮细胞管周膜上的 V$_2$ 受体结合后，激活膜内的腺苷酸环化酶，促使 cAMP 升高并进一步激活上皮细胞的蛋白激酶，蛋白激酶的激活使靠近管腔膜含有水通道的小泡镶嵌在管腔膜上，增加了管腔膜上的水通道，增加了水的通透性，从而加强肾远曲小管和集合管对水的重吸收，减少水的排出；同时抑制醛固酮的分泌，减弱肾小管对 Na$^+$ 的重吸收，增加 Na$^+$ 的排出，降低了 Na$^+$ 在细胞外液的浓度，使已升高的细胞外液渗透压降至正常。反之，当体内水分过多或摄盐不足而使细胞外渗透压降低时，一方面通过抑制 ADH 的分泌，减弱肾远曲小管和集合管对水的重吸收，使水分排出增多；另一方面促进醛固酮的分泌，加强肾小管对 Na$^+$ 的重吸收，减少 Na$^+$ 的排出，从而使细胞外液中的 Na$^+$ 浓度增高，结果已降低的细胞外液渗透压增至正常。在正常条件下，尿量具有较大的变动范围（500～2000ml），说明肾在调节水的平衡上有很大的潜力。只有在肾功能严重障碍时，对水的总平衡才有较大影响。实验证明，细胞外液容量的变化可以影响机体对渗透压变化的敏感性。许多伴有血容量减少的疾病，其促使 ADH 分泌的作用远超过血浆晶体渗透压降低对 ADH 分泌的抑制，说明机体优先维持正常的血容量。

二、水、钠代谢紊乱的分类

水、钠代谢紊乱往往是同时或相继发生，并且相互影响，关系密切，故临床上常将两者同时考虑。水、钠代谢紊乱分类如下（表 9 – 2）。本着"体液优先"原则，本书在体液容量变化的基础上，讨论渗透压变化。

表 9 – 2　水、钠代谢紊乱分类一览表

根据体液容量分类		根据血钠浓度分类	
体液容量减少	低渗性脱水（低血钠性细胞外液减少）	高钠血症	低容量性高钠血症
	高渗性脱水（高血钠性细胞外液减少）		高容量性高钠血症
	等渗性脱水（正常血钠性细胞外液减少）		等容量性高钠血症
体液容量增加	水中毒（低血钠性体液容量增加）	低钠血症	低容量性低钠血症
	水肿（高血钠性体液容量增加或正常血钠性体液容量增加）		高容量性低钠血症
			等容量性低钠血症

三、脱水

脱水（dehydration）是指体液容量减少，并出现一系列功能代谢紊乱的病理过程，严重时会危及生命。脱水常伴有血钠和渗透压的变化，根据水钠丢失比例或渗透压的变化，脱水可分为低渗性脱水（即细胞外液减少合并低钠血症）、高渗性脱水（即细胞外液减少合并高钠血症）、等渗性脱水（即细胞外液减少而血钠正常）等。

（一）低渗性脱水（低容量性低钠血症）

低渗性脱水（hypotonic dehydration）也可称为低容量性低钠血症（hypovolemic hyponatremia）。其特点是失 Na^+ 多于失水，血清 Na^+ 浓度 <135mmol/L，血浆渗透压 <290mmol/L，伴有细胞外液量的减少。

1. 原因和机制　常见的原因是肾内或肾外丢失大量的液体或液体积聚在"第三间隙"（third space）后处理措施不当所致，如只给水而未给电解质平衡液。

（1）经肾丢失

1）长期连续使用利尿药，如呋塞米、依他尼酸、噻嗪类等，这些利尿剂能抑制髓袢升支对 Na^+ 的重吸收。

2）肾上腺皮质功能不全　由于醛固酮分泌不足，肾小管对钠的重吸收减少。

3）肾实质性疾病　如慢性间质性肾疾患可使髓质正常间质结构破坏，使肾髓质不能维持正常的浓度梯度和髓袢升支功能受损等，均可使 Na^+ 随尿液排出增加。

4）肾小管酸中毒　肾小管酸中毒（renal tubular acidosis，RTA）是一种以肾小管排酸障碍为主的疾病。主要发病环节是集合管分泌 H^+ 功能降低，$H^+ - Na^+$ 交换减少，导致 Na^+ 随尿排出增加，或由于醛固酮分泌不足，也可导致 Na^+ 排出增多。

（2）肾外丢失

1）经消化道失液　丧失大量消化液而只补充水分，这是最常见的原因。如呕吐、腹泻导致大量含 Na^+ 的消化液丧失；或因胃、肠吸引术丢失体液而只补充水分或输注葡萄糖溶液。

2）液体在第三间隙积聚　如胸膜炎形成大量胸水，腹膜炎、胰腺炎形成大量腹水等。

3）经皮肤丢失　大量出汗：汗虽为低渗液，但大量出汗也可伴有明显的钠丢失（每小时可丢失 30~40mmol/L 的钠），若只补充水分则可造成细胞外液低渗；大面积烧伤可导致液体和 Na^+ 的大量丢失，若只补充水分，可发生低渗性脱水。

2. 对机体的影响

（1）休克倾向　①低渗性脱水丢失的主要是细胞外液，严重者细胞外液量显著减少；②细胞外液低渗状态，使细胞外液向渗透压相对较高的细胞内转移，引起细胞外液进一步减少；③细胞外液低渗状态，既抑制渴感中枢，减少患者主动饮水，又抑制 ADH 分泌，使患者早期尿量不减少。因此，低渗性脱水患者临床易发生休克，表现为静脉塌陷、动脉血压下降、脉搏细速等。

（2）脱水体征　低渗性脱水时，由于血容量减少，组织间液进入血管以补充血容量，导致组织间液减少最为明显。患者可较早出现皮肤弹性降低、眼窝凹陷等表现，婴幼儿可出现"三凹"体征，即囟门凹陷、眼窝凹陷和舟状腹。

（3）尿量变化　血浆渗透压降低抑制渗透压感受器，使 ADH 分泌减少。轻度低渗性脱水时，因 ADH 分泌减少，肾小管重吸收水减少，可使尿量减少不明显，甚至有所增加。但当血容量明显减少时，尽管细胞外液渗透压降低，根据机体"容量优先"原则，低血容量刺激 ADH 分泌，使尿量减少。

（4）尿钠变化　经肾失钠的低渗性脱水患者，尿钠含量增多；肾外因素导致的低渗性脱水患者，血钠降低以及低血容量激活的肾素－血管紧张素－醛固酮系统，可促进肾小管对钠的重吸收，尿钠明显减少。

3. 防治的病理生理基础

（1）防治原发病，去除病因。

（2）纠正不恰当的补液，恢复正常的血钠浓度和血容量。原则上给予等渗液以恢复细胞外液容量，病情严重者需应用3%的高渗盐溶液。如出现休克，要按休克的处理方式积极抢救。

（二）高渗性脱水（低容量性高钠血症）

高渗性脱水（hypertonic dehydration），又称低容量性高钠血症（hypovolemic hypernatremia），其特点是失水多于失钠，血清 Na^+ 浓度 $>150mmol/L$，血浆渗透压 $>310mOsm/(kg \cdot H_2O)$。细胞外液量和细胞内液量均减少。

1. 原因和机制

（1）水摄入减少　多见于水源断绝、进食或饮水困难等情况；某些中枢神经系统损害的患者、严重疾病或年老体弱的患者也因无口渴感而造成摄水减少。一日不饮水，丢失水约1200ml（约为体重的2%）。婴儿一日不饮水，失水可达体重的10%，对水丢失更为敏感，故临床上更应特别注意。

（2）水丢失过多

1）经呼吸道失水　任何原因引起的过度通气（如癔症和代谢性酸中毒等）都会使呼吸道黏膜不感性蒸发加强，如果持续时间过长又未得到水分的补充，则由于其损失的都是不含任何电解质的水分，故可以引起低容量性高钠血症。

2）经皮肤失水　高热、大量出汗和甲状腺功能亢进时，均可通过皮肤丢失大量低渗液体，如发热时，体温每升高1.5℃，皮肤的不感性蒸发每日约增加500ml。

3）经肾失水　中枢性尿崩症时因ADH产生和释放不足，肾性尿崩症时肾远曲小管和集合管对ADH反应缺乏及肾浓缩功能不良时，肾排出大量低渗性尿液，使用大量脱水剂如甘露醇、葡萄糖等高渗溶液，以及昏迷的患者鼻饲浓缩的高蛋白饮食，均可产生溶质性利尿而导致失水。

4）经胃肠道丢失　呕吐、腹泻及消化道引流等可导致等渗或含钠量低的消化液丢失。

以上情况在口渴感正常的人，能够喝水和有水喝的情况下，很少引起高渗性脱水，因为水分丢失的早期，血浆渗透压稍有升高时就会刺激渴中枢，在饮水以后，血浆渗透压即可恢复。但如果没有及时得到水分的补充，再由于皮肤和呼吸道蒸发丧失单纯水分，体内水的丢失就大于钠的丢失，造成高渗性脱水。

2. 对机体的影响

（1）尿少　由于丢失的是细胞外液，所以细胞外液容量减少，同时，因失水大于失钠，细胞外液渗透压升高，可通过刺激渗透压感受器引起ADH分泌增加，加强了肾小管对水的重吸收，因而尿量减少而尿比重增高。

（2）口渴　由于血浆渗透压升高，刺激渴感中枢，循环血量减少及因唾液分泌减少引起的口干舌燥，也是引起口渴感的原因。这是重要的保护机制，但在衰弱的患者和老年人，口渴反应可不明显。

（3）细胞内液向细胞外液转移　由于细胞外液高渗，可使渗透压相对较低的细胞内液向细胞外转移，这有助于循环血量的恢复，但同时也引起细胞脱水致使细胞皱缩。

（4）血液浓缩　由于血容量下降，可反射性地引起醛固酮分泌增加，但在早期由于血容量变化不明显，醛固酮分泌可不增多。一般在液体丢失达体重4%时，即可引起醛固酮分泌增加，后者增强肾小管对 Na^+ 的重吸收，它与ADH一起有助于维持细胞外液容量和循环血量，使其不致下降太多。ADH的分泌增多促使水重吸收增多，加上细胞内液向细胞外液转移，均使细胞外液得到水分的补充，既有助于渗透压回降，又使血容量得到恢复，故在高渗性脱水时细胞外液量及血容量的减少均没有低渗性脱水明显。因此，这类患者血液浓缩、血压下降及氮质血症的程度一般也比低渗性脱水轻。

（5）中枢神经系统功能障碍 严重的患者，由于细胞外液高渗使脑细胞严重脱水时，可引起一系列中枢神经系统功能障碍，包括嗜睡、肌肉抽搐、昏迷，甚至死亡。脑体积因脱水而显著缩小时，颅骨与脑皮质之间的血管张力增大，因而可导致静脉破裂而出现局部脑出血和蛛网膜下隙出血。

严重的病例，尤其是小儿，由于从皮肤蒸发的水分减少，使散热受到影响，从而导致体温升高，称之为脱水热。

3. 防治的病理生理基础

（1）防治原发病，去除病因。

（2）补给体内缺少的水分，不能经口进食者可由静脉滴入 5% ~ 10% 葡萄糖溶液，但要注意，输入不含电解质的葡萄糖溶液过多反而有引起水中毒的危险，输入过快则又加重心脏负担。

（3）补给适当的 Na^+，虽然患者血 Na^+ 升高，但体内总钠量是减少的，只不过是由于失水多于失 Na^+ 而已。故在治疗过程中，待缺水情况得到一定程度纠正后，应适当补 Na^+ 可给予生理盐水与 5% ~ 10% 葡萄糖混合液。

（4）适当补 K^+ 由于细胞内脱水，K^+ 也同时从细胞内释出，引起血 K^+ 升高，尿中排 K^+ 也多。尤其当患者醛固酮增加时，补液若只补给盐水和葡萄糖溶液，则由于增加了 K^+ 的排出，易出现低钾血症，所以应适当补 K^+。

（三）等渗性脱水

等渗性脱水（isotonic dehydration）的特点是水钠成比例丢失，血容量减少，但血清 Na^+ 浓度和血浆渗透压仍在正常范围。

任何等渗性液体的大量丢失所造成的血容量减少，短期内均属等渗性脱水，可见于呕吐、腹泻、大面积烧伤及大量抽放胸水、腹水等。等渗性脱水若不进行处理，患者可通过不感性蒸发和呼吸等途径不断丢失水分而转变为高渗性脱水；如果补给过多的低渗溶液，则可转变为低钠血症或低渗性脱水。因此，单纯性的等渗性脱水临床上较少见。

四、水中毒

水中毒（water intoxication）的特点是患者水潴留使体液量明显增多，血钠下降，血清 Na^+ 浓度 < 135mmol/L，血浆渗透压 < 290mOsm/（kg·H_2O），但体钠总量正常或增多，故又称之为高容量性低钠血症（hypervolemic hyponatremia）。

（一）原因和机制

1. 水摄入过多 如用无盐水灌肠，肠道吸收水分过多、渴中枢受刺激或精神性饮水过量等。静脉输入含盐少或不含盐的液体过多过快，超过肾脏的排水能力。因婴幼儿对水、电解质调节能力差，更易发生水中毒。

2. 水排出减少 急、慢性肾功能不全，肾脏排水能力降低时；恐惧、疼痛、失血、休克、外伤等因素引起的 ADH 分泌过多，由于交感神经兴奋性解除了副交感神经对 ADH 分泌的抑制。

在肾功能良好的情况下，一般不易发生水中毒，故水中毒最常发生于急性肾功能不全的患者而又输液不恰当时。

（二）对机体的影响

1. 低钠血症 血钠浓度下降，可出现厌食、恶心、呕吐、腹泻、肌无力等症状。

2. 细胞内水肿 是水中毒的突出表现。血 Na^+ 浓度降低，细胞外液低渗，水自细胞外向细胞内转移，造成细胞内水肿，由于细胞内液容量大于细胞外液，过多的水分大部分聚集在细胞内，因此，早期潴留在细胞间液中的水分尚不足以产生凹陷性水肿，而晚期或重度患者可出现凹陷症状。

3. 中枢神经系统症状 细胞内外液容量增大对中枢神经系统产生严重后果，因中枢神经系统被限制在一定体积的颅腔和椎管中，脑细胞的肿胀和脑组织水肿使颅内压增高，脑脊液压力也增加，此时可引起各种中枢神经系统受压症状，如头痛、恶心、呕吐、记忆力减退、淡漠、神志混乱、失语、嗜睡、视盘水肿等，严重病例可发生枕骨大孔疝或小脑幕裂孔疝而导致呼吸、心搏停止。轻度或慢性病例，症状常不明显，多被原发病所掩盖，一般当血 Na^+ 浓度降低至 120mmol/L 以下时，出现较明显的症状。

4. 实验室检查 可见血液被稀释，血浆蛋白和血红蛋白浓度、血细胞比容降低，早期尿量增加（肾功能障碍者例外），尿比重下降。

（三）防治的病理生理基础

1. 防治原发病：急性肾衰竭、术后及心力衰竭的患者，应严格限制水的摄入，预防水中毒的发生。

2. 轻症患者，只要停止或限制水分摄入，造成水的负平衡即可自行恢复。

3. 重症或急症患者，除严格进水外，尚应给予高渗盐水，以迅速纠正脑细胞水肿，或静脉给予甘露醇等渗透性利尿剂，或呋塞米等强利尿剂以促进体内水分的排出。

五、水肿

过多的液体在组织间隙或体腔内积聚称为水肿（edema）。水肿不是独立的疾病，而是多种疾病的一种重要的病理过程。如水肿发生于体腔内，则称之为积水（hydrops），如心包积水、胸腔积水、腹腔积水、脑积水等。

水肿的分类：①按水肿波及的范围可分为全身性水肿（anasarca）和局部性水肿（local edema）；②按发病原因可分为肾性水肿、肝性水肿、心性水肿、营养不良性水肿、淋巴性水肿、炎性水肿等；③按发生水肿的器官组织可分为皮下水肿、脑水肿、肺水肿等。

（一）水肿的发病机制

正常人体液容量和组织液容量是相对恒定的，这种恒定依赖于机体对体内外液体交换平衡和血管内外液体交换平衡的完善调节。当平衡失调时，就为水肿的发生奠定了基础。

1. 血管内外液体交换平衡失调 正常情况下，血浆和组织间液之间不断进行液体交换（图 9-1），使组织液的生成和回流保持动态平衡，而这种平衡主要受制于有效流体静压、有效胶体渗透压和淋巴回流等几个因素。

有效流体静压=血管内流体静压-间质流体静压，主要促使液体外流；有效胶体渗透压=血管内胶体渗透压-间质胶体渗透压，主要促使组织液回流。间质中的流体静压和胶体渗透压通常可忽略不计，因为只有少量血浆蛋白从血管中滤出，而且，组织液也会很快地进入细胞或回到血液中，因此，影响血管内外液体交换的主要力量是血管内流体静压和胶体渗透压。从动脉端到静脉端血管流体静压变化较大，但胶体渗透压由于蛋白质渗出较少因此变化不大。在动脉端流体静压大于胶体渗透压，主要以组织液生成为主，静脉端流体静压小于胶体渗透压，主要以组织液回流为主。间质中的流体静压可促进剩余的组织液经淋巴系统回流进入血液循环。另外，淋巴管壁的通透性较高，蛋白质易通过。因此，淋巴回流不仅可把略多生成的组织液送回体循环，而且，可把毛细血管漏出的蛋白质、细胞代谢产生的大分子物质回吸收入体循环。上述一个或一个以上的因素同时或相继失调，都可能成为水肿发生的重要原因。

（1）毛细血管流体静压增高 毛细血管流体静压增高可致有效流体静压增高，平均有效滤过压增大，组织液生成增多，当超过淋巴回流的代偿能力时，便可引起水肿。毛细血管流体静压增高的常见原因是静脉压增高。如右心衰时可导致全身水肿发生；左心衰时可导致肺水肿；肿瘤压迫静脉或静脉的血

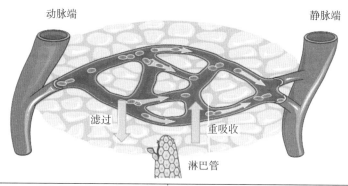

动脉端		静脉端	
毛细血管流体静压	35mmHg	毛细血管流体静压	18mmHg
间质流体静压	2mmHg	间质流体静压	1mmHg
有效流体静压	33mmHg	有效流体静压	17mmHg
血管内胶体渗透压	24mmHg	血管内胶体渗透压	25mmHg
血管外胶体渗透压	0mmHg	血管外胶体渗透压	0mmHg
有效胶体渗透压	24mmHg	有效胶体渗透压	25mmHg
有效滤过压	+9mmHg	有效滤过压	−8mmHg

图9-1 血管内外液体交换示意图

栓形成可使毛细血管的流体静压增高，引起局部水肿。动脉充血也可引起毛细血管流体静压增高，成为炎性水肿发生的重要原因之一。

（2）血浆胶体渗透压降低 血浆胶体渗透压降低是由于血浆蛋白减少所致。血浆胶体渗透压下降，而平均有效滤过压增大，组织液生成增加，超过淋巴代偿能力时，可发生水肿。引起血浆白蛋白含量下降的原因主要有：①蛋白质合成障碍，见于肝硬化和严重的营养不良；②蛋白质丧失过多，见于肾病综合征，大量的蛋白质从尿中丧失；③蛋白质分解代谢增强，见于慢性消耗性疾病，如慢性感染、恶性肿瘤等。

（3）微血管壁通透性增加 正常情况下，毛细血管只允许微量蛋白质滤出，从而保持了毛细血管内外很大的胶体渗透压梯度。微血管壁通透性增高时，血浆蛋白从毛细血管和微静脉壁滤出，导致血浆胶体渗透压下降，组织间液胶体渗透压上升，促使溶质及水分滤出。多见于各种炎症，包括感染、烧伤、冻伤、化学伤以及昆虫咬伤等。这些因素可直接损伤微血管壁或通过组胺、激肽类等炎性介质的作用而使微血管壁的通透性增高。这类水肿液的特点是所含蛋白量较高，可达30~60g/L。

（4）淋巴回流受阻 正常情况下，淋巴回流不仅能把组织液及其所含蛋白回收到血液循环，而且在组织液生成增多时还能代偿回流，具有重要的抗水肿作用。在某些病理条件下，当淋巴道堵塞，淋巴回流受阻或不能代偿性加强回流时，含蛋白的水肿液在组织间隙中积聚，形成淋巴性水肿。常见的原因有：恶性肿瘤侵入并堵塞淋巴管，乳腺癌根治术等摘除腋窝淋巴结，可致相应部位水肿；丝虫病时，主要的淋巴管道被成虫堵塞，可引起下肢和阴囊的慢性水肿。这类水肿液的特点也是蛋白含量较高，可达40~50g/L，其原因是水和晶体物质透过血管壁回吸收到血管内，导致蛋白浓缩。

2. 体内外液体交换平衡失调——钠、水潴留 正常人钠、水的摄入和排出处于动态平衡状态，这种平衡的维持依赖于排泄器官正常的结构和功能，以及体内的容量及渗透压调节。肾在调节钠、水平衡中起重要的作用，正常时，经肾小球通过的钠、水总量，只有0.5%~1%左右排出体外，99%~99.5%被肾小管重吸收；60%~70%由近曲小管主动吸收；远曲小管和集合管对钠、水吸收主要受激素调节，这些调节因素保证了球-管的平衡，在某些因素导致球-管平衡失调时，便可导致钠、水潴留，成为水肿发生的重要原因。

（1）肾小球滤过率下降 当肾小球滤过钠、水减少，在不伴有肾小管重吸收相应减少时，就会导致钠、水潴留。引起肾小球滤过率下降的常见原因有：①广泛的肾小球病变，如急性肾小球肾炎，炎性渗出物和内皮细胞肿胀或慢性肾小球肾炎肾单位严重破坏，肾小球滤过面积明显减少等。②有效循环血量明显减少，如充血性心力衰竭、肾病综合征等使有效循环血量减少、肾血流量下降，以及继发于此的交感 - 肾上腺髓质系统、肾素 - 血管紧张素系统兴奋，使入球小动脉收缩，肾血流量进一步减少，肾小球滤过率下降，导致钠、水潴留。

（2）肾小管重吸收增加　包括近曲小管，远曲小管和集合管重吸收钠、水增加。

1）近曲小管重吸收钠水增多　①ANP分泌减少：正常人血液循环中只存在低浓度的ANP，当有效循环血量明显减少时，心房的牵张感受器兴奋性降低，致使ANP分泌减少，近曲小管对钠水的重吸收增加，从而导致或促进水肿的发生。②肾小球滤过分数（filtration fraction）增加：肾小球滤过分数 = 肾小球滤过率/肾血浆流量。正常时约有20%的肾血浆流量经肾小球滤过。充血性心力衰竭或肾病综合征时，肾血流量随有效循环血量的减少而下降，由于出球小动脉收缩比入球小动脉收缩明显，肾小球滤过率相对增高，继而肾小球滤过分数增加。此时由于无蛋白滤液相对增多，而通过肾小球后，流入肾小管周围毛细血管的血液，其蛋白和血浆胶体渗透压也相应增高，同时由于血流量的减少，流体静压下降。于是，近曲小管重吸收钠和水增加，导致钠水潴留。

2）远曲小管和集合管重吸收钠水增加　①醛固酮含量增高：醛固酮的分泌可促进远曲小管重吸收钠，进而引起钠水潴留。当有效循环血量下降或其他原因使肾血流减少时，肾血管灌注压下降，可刺激入球小动脉壁的牵张感受器，肾小球滤过率降低使流经致密斑的钠量减少，均可使近球细胞肾素分泌增加，肾素 - 血管紧张素 - 醛固酮系统被激活。临床上，见于充血性心力衰竭、肾病综合征及肝硬化腹水；肝硬化患者肝细胞灭活醛固酮的功能减退，也是血中醛固酮含量增高的原因。②抗利尿激素分泌增加：ADH的作用是促进远曲肾小管和集合管对钠水的重吸收，是引起钠水潴留的重要原因之一。当充血性心力衰竭发生时，有效循环血量减少使左心房和胸腔大血管的容量感受器所受的刺激减弱，反射性地引起ADH分泌的增加；肾素 - 血管紧张素 - 醛固酮系统被激活后，血管紧张素Ⅱ生成增多，进而导致醛固酮分泌增加，并促使肾小管对钠的重吸收增多，血浆渗透压增高，刺激下丘脑渗透压感受器，使ADH的分泌与释放增加。

3）肾血流重分布　正常时约有90%的肾血流进入靠近肾表面外2/3的皮质肾单位，后者约占肾单位总数的85%。这些肾单位的髓袢短，不进入髓质高渗区，对钠水重吸收能力较弱。而约占15%的近髓肾单位，由于其髓袢较长，深入髓袢高渗区，对钠水重吸收能力较强。肾皮质交感神经丰富，肾素、血管紧张素Ⅱ含量较高，易于引起皮质肾单位血管发生强烈收缩。当有效循环血量减少时，交感神经兴奋，可发生肾血流重新分布的现象，即通过皮质肾单位的血流减少，而较多的血流进入近髓肾单位。其后果是钠水重吸收增加，从而导致钠水潴留。

以上是水肿发病机制中的基本因素。在各种不同类型的水肿发生发展中，通常是多种因素先后或同时发挥作用。同一因素在不同的水肿发病机制中所居的地位也不同。因此，在医疗实践中，必须对不同患者进行具体分析，这对于选择适宜的治疗方案具有重要意义。

（二）水肿的特点及对机体的影响

1. 水肿的特点

（1）水肿液的性状　水肿液含血浆的全部晶体成分，根据蛋白含量的不同分为漏出液和渗出液。①漏出液（transudate）的特点是水肿液的比重低于1.015；蛋白质的含量低于25g/L；细胞数少于500/100ml。②渗出液（exudate）的特点是水肿液的比重高于1.018；蛋白质含量可达30～50g/L；可见较多的白细胞。后者由于毛细血管通透性增高所致，见于炎性水肿。但也有例外，如淋巴性水肿时虽微血管通透性不增高，水肿液比重可不低于渗出液，原因已于前述。

（2）水肿的皮肤特点　皮下水肿是全身或躯体局部水肿的重要体征。当皮下组织有过多的液体积聚时，皮肤肿胀、弹性差、皱纹变浅，用手指按压时可能有凹陷，称为凹陷性水肿（pitting edema），又称为显性水肿（frank edema）。实际上，全身性水肿患者在出现凹陷之前已有组织液的增多，并可达原体重的10%，称为隐性水肿（recessive edema）。组织间隙中已有液体的积聚而无凹陷的原因是，分布在组织间隙中的胶体网状物（化学成分是透明质酸、胶原及黏多糖等）对液体有强大的吸附能力和膨胀性。只有当液体的积聚超过胶体网状物的吸附能力时，才游离出来形成游离的液体，后者在组织间隙中具有高度的移动性，当液体积聚到一定量时，用手指按压该部位皮肤，游离的液体乃从按压点向周围散开，形成凹陷，数秒钟后凹陷自然平复。

（3）全身性水肿的分布特点　最常见的全身性水肿是心性水肿、肾性水肿和肝性水肿。水肿出现的部位各不相同。心性水肿首先出现在低垂部位；肾性水肿先表现为眼睑或面部水肿；肝性水肿则以腹水为多见。这些特点与下列因素有关。①重力效应：毛细血管流体静压受重力影响，距心脏水平面垂直距离越远的部位，外周静脉压与毛细血管流体静压越高。因此，右心衰竭时体静脉回流障碍，首先表现为下垂部位的流体静脉压增高与水肿。②组织结构特点：一般来说，组织结构疏松，皮肤伸展度大的部位容易容纳水肿液。组织结构致密的部位如手指和足趾等，皮肤较厚而伸展度小不易发生水肿。因此，肾性水肿由于不受重力的影响首先发生在组织疏松的眼睑部。③局部血流动力学因素参与水肿的形成：以肝性水肿的发生为例，肝硬化时由于肝内广泛的结缔组织增生与收缩，以及再生肝细胞结节的压迫，肝静脉回流受阻，进而使肝静脉压和毛细血管流体静压增高，成为肝硬化时易伴发腹水的原因。

2. 水肿对机体的影响　除炎性水肿具有稀释毒素、运送抗体等抗损伤作用外，其他水肿对机体都有不同程度的不利影响。其影响的大小取决于水肿的部位、程度、发生速度及持续时间。

（1）细胞营养障碍　组织间隙中液体积聚，使细胞与毛细血管间的距离增大，增加了营养物质在细胞间弥散的距离。受坚实的包膜限制的器官和组织，急速发生重度水肿时，压迫微血管使营养血流减少，可致细胞发生严重的营养障碍。

（2）水肿对器官组织功能活动的影响　急速发展的重度水肿因来不及适应及代偿，可能引起比慢性水肿更严重的功能障碍。若为生命活动的重要器官，则可造成更为严重的后果，如脑水肿引起颅内压升高，甚至脑疝致死；喉头水肿可引起气道阻塞，严重者窒息死亡。

第二节　钾代谢紊乱

钾是体内最重要的无机阳离子之一，正常人体内的含钾量为50～55mmol/kg体重。其中约90%存在于细胞内，骨钾约占7.6%，跨细胞液约占1%，仅约1.4%的钾存在于细胞外液中。钾的摄入和排出处于动态平衡，且保持血浆钾浓度在正常范围内。天然食物含钾比较丰富，成人每日随饮食摄入50～120mmol钾。摄入钾的90%经肾随尿排出，排钾量与摄入量相关，即多吃多排、少吃少排，但是不吃也排，说明肾虽有保钾能力，但不如保钠能力强；摄入钾的10%随粪便和汗液排出。

钾平衡主要依靠肾脏的调节和钾的跨细胞转运两大机制。

1. 钾的跨细胞转移　泵－漏机制是调节钾跨细胞转移的基本机制。泵指钠－钾泵，即 $Na^+, K^+ -$ATP 酶；漏指钾离子顺浓度差到细胞外液。促使细胞外钾进入细胞内的主要因素：胰岛素、β 肾上腺素受体激活、细胞外高钾，可直接刺激 $Na^+, K^+ -$ ATP 酶活性，促进细胞摄入钾，碱中毒也可促进细胞摄入钾；促使细胞内钾转移到细胞外的因素有 α 肾上腺素受体激活、酸中毒、细胞外液渗透压迅速升高、剧烈运动等。

2. 肾对钾的调节　肾排钾受到肾小球滤过、近曲小管和髓袢对钾的重吸收、远曲小管和集合管对钾的排泄等3个环节的调节。针对不断变动的钾摄入量，机体主要通过远曲小管和集合管对钾的分泌和重吸收进行调节。正常饮食钾摄入充足情况下，远曲小管和集合管以泌钾为主。主要靠该段小管上皮中的主细胞完成，影响主细胞泌钾的因素包括主细胞基底膜面的钠-钾泵活性；管腔膜对 K^+ 的通透性；细胞内与小管腔的钾的电化学梯度。影响远曲小管、集合管排钾的主要因素：醛固酮、细胞外液钾浓度、远曲小管原尿流速、酸碱平衡状态。

3. 结肠排钾　结肠排钾亦受醛固酮调控。肾衰竭时，结肠排钾可达摄入量的 1/3，成为重要的排钾途径。

此外，汗液中也含有少量的钾，平均约为 9mmol/L，经汗的排钾量通常很少。但在炎热环境、重体力活动排汗增加的情况下，也可经皮肤丢失相当数量的钾。

钾具有维持细胞新陈代谢、保持细胞静息膜电位、调节细胞内外的渗透压及调控酸碱平衡等多种生理功能。

一、低钾血症

血清钾浓度低于 3.5mmol/L 称为低钾血症（hypokalemia）。通常情况下，血钾浓度能反映体内总钾含量，但在异常情况下，两者之间并不一定呈平行关系。而且低钾血症患者的体内钾总量也不一定减少，但多数情况下，低钾血症常伴有缺钾。

（一）原因和机制

1. 钾摄入不足　在正常饮食条件下，一般不会发生低钾血症。只有在消化道梗阻、昏迷、神经性厌食及手术后较长时间禁食，在静脉补液中又未同时补钾或补钾不够，才可发生低钾血症。

2. 钾丢失过多　常见于下列情况。

（1）经消化道失钾　这是低钾血症最常见的原因，主要见于严重呕吐、腹泻、胃肠减压及肠瘘等。发生机制是：①消化液含钾量较血浆高，故消化液丧失必然丢失大量钾；②消化液大量丢失伴血容量减少时，可引起醛固酮分泌增加使肾排钾增多。

（2）经肾失钾　主要见于：①长期大量使用髓袢或噻嗪类利尿剂，其机制是由于水、钠、氯的重吸收受到抑制，到达远端肾小管钾分泌部位的尿流速增加，促进钾排出；同时原发病（肝硬化、心力衰竭）或血容量减少引起的继发性醛固酮分泌增多，使肾保钠排钾作用加强而失钾。②盐皮质激素过多，见于原发性和继发性醛固酮增多症。Cushing 综合征或长期大量使用糖皮质激素，也可出现低钾血症。③各种肾疾患，尤其是肾间质性疾病如肾盂肾炎和急性肾衰竭多尿期，前者由于钠水重吸收障碍使远端肾小管液流速增加，后者由于原尿中溶质增多产生渗透性利尿作用，两者均使肾排钾增多。④肾小管性酸中毒。Ⅰ型（远曲小管性）酸中毒，是由于远曲小管泌 H^+ 障碍，导致 K^+-Na^+ 交换增加，尿钾排出增多；Ⅱ型（近曲小管性）酸中毒是一种多原因引起的以近曲小管重吸收多种物质障碍为特征的综合征，表现为由尿中丧失 HCO_3^-、K^+ 和磷而出现代谢性酸中毒、低钾血症和低磷血症。⑤镁缺失，可使肾小管上皮细胞 Na^+,K^+-ATP 酶失活，钾重吸收障碍，导致钾丢失过多。

（3）经皮肤失钾　汗液含钾不多，为 5～10mmol/L，一般情况下出汗不易引起低钾血症。但在高温环境中进行体力劳动时，可因大量出汗丢失较多的钾，若没有及时补充可引起低钾血症。

3. 细胞外钾转入细胞内　当细胞外液的钾较多地转入细胞内时，可引起低钾血症，但机体的总钾量并不减少。主要见于以下情况。

（1）碱中毒　无论是代谢性还是呼吸性，均可促使 K^+ 进入细胞内。其发生机制是：①碱中毒时 H^+ 从细胞内溢出细胞外，细胞外 K^+ 进入细胞内，以维持体液的离子平衡；②肾小管上皮细胞也发生此种离子转移，致使 H^+-Na^+ 交换减弱，而 K^+-Na^+ 交换增强，尿钾排出增多。

（2）过量胰岛素使用　一方面可直接激活细胞膜上 Na^+,K^+-ATP 酶的活性，使细胞外钾转入细胞内；另一方面可促进细胞糖原合成，使细胞外钾随同葡萄糖转入细胞内。

（3）β 肾上腺素能受体活性增强　如 β 受体激动剂肾上腺素、沙丁胺醇等可通过 cAMP 机制激活 Na^+-K^+ 泵促进细胞外钾内移。

（4）某些毒物中毒　如钡中毒、粗制棉籽油中毒（主要毒素为棉酚），由于钾通道被阻滞，使 K^+ 外流减少。

（5）低钾性周期性麻痹　是一种遗传性少见病，发作时细胞外液钾进入细胞内，血浆钾急剧减少，剧烈运动、应激等是其常见的诱发因素，但发生机制目前尚不清楚。肌肉麻痹可能是由于骨骼肌膜上电压依赖性钙通道的基因位点突变，使 Ca^{2+} 内流受阻，肌肉的兴奋 - 收缩耦联障碍所致。

（二）对机体的影响

低钾血症引起的功能代谢变化因个体不同有很大的差异，主要取决于血钾浓度降低的速度和程度及持续的时间。

1. 对神经 - 肌肉的影响　主要有骨骼肌和胃肠道平滑肌，其中以下肢肌肉最为常见，严重时可累及躯干、上肢肌肉及呼吸肌。①急性低钾血症：轻症可无症状或仅觉倦怠和全身软弱无力；重症可发生弛缓性麻痹。其机制主要是超极化阻滞状态的发生。由于细胞外液钾浓度急剧降低时，细胞内液钾浓度 $[K^+]i$ 和细胞外液钾浓度 $[K^+]e$ 的比值变大，静息状态下细胞内液钾外流增加，使静息电位（Em）负值增大，与阈电位(Et)之间的距离(Em - Et)增大，细胞乃处于超极化阻滞状态（图 9 - 2），因此细胞的兴奋性降低，严重时甚至不能兴奋。②慢性低钾血症：由于病程缓慢，细胞内液钾逐渐移到细胞外，使 $[K+]i/[K+]e$ 比值变化不大，静息电位因而基本正常，细胞兴奋性无明显变化，故临床表现不明显。

低钾血症引起的肌肉代谢障碍也是骨骼肌损害的原因之一。由于钾对骨骼肌的血流量有调节作用，严重缺钾时，肌肉运动时不能释放足够的钾，以致发生缺血缺氧性肌痉挛、坏死和横纹肌溶解。

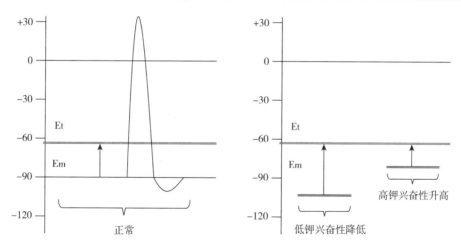

图 9 - 2　细胞外钾浓度与正常骨骼肌静息膜电位（Em）与阈电位（Et）的关系

2. 对心肌的影响　主要表现为心肌生理特性的改变及引发的心电图变化和心肌功能的损害（图9 - 3）。

（1）心肌生理特性的改变

1）兴奋性增高　心肌兴奋性大小主要与 Em - Et 间距长短有关。低钾血症时，心肌细胞膜 K^+ 电导性下降，对 K^+ 的通透性降低，因而 Em 绝对值减少，Em - Et 间距离缩短，心肌兴奋性增高。

2）自律性增高　心肌自律性的产生依赖于动作电位复极化 4 期的自动去极化。低钾血症时，心肌细胞膜对 K^+ 的通透性下降，因此复极化 4 期 K^+ 外流减慢，而 Na^+ 内流相对加速，使快反应自律细胞的自动去极化加速，心肌自律性增高。

3）传导性降低　心肌传导性快慢主要与动作电位 0 期去极化的速度和幅度有关。低钾血症时，心肌细胞膜 Em 绝对值减少，去极化时 Na^+ 内流速度减慢，故动作电位 0 期去极化速度减慢和幅度降低，兴奋的扩布因而减慢，心肌传导性降低。

4）收缩性改变　轻度低钾血症时，其对 Ca^{2+} 内流的抑制作用减弱，因而复极化 2 期时 Ca^{2+} 内流增多，心肌收缩性增强；但严重或慢性低钾血症时，可因细胞内缺钾，使心肌细胞代谢障碍而发生变性坏死，心肌收缩性因而减弱。

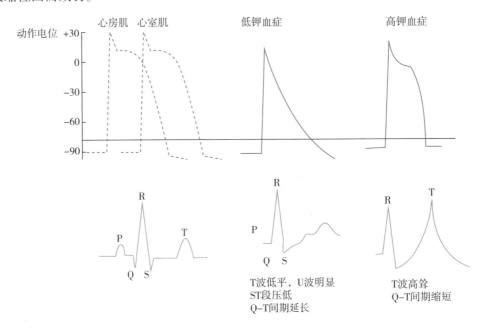

图 9－3　细胞外液钾浓度对心肌细胞动作电位和心电图的影响

（2）心电图的变化　与心肌细胞在低钾血症时电生理特性变化密切相关，典型的表现有：代表复极化 2 期的 ST 段压低；相当于复极化 3 期的 T 波低平和 U 波增高（超常期延长所致）；相当于心室动作电位时间的 Q－T（或 Q－U）间期延长；严重低钾血症时还可见 P 波增宽、P－Q 间期延长和 QRS 波群增宽。

（3）心肌功能的损害　表现为心律失常和心肌对洋地黄类强心药物的敏感性增加。

1）心律失常　由于自律性增高，可出现窦性心动过速；异位起搏的插入而出现期前收缩、阵发性心动过速等；尤其心肌兴奋性升高、3 期复极化延缓所致的超常期延长更易化了心律失常的发生。

2）心肌对洋地黄类强心药物的敏感性增加　低钾血症时，洋地黄与 Na^+,K^+－ATP 酶的亲和力增高而增强了洋地黄的毒性作用，并显著降低其治疗的效果。

3. 对肾脏的影响损害　形态上表现为髓质集合管上皮细胞肿胀、增生等，重者可波及各段肾小管，甚至肾小球，出现间质性肾炎样表现。功能上主要表现为尿浓缩功能障碍而出现多尿，其发生机制是：①远曲小管和集合管上皮细胞受损，cAMP 生成不足，对 ADH 的反应性降低；②髓袢升支粗段对 NaCl 的重吸收障碍，妨碍了肾髓质渗透压梯度的形成而影响了对水的重吸收。

4. 对酸碱平衡的影响　低钾血症可引起代谢性碱中毒，同时发生反常性酸性尿（paradoxical acidic urine）。其发生机制是：①细胞外液 K^+ 浓度减少，此时细胞内液 K^+ 外出，而细胞外液 H^+ 内移，引起细胞外液碱中毒；②肾小管上皮细胞内 K^+ 浓度降低，H^+ 浓度增高，造成肾小管 K^+－Na^+ 交换减弱而 H^+－Na^+ 交换加强，尿排 K^+ 减少，排 H^+ 增多，加重代谢性碱中毒，且尿液呈酸性。

（三）防治的病理生理基础

1. 防治原发病，尽快恢复饮食和肾功能

2. 补钾　对严重低钾血症或出现明显的并发症，如心律失常或肌肉瘫痪等，应及时补钾。最好口服，不能口服者或病情严重时，才考虑静脉滴注补钾。补钾时应观察心率、心律，定时测定血钾浓度。细胞内缺钾恢复较慢，因此，治疗缺钾勿操之过急。

3. 纠正水和其他电解质代谢紊乱　引起低钾血症的原因常常同时引起水和其他电解质代谢紊乱，应及时检查并加以纠正。同时低钾血症易伴发低镁血症，由于缺镁可引起低钾，故补钾同时必须补镁，方才有效。

二、高钾血症

血清钾浓度高于 5.5mmol/L 称为高钾血症（hyperkalemia）。高钾血症时极少伴有细胞内钾含量的增高，因为少量的钾在体内潴留，就会引起危及生命的高钾血症。

（一）原因和机制

1. 钾摄入过多　主要见于处理不当，如经静脉输入过多钾盐或输入大量库存血。

2. 钾排出减少　主要是肾脏排钾减少，这是高钾血症最主要的原因。常见于：①肾衰竭：急性肾衰竭少尿期、慢性肾衰竭晚期，因肾小球滤过率减少或肾小管排钾功能障碍，往往发生高钾血症。②盐皮质激素缺乏：包括绝对和相对缺乏两种情况。前者见于肾上腺皮质功能减退，后者见于某些肾小管疾病（如间质性肾炎、狼疮肾、移植肾等），对醛固酮的反应低下。两者均表现为肾远曲小管、集合管排钾障碍，致使血钾升高。③长期应用潴钾利尿剂：螺内酯和甲氨蝶呤等具有对抗醛固酮保钠排钾的作用，故长期大量应用可引起高钾血症。

3. 细胞内钾逸出细胞外　细胞内钾迅速至细胞外，当超过了肾的排钾能力时，血钾浓度升高。主要见于以下情况。

（1）酸中毒　酸中毒时易伴发高钾血症，其机制是：①酸中毒时细胞外液 H^+ 浓度升高，H^+ 进入细胞内被缓冲，而细胞内 K^+ 转到细胞外以维持电荷平衡；②肾小管上皮细胞内、外也发生此种离子转移，致使 H^+–Na^+ 交换加强，而 K^+–Na^+ 交换减弱，尿钾排出减少。

（2）高血糖合并胰岛素不足　糖尿病时，胰岛素缺乏、高血糖造成的高渗及糖尿病酮症酸中毒，均可抑制 Na^+,K^+–ATP 酶活性，阻碍 K^+ 进入细胞内。

（3）某些药物的使用　β 受体阻断剂、洋地黄类药物中毒等通过干扰 Na^+,K^+–ATP 酶活性而妨碍细胞摄钾。肌肉松弛剂氯化琥珀胆碱可增大骨骼肌膜对 K^+ 通透性，使细胞内钾外溢，导致血钾升高。

（4）组织分解　如溶血、挤压综合征时，细胞内钾大量释出而引起高钾血症。

（5）缺氧　缺氧时细胞 ATP 生成不足，细胞膜上 Na^+–K^+ 泵运转障碍，使 Na^+ 在细胞内潴留，而细胞外 K^+ 不易进入细胞内。

（6）高钾性周期性麻痹　是一种常染色体显性遗传性疾病，发作时细胞内钾外移而引起血钾升高。

4. 假性高钾血症　是指测得的血清钾浓度增高而实际上血浆钾浓度并未增高的情况。临床上可见于白细胞增多或血小板增多患者，但更多见于静脉穿刺造成的红细胞机械性损伤。

（二）对机体的影响

高钾血症对机体的影响主要表现为膜电位异常引发的一系列障碍及酸碱平衡异常。

1. 高钾血症对神经–肌肉的影响

（1）急性高钾血症　①急性轻度高钾血症（血清钾 5.5～7.0mmol/L）时，主要表现为感觉异常、刺痛等症状，但常被原发病症状所掩盖。其发生机制是：细胞外液钾浓度增高后，$[K^+]i/[K^+]e$ 比值变小，静息期细胞内钾外流减少，使 Em 绝对值减少，与 Et 间距离缩短而兴奋性增高。②急性重度高钾血症（血清钾 7.0～9.0 mmol/L）时，表现为肌肉软弱无力乃至弛缓性麻痹，其机制在于细胞外液钾浓度急剧升高，$[K^+]i/[K^+]e$ 比值更小，使 Em 值下降或几乎接近于 Et 水平。Em 值过小，肌肉细胞膜上的快钠通道失活，细胞处于去极化阻滞状态而不能兴奋。

（2）慢性高钾血症　很少出现神经-肌肉方面的症状，主要是细胞内外钾浓度梯度变化不大，$[K^+]i/[K^+]e$ 比值变化不明显之故。

2. 高钾血症对心肌的影响　高钾血症对心肌的毒性作用极强，可发生致命性心室纤颤和心搏骤停。

（1）心肌生理特性的改变　①兴奋性改变：急性高钾血症时，心肌兴奋性的改变随血钾浓度升高的程度不同而有所不同。急性轻度高钾血症时，心肌的兴奋性增高；急性重度高钾血症时，心肌的兴奋性降低；慢性高钾血症时，心肌兴奋性变化不甚明显。其发生机制与高钾血症时神经-肌肉的变化机制相似。②自律性降低：高钾血症时，细胞膜对 K^+ 的通透性增高，复极化 4 期 K^+ 外流增加而 Na^+ 内流相对缓慢，慢反应自律细胞的 4 期自动去极化减慢，因而引起心肌自律性降低。③传导性降低：由于心肌细胞 Em 绝对值变小，与 Et 接近，则 0 期钠通道不易开放，使去极化的速度减慢、幅度变小，因此心肌兴奋传导的速度也减慢。严重高钾血症时，可因严重传导阻滞和心肌兴奋性消失而发生心搏骤停。④收缩性减弱：高钾血症时，细胞外液 K^+ 浓度增高抑制了复极化 2 期时 Ca^{2+} 的内流，使心肌细胞内 Ca^{2+} 浓度降低，因而心肌收缩性减弱。

（2）心电图的变化　由于复极 3 期钾外流加速（心肌细胞膜的钾电导增加所致），因而 3 期复极时间和有效不应期缩短，反映复极 3 期的 T 波狭窄高耸，相当于心室动作电位时间的 Q-T 间期轻度缩短。由于传导性降低，心房去极化的 P 波压低、增宽或消失；代表房室传导的 P-R 间期延长；相当于心室去极化的 R 波降低；相当于心室内传导的 QRS 综合波增宽。

（3）心肌功能的损害　高钾血症时心肌传导性降低可引起传导延缓和单向阻滞，同时有效不应期又缩短，故易形成兴奋折返，引起严重心律失常。

3. 高钾血症对酸碱平衡的影响　高钾血症可引起代谢性酸中毒，并出现反常性碱性尿（paradoxical alkaline urine）。其发生机制是：①高钾血症时，细胞外液 K^+ 升高，此时细胞外液 K^+ 内移，而细胞内液 H^+ 外出，引起细胞外液酸中毒；②肾小管上皮细胞内 K^+ 浓度增高，H^+ 浓度减低，造成肾小管 H^+-Na^+ 交换减弱，而 K^+-Na^+ 交换增强，尿排 K^+ 增加，排 H^+ 减少，加重代谢性酸中毒，且尿液呈碱性。

（三）防治的病理生理基础

1. 防治原发病　以去除引起高钾血症的原因。

2. 降低体内总钾量　减少钾的摄入，用透析疗法和其他方法（口服或灌肠阳离子交换树脂），增加肾脏和肠道的排钾量。

3. 使细胞外钾转入细胞内　应用葡萄糖和胰岛素静脉输入促进糖原合成，或输入碳酸氢钠提高血液 pH，促使钾向细胞内转移，而降低血钾浓度。

4. 应用钙剂和钠盐拮抗高钾血症的心肌毒性作用　Ca^{2+} 一方面能促使 Et 上移，使 Em-Et 间距离增加甚至恢复正常，恢复心肌的兴奋性；另一方面使复极化 2 期 Ca^{2+} 竞争性地内流增加，提高心肌的收缩性。应用钠盐后，细胞外液钠浓度增多，使 0 期去极化时 Na^+ 内流增加，0 期上升的速度加快、幅度增大，心肌传导性得以改善。

5. 纠正其他电解质代谢紊乱　高钾血症时很可能伴有高镁血症，应及时检查处理。

第三节　镁代谢紊乱

一、正常镁代谢

镁与人类许多生理功能密切相关，在含量上是机体内第四位的阳离子，仅次于钙、钠、钾。在细胞内，镁是钾之后的第二位阳离子。正常人体血清镁浓度保持在 $0.75 \sim 1.25mmol/L$ 的范围内。成人每日从饮食摄取镁 $10 \sim 20mmol$，其中约 1/3 在小肠内吸收，其余随粪便排出。体内镁总量为 $21 \sim 28g$，其中 60% 在骨骼中，其余大部分在骨骼肌和其他组织器官的细胞内，只有 $1\% \sim 2\%$ 在细胞外液中。骨中镁主要以 $Mg_3(PO_4)_2$ 和 $MgCO_3$ 的形式存在，吸附于羟磷石表面，它与钙不同，不易随机体需要从骨中动员出来。但镁在一定程度上可置换骨中的钙，其置换的量取决于骨钙动员的情况。细胞内镁则大部分与磷酸根、柠檬酸根及其他阴离子结合为复合物，尤其是与 ATP 结合为 $Mg \cdot ATP$ 形式，参与需要 ATP 的反应。

正常情况下体内镁平衡主要靠肾调节。通过肾小球滤出的镁，大约 25% 由近曲小管重吸收，$50\% \sim 60\%$ 由髓袢升支粗段被重吸收，只有 $3\% \sim 6\%$ 被肾排出。高血钙、甲状腺素、降钙素以及抗利尿物质可降低肾小管对镁的重吸收，增加肾排镁；甲状旁腺素可增加肾小管对镁的重吸收，减少肾排镁。镁是骨盐的组成成分，具有多种生理功能，包括调节各种离子通道的电子流、催化体内多种酶而参与 ATP 代谢、调控细胞生长、再生及膜结构和维持心肌、骨骼肌及胃肠道平滑肌的兴奋性等。

二、镁代谢紊乱

镁与人类许多生理功能密切相关，在疾病发生发展及临床治疗中有重要影响，一旦出现紊乱将干扰生理功能甚至导致疾病。

（一）低镁血症

血清镁浓度低于 $0.75mmol/L$ 时为低镁血症。

1. 原因和机制

（1）镁摄入不足 食物中镁含量丰富，故正常进食一般不会发生镁缺乏症。但禁食、厌食或长期静脉营养又未补镁，可引起镁摄入不足。

（2）镁排出过多

1）经胃肠道失镁 主要见于小肠病变。如小肠手术切除、严重腹泻或长期胃肠减压引流，使镁在消化道吸收减少，排出增多。

2）经肾排出过多 ①利尿剂：呋塞米、依他尼酸可抑制髓袢升支粗段对镁的重吸收；渗透性利尿剂甘露醇、尿素或高渗葡萄糖也可使镁随尿排出增多。②高钙血症：钙和镁在肾小管中被重吸收时有相互竞争作用，故任何原因所致的高钙血症均可使肾小管重吸收镁减少。③糖尿病酮症酸中毒：酸中毒可明显妨碍肾小管对镁的重吸收；高血糖可引起渗透性利尿。④严重甲状旁腺功能减退：由于甲状旁腺素分泌减少，肾小管对镁和磷酸盐的重吸收减少，因而肾排镁增多。⑤甲状腺功能亢进：甲状腺素可抑制肾小管重吸收镁。⑥肾疾患：急性肾小管坏死多尿期、慢性肾盂肾炎等，可产生渗透性利尿和肾小管功能受损，导致肾排镁增多。⑦酒精中毒：酒精可抑制肾小管对镁的重吸收。

（3）细胞外镁转入细胞内 胰岛素治疗糖尿病酮症酸中毒时，因促进糖原合成，使镁过多转入细胞内，细胞外液镁减少。

2. 对机体的影响

（1）低镁血症对神经-肌肉的影响 低镁血症时神经-肌肉的应激性增高，表现为肌肉震颤、手足搐搦、Chvostek 征阳性、反射亢进等。其发生机制是：①Mg^{2+} 和 Ca^{2+} 竞争进入轴突，低镁血症时则 Ca^{2+} 进入增多，导致轴突释放乙酰胆碱增多，使神经-肌肉接头处兴奋传递加强；②Mg^{2+} 能抑制终板膜上乙酰胆碱受体对乙酰胆碱的敏感性，低镁血症时这种抑制作用减弱；③低镁血症使 Mg^{2+} 抑制神经纤维和骨骼肌应激性的作用减弱。镁对平滑肌也有抑制作用，故低镁血症时胃肠道平滑肌兴奋，可引起呕吐或腹泻。

（2）低镁血症对中枢神经系统的影响　镁对中枢神经系统具有抑制作用，血镁降低时抑制作用减弱，故可出现焦虑、易激动等症状，严重时可引起癫痫发作、精神错乱、惊厥、昏迷等。其机制不详，可能与下列因素有关：①Mg^{2+}阻滞中枢兴奋性 N - 甲基 - D - 天冬氨酸受体的作用减弱，导致癫痫发作；②Mg^{2+}抑制中枢神经系统的作用减弱，引起惊厥、昏迷等；③Na^+,K^+ - ATP 酶活性及 cAMP 水平的异常改变可能也参与作用。

（3）低镁血症对心血管系统的影响

1）心律失常　低镁血症时易发生心律失常，以室性心律失常为主，严重者可引起室颤导致猝死。其可能机制有：①镁缺失导致 Na^+,K^+ - ATP 酶活性减弱，心肌细胞 Em 绝对值变小，心肌兴奋性增高；②低镁血症时，Mg^{2+}对心肌快反应自律细胞的钠内流阻断作用减弱，导致内向电流相对加速，自动去极化加快，自律性增高；③低镁血症时通过引起低钾血症导致心律失常。

2）高血压　低镁血症患者半数血压升高，主要原因是：血管平滑肌细胞内钙含量增高，使血管收缩，外周血管阻力增大。低镁可增强儿茶酚胺等缩血管物质的收缩血管作用，从而引起血压升高。此外，低镁可导致内皮功能紊乱，加速动脉粥样硬化形成。

3）冠心病　低镁血症在冠心病发生发展中起一定作用，其主要机制是：①心肌细胞代谢障碍。②冠状动脉痉挛。后者原因是：低镁时，Mg^{2+}拮抗 Ca^{2+}的作用减弱；低镁时血管内皮细胞产生舒血管内皮介质减少；低镁加强了儿茶酚胺等缩血管物质的收缩血管作用。

（4）低镁血症对代谢的影响　①低钾血症：髓袢升支对钾的重吸收依赖于肾小管上皮细胞中的 Na^+,K^+ - ATP 酶，此酶需 Mg^{2+}的激活。镁缺乏使 Na^+,K^+ - ATP 酶活性降低，导致肾保钾功能减退。②低钙血症：镁缺乏使腺苷酸环化酶活性下降，导致甲状旁腺分泌 PTH 减少，同时靶器官对 PTH 的反应性减弱，肠道吸收钙、肾小管重吸收钙和骨钙动员均发生障碍。

3. 防治的病理生理基础

（1）防治原发病，以去除引起低镁的原因。

（2）补镁　多采用硫酸镁制剂，轻者肌内注射，重者静脉内缓慢输入。同时还须注意血压、肾功能变化以及有无低钙血症、低钾血症并存的情况。

（二）高镁血症

血清镁浓度高于 1.25mmol/L 称为高镁血症。

1. 原因和机制

（1）镁摄入过多　主要见于静脉内补镁过多过快，尤其肾功能受损患者更易发生。

（2）镁排出过少　肾排镁能力很强，即使摄入大量镁也不致引起高镁血症，因此，肾排镁障碍是高镁血症最重要的原因。①肾衰竭：是高镁血症最常见原因，多见于急、慢性肾衰竭伴少尿或无尿时；②严重脱水伴有少尿；③甲状腺功能减退：甲状腺素合成和分泌减少，其抑制肾小管重吸收镁作用减弱，肾排镁障碍；④肾上腺皮质功能减退：醛固酮减少，肾保钠排镁作用减弱，随尿排镁也减少。

（3）细胞内镁外移过多　各种原因导致细胞严重损伤、分解代谢占优势的疾病，如糖尿病酮症酸中毒，使细胞内镁移到细胞外。

2. 对机体的影响

（1）对神经 - 肌肉的影响　表现为肌无力甚至弛缓性麻痹，严重者累及呼吸肌。其主要机制是：高浓度血镁有箭毒样作用，能使神经 - 肌肉连接点释放的乙酰胆碱减少，抑制神经 - 肌肉兴奋的传递。

（2）对中枢神经系统的影响　镁能抑制中枢神经系统的突触传递，从而抑制中枢的功能活动，因此，高镁血症患者常有腱反射减弱或消失，甚至发生嗜睡或昏迷。

（3）对心血管系统的影响　高镁血症时易发生心律失常，表现为心动过缓和传导阻滞。主要是因为高浓度的镁能抑制房室和心室内传导，并降低心肌兴奋性。当血清镁浓度达 7.5～10mmol/L 时，可发生心搏骤停。

（4）对平滑肌的影响 高镁血症对平滑肌有显著抑制作用。血管平滑肌抑制可使血管扩张，导致外周阻力和动脉血压下降；内脏平滑肌抑制可引起嗳气、腹胀、便秘和尿潴留等症状。

3. 防治的病理生理基础

（1）防治原发病，如改善肾功能等。

（2）应用利尿剂和透析疗法排出体内镁。

（3）静脉注射钙剂，拮抗镁对心肌的抑制作用。

（4）纠正水和其他电解质紊乱，特别注意处理伴发的高钾血症。

第四节 钙磷代谢紊乱

一、正常钙磷代谢、调节和功能

钙（calcium）和磷（phosphorus）在维持人体正常结构与功能中起着重要作用。

（一）钙、磷的吸收

正常成人体内钙总量为 700～1400g，磷总量 400～800g。

体内钙磷均由食物供给。正常成人每日摄取钙约 1g、磷约 0.8g。儿童、孕妇需要量增加。钙主要含于牛奶、乳制品及蔬菜、水果中。食物中的钙必须转变为游离钙（Ca^{2+}）才能被肠道吸收。肠管 pH 偏碱时，Ca^{2+} 吸收减少；偏酸时 Ca^{2+} 吸收增多。Ca^{2+} 的吸收部位在小肠，吸收率约为 30%；磷（Pi）在空肠吸收最快，吸收率达 70%。食物缺乏或生理需要增加时，两者的吸收率增高。

Ca^{2+} 由肠腔进入黏膜细胞内是顺浓度梯度的被动扩散或易化转运，因微绒毛对 Ca^{2+} 的通透性极低，故需要 Ca^{2+} 结合蛋白（calcium binding protein，CaBP）作为特殊转运载体。Pi 伴随 Na^+ 的吸收进入黏膜细胞内，又随 Na^+ 的泵出而至细胞外液，称为"继发性主动转运"（secondary active transport）。食物中的有机磷酸酯，在肠管内被磷酸酶分解为无机磷酸盐后被肠道吸收。

（二）钙、磷的排泄

人体 Ca^{2+} 约 20% 经肾排出，80% 随粪便排出。肾小球滤过的钙，95% 以上被肾小管重吸收。血钙升高，则尿钙排出增多。

肾是排磷的主要器官，肾排出的磷占总磷排出量的 70%，余 30% 由粪便排出。肾小球滤过的磷，85%～95% 被肾小管（主要为近曲小管）重吸收。

（三）钙和磷的分布

体内约 99% 钙和 86% 磷以羟磷灰石形式存在于骨和牙齿，其余呈溶解状态分布于体液和软组织中。血钙指血清中所含的总钙量，正常成人为 2.25～2.75mmol/L，儿童稍高。血浆和细胞外液中的钙有三种形式。①蛋白结合钙：指与血浆蛋白（主要为白蛋白）结合的钙（CaBP），约占血浆总钙的 40%，不易透过毛细血管壁；②可扩散结合钙：与有机酸结合的钙，柠檬酸钙、乳酸钙、磷酸钙等，它们可通过生物膜扩散，约占 15%。③血清游离 Ca^{2+}：约占 45%，发挥生理作用主要为游离 Ca^{2+}。它与上述两种结合钙处在动态平衡，不断交换之中。此平衡受血浆 pH 影响，血液偏酸时，游离 Ca^{2+} 升高；血液偏碱时，CaBP 增多，游离 Ca^{2+} 下降。碱中毒时常伴有抽搐现象，与血浆游离钙降低有关。

血浆中钙、磷浓度关系密切。正常成人每 100ml 血浆中钙磷浓度以 mg 表示时，钙磷乘积为 30 ~ 40。如钙磷乘积 >40，则钙磷以骨盐形式沉积于骨组织；若钙磷乘积 <35，则骨骼钙化障碍，甚至发生骨盐溶解。

血液中的磷以有机磷和无机磷两种形式存在。有机磷酸酯和磷脂存在于血细胞和血浆中，含量大。血磷通常是指血浆中的无机磷，正常人为 1.1 ~ 1.3mmol/L，婴儿为 1.3 ~ 2.3mmol/L，血浆无机磷酸盐的 80% ~ 85% 以 HPO_4^{2-} 形式存在。血浆磷的浓度不如血浆钙稳定。

（四）钙磷代谢的调节

1. 体内外钙稳态调节 目前认为，体内钙磷代谢主要由甲状旁腺激素、1,25 - $(OH)_2D_3$ 和降钙素三种激素作用于肾脏、骨骼和小肠三个靶器官调节的。

（1）甲状旁腺素（parathyroid hormone，PTH） PTH 是由甲状旁腺主细胞合成及分泌的多肽激素，具有升高血钙、降低血磷和酸化血液等作用。PTH 在血液中半衰期仅数分钟，在甲状旁腺细胞内的储存亦有限，因此分泌细胞不断进行 PTH 的合成及分泌。血钙是调节 PTH 的主要因素。低血钙的即刻效应是刺激贮存的 PTH 释放，持续作用主要是抑制 PTH 的降解速度。此外，降钙素则可促进 PTH 分泌；1,25 - $(OH)_2D_3$ 增多时，PTH 分泌减少。

PTH 作用的主要器官是肾脏、骨骼和肠，通过靶细胞膜 G 蛋白偶联受体，活化腺苷酸环化酶，胞质内 cAMP 及焦磷酸盐浓度增多。cAMP 能促进线粒体 Ca^{2+} 转入胞质；焦磷酸盐则作用细胞膜外侧，使膜外侧 Ca^{2+} 进入细胞，结果可引起胞质内 Ca^{2+} 浓度增加，并激活细胞膜上的"钙泵"，将 Ca^{2+} 主动转运至细胞外液，导致血钙升高。PTH 的生理作用包括：①对骨，PTH 具有促进成骨和溶骨的双重作用：小剂量 PTH 刺激骨细胞分泌胰岛素样生长因子（IGF），促进胶原和基质合成，有助于成骨；大剂量 PTH 能将前破骨细胞和间质细胞转化为破骨细胞，随着破骨细胞数量和活性增加，分泌各种水解酶和胶原酶，并产生大量乳酸和柠檬酸等酸性物质，促进骨基质及骨盐溶解。②对肾脏，PTH 增加肾近曲小管、远曲小管和髓袢上升段对 Ca^{2+} 的重吸收，抑制近曲小管及远曲小管对磷的重吸收，结果使尿钙减少、尿磷增多。③对小肠，PTH 通过激活肾脏 1α - 羟化酶，促进 1,25 - $(OH)_2D_3$ 的合成，间接促进小肠吸收钙磷，此效应出现较缓慢。

（2）1,25 - $(OH)_2D_3$　1,25 - $(OH)_2D_3$ 是一种具有生物活性的激素。皮肤中的胆固醇代谢中间产物，在紫外线照射下先转变为前维生素 D_3（previtamin D_3）后，自动异构化为维生素 D_3（VD_3）。皮肤转化生成的及肠道吸收的 VD_3 入血后，首先在肝细胞微粒体中 25 - 羟化酶催化下，转变为 25 - $OH - D_3$，再在肾近曲小管上皮细胞线粒体内 1α - 羟化酶作用下，转变成 1,25 - $(OH)_2D_3$，其活性比 VD_3 高 10 ~ 15 倍。PTH 能促进 1α - 羟化酶的合成。1,25 - $(OH)_2D_3$ 的生理作用包括：①促进小肠对钙磷的吸收和转运。1,25 - $(OH)_2D_3$ 与肠黏膜上皮细胞特异受体结合后，直接作用于刷状缘，改变膜磷脂的结构与组成（增加磷脂酰胆碱和不饱和脂肪酸含量），从而增加钙的通透性；通过与受体的结合，进入细胞核，加快 DNA 转录 mRNA，促进与 Ca^{2+} 转运相关的蛋白质（钙结合蛋白，Ca^{2+} - ATP 酶）的生物合成；刺激基底膜腺苷酸环化酶的活化，Ca^{2+} 向血液转运是在 Ca^{2+} - ATP 酶作用下的主动耗能过程。如此进入细胞的 Ca^{2+} 和 cAMP 均作为第二信使，发挥其调节作用。②具有溶骨和成骨双重作用。1,25 - $(OH)_2D_3$ 既能刺激破骨细胞活性和加速破骨细胞的生成，又能刺激成骨细胞分泌胶原等，促进骨的生成。钙磷供应充足时，主要促进成骨。当血钙降低、肠道钙吸收不足时，主要促进溶骨，使血钙升高。③促进肾小管上皮细胞对钙磷重吸收。其机制是增加细胞内钙结合蛋白的生物合成。此作用较弱，只有在骨骼生长、修复或钙磷供应不足时作用增强。

（3）降钙素（calcitonin CT） 降钙素是由甲状腺滤泡旁细胞（又称 C 细胞）所分泌的一种单链多肽类激素。血钙升高可刺激降钙素的分泌，血钙降低则抑制其分泌。降钙素的生理功能为：①直接抑制破骨细胞的生成和活性，抑制骨基质分解和骨盐溶解，降低血钙、血磷浓度。②直接抑制肾小管对钙磷的重吸收，从而使尿磷、尿钙排出增多。③抑制肾 1a - 羟化酶而间接抑制小肠钙磷的吸收。

在正常人体内，通过 PTH、降钙素、1,25 -（OH）$_2$D$_3$ 三者的相互制约，相互作用，以适应环境变化，保持血钙浓度的相对恒定（表 9 - 3）。

表 9 - 3　PTH、1,25 -（OH）$_2$D$_3$ 及降钙素对钙磷代谢的影响

调节因素	肠钙吸收	溶骨作用	成骨作用	肾排钙	肾排磷	血钙	血磷
PTH	↑	↑↑	↓	↓	↑	↑	↓
降钙素	↓	↓	↑	↑	↑	↓	↓
1,25 -（OH）$_2$D$_3$	↑↑	↑	↑	↓	↓	↑	↑

注：↑促进，↑↑明显促进，↓抑制

2. 细胞内钙稳态调节　正常情况下，细胞内钙浓度为 $10^{-8} \sim 10^{-7}$ mol/L，细胞外钙浓度为 $10^{-3} \sim 10^{-2}$ mol/L。约 44% 细胞内钙存在于胞内钙库（内质网和肌浆网等），细胞内游离钙仅为细胞内钙的 0.005%。上述电化学梯度的维持，取决于生物膜对钙的不自由通透性和转运系统的调节。

（1）Ca^{2+} 进入胞质的途径　Ca^{2+} 进入胞质是顺浓度梯度的被动过程。一般认为，细胞外钙跨膜进入是细胞内钙释放的触发因素，细胞内 Ca^{2+} 增加主要取决于细胞内钙释放。①质膜钙通道：电压依赖性钙通道（voltage dependent calcium channel，VDCC）可分为 L 型、T 型、N 型等亚型；受体操纵性钙通道（receptor operated calcium channel，ROCC），亦称配体门控性钙通道（ligand gated calcium channel，LGCC），此类受体由多个亚基组成，与激动剂结合后，通道开放。②胞内钙库释放通道：钙释放通道（calcium release channel）属于受体操纵性钙通道，包括三磷酸肌醇操纵的钙通道（IP$_3$ 受体通道）和 Ry（ryanodine）敏感的钙通道，耦联于横小管（transverse tubule，T - tubule）和肌浆网的 Ry 受体（ryanodine receptor，RyR）钙通道同时开放，产生局部游离钙浓度升高——"钙火花"（Ca^{2+} spark）。自发性钙火花是细胞内钙释放的基本单位，它成为引发钙振荡（calcium oscillation）和钙波（calcium wave）的位点，是构成心肌细胞兴奋 - 收缩耦联的物质基础。

（2）Ca^{2+} 离开胞质的途径　Ca^{2+} 离开胞质是逆浓度梯度、耗能的主动过程。主要包括：①钙泵的作用。钙泵即 Ca^{2+} - Mg^{2+} - ATP 酶，其存在于质膜、内质网膜和线粒体膜上。当 [Ca^{2+}]i 升高到一定程度，该酶被激活，水解 ATP 供能，将 Ca^{2+} 泵出细胞或泵入内质网及肌浆网，使细胞内 Ca^{2+} 浓度下降。②Na$^+$ - Ca^{2+} 交换。Na$^+$ - Ca^{2+} 交换蛋白是一种双向转运方式的跨膜蛋白，通过一种产电性电流（以 3 个 Na$^+$ 交换 1 个 Ca^{2+}）。Na$^+$ - Ca^{2+} 交换主要受跨膜 Na$^+$ 梯度调节。生理条件下，Na$^+$ 顺着电化学梯度进入细胞，而 Ca^{2+} 则逆着电化学梯度移出细胞。③Ca^{2+} - H$^+$ 交换。[Ca^{2+}]i 升高时，被线粒体摄取，H$^+$ 则排至胞质。

（五）钙磷的生理功能

1. 钙磷共同参与的生理功能

（1）成骨　绝大多数钙磷存在于骨骼和牙齿中，起支持和保护作用。骨骼为调节细胞外液游离钙磷恒定的钙库和磷库。

（2）凝血　钙磷共同参与凝血过程。血浆 Ca^{2+} 作为血浆凝血因子Ⅳ，在激活因子Ⅱ、Ⅸ、Ⅹ 等过程中不可缺少；血小板因子 3 和凝血因子Ⅲ的主要成分是磷脂，它们为凝血过程几个重要链式反应提供"舞台"。

2. Ca^{2+} 的其他生理功能

（1）调节细胞功能的信使　细胞外 Ca^{2+} 是重要的第一信使，通过细胞膜上的钙通道（电压依赖性或受体门控性）或钙敏感受体（Calcium sensing receptor，CaSR）发挥重要调节作用。CaSR 是 G 蛋白偶

联受体超家族 C 家族的成员，其存在于各种细胞膜上，细胞外 Ca^{2+} 是其主要配体和激动剂。两者结合后，通过 G 蛋白激活磷脂酶 C（PLC）- IP_3 通路及酪氨酸激酶 - 丝裂原蛋白激酶（MAP）通路，引起内质网（ER）或肌浆网（SR）释放 Ca^{2+}，以及细胞外 Ca^{2+} 经钙库操纵性钙通道（store operated calcium channel，SOCC）内流，使细胞内 Ca^{2+} 增加。细胞内 Ca^{2+} 作为第二信使，例如，肌肉收缩的兴奋 - 收缩耦联因子、激素和神经递质的刺激 - 分泌耦联因子、体温中枢调定点的主要调控介质等，发挥重要的调节作用。研究表明，CaSR 参与维持钙和其他金属离子稳态，调节细胞分化、增殖和凋亡等生物学过程。

（2）调节酶的活性　Ca^{2+} 是许多酶（例如脂肪酶、ATP 酶等）的激活剂，还能抑制 1a - 羟化酶的活性，从而影响代谢活动。

（3）维持神经 - 肌肉的兴奋性　与 Mg^{2+}、Na^+、K^+ 等共同维持神经 - 肌肉的正常兴奋性。当血浆 Ca^{2+} 的浓度降低时，神经 - 肌肉的兴奋性增高，可引起抽搐。

（4）其他　Ca^{2+} 可降低毛细血管和细胞膜的通透性，防止渗出，抑制炎症和水肿。

3. 磷的其他生理功能

（1）调控生物大分子的活性　酶蛋白及多种功能性蛋白质的磷酸与脱磷酸化是机体调控机制中最普遍而重要的调节方式，与细胞的分化、增殖的调控有密切的关系。

（2）参与机体能量代谢的核心反应　$ATP \rightleftharpoons ADP + Pi \rightleftharpoons AMP + Pi$

（3）生命重要物质的组分　磷是构成核酸、磷脂、磷蛋白等遗传物质，生物膜结构，重要蛋白质（各种酶类等）等基本组分的必需元素。

（4）其他　磷酸盐（HPO_4^{2-}/$H_2PO_4^-$）是血液缓冲体系的重要组成成分，细胞内的磷酸盐参与许多酶促反应如磷酸基转移反应、加磷酸分解反应等，2,3 - DPG 在调节血红蛋白与氧的亲和力方面起重要作用。

二、钙、磷代谢紊乱

（一）低钙血症

当血清蛋白浓度正常时，血钙低于 2.25mmol/L，或血清 Ca^{2+} 低于 1mmol/L，称为低钙血症（hypocalcemia）。

1. 原因和机制

（1）维生素 D 代谢障碍　①维生素 D 缺乏：食物中维生素 D 缺少或紫外线照射不足；②肠吸收障碍：梗阻性黄疸、慢性腹泻、脂肪泻等；③维生素 D 羟化障碍：肝硬化、肾衰竭、遗传性 1a - 羟化酶缺乏症等。活性维生素 D 减少，引起肠钙吸收减少和尿钙增多，导致血钙降低。

（2）甲状旁腺功能减退（hypoparathyroidism）　①PTH 缺乏：甲状旁腺或甲状腺手术误切除甲状旁腺，遗传因素或自身免疫导致甲状旁腺发育障碍或损伤；②PTH 抵抗：假性甲状旁腺功能低下患者，PTH 的靶器官受体异常。此时，破骨减少，成骨增加，造成一时性低钙血症。

（3）慢性肾衰竭　①肾排磷减少，血磷升高，因血液钙磷乘积为一常数，故血钙降低；②肾实质破坏，1,25 - $(OH)_2D_3$ 生成不足，肠钙吸收减少；③血磷升高，肠道分泌磷酸根增多，与食物钙结合形成难溶的磷酸钙随粪便排出；④肾毒物损伤肠道，影响肠道钙磷吸收；⑤慢性肾衰竭时，骨骼对 PTH 敏感性降低，骨动员减少。

（4）低镁血症　可使 PTH 分泌减少，PTH 靶器官对 PTH 反应性降低，骨盐 Mg^{2+} - Ca^{2+} 交换障碍。

（5）急性胰腺炎　机体对 PTH 的反应性降低，胰高血糖素和 CT 分泌亢进，胰腺炎症和坏死释放出的脂肪酸与钙结合成钙皂而影响肠吸收。

（6）其他 低白蛋白血症（肾病综合征）、妊娠、大量输血等。

2. 对机体的影响

（1）对神经-肌肉的影响 低钙血症时，神经、肌肉兴奋性增加，可出现肌肉痉挛、手足搐搦、喉鸣与惊厥。

（2）对骨骼的影响 维生素 D 缺乏引起的佝偻病，表现为囟门闭合迟缓、方头、鸡胸、念珠胸、手镯腕、O 形或 X 形腿等；成人可表现为骨质软化、骨质疏松和纤维性骨炎等。

（3）对心肌的影响 低血钙对钠内流的膜屏障作用减小，心肌兴奋性和传导性升高。但因膜内外 Ca^{2+} 的浓度差减小，Ca^{2+} 内流减慢，致动作电位平台期延长，不应期亦延长。心电图表现为 Q-T 间期和 ST 段延长，T 波低平或倒置。

（4）其他 婴幼儿缺钙时，免疫力低下，易发生感染。慢性缺钙可致皮肤干燥、脱屑、指甲易脆和毛发稀疏等。

3. 防治原则 病因治疗；在补充钙剂的基础上，给予维生素 D。

（二）高钙血症

当血清蛋白浓度正常时，血钙大于 2.75mmol/L，或血清 Ca^{2+} 大于 1.25mmol/L，称为高钙血症（hypercalcemia）。

1. 原因和机制

（1）甲状旁腺功能亢进 原发性常见于甲状旁腺腺瘤、增生或腺癌，这是高血钙的主要原因。继发性见于维生素 D 缺乏或慢性肾衰等所致的长期低血钙。刺激甲状旁腺代偿性增生。PTH 过多，促进溶骨、肾重吸收钙和维生素 D 活化，引起高钙血症。

（2）恶性肿瘤 恶性肿瘤（白血病、多发性骨髓瘤等）和恶性肿瘤骨转移是引起血钙升高的最常见原因。65% 的乳腺癌患者有骨转移，多发性骨髓瘤和 Burkitt 淋巴肉瘤亦多有骨转移。这些肿瘤细胞可分泌破骨细胞激活因子，这种多肽因子能激活破骨细胞。肾癌、胰腺癌、肺癌等即使未发生骨转移亦可引起高钙血症，与前列腺素（尤其是 PGE_2）的增多导致溶骨作用有关。

（3）维生素 D 中毒 治疗甲状旁腺功能低下或预防佝偻病而长期服用大量维生素 D，可造成维生素 D 中毒，所致高钙、高磷血症，可引起头痛、恶心等一系列症状及软组织和肾的钙化。

（4）甲状腺功能亢进 甲状腺素具有溶骨作用，中度甲亢患者约 20% 伴高钙血症。

（5）其他 肾上腺皮质功能不全（如 Addison disease）、维生素 A 摄入过量、类肉瘤病、应用噻嗪类药物（促进肾对钙的重吸收）等。

2. 对机体的影响

（1）对神经-肌肉的影响 高钙血症可使神经、肌肉兴奋性降低，表现为乏力、表情淡漠、腱反射减弱，严重患者可出现精神障碍、木僵和昏迷。

（2）对心肌的影响 Ca^{2+} 对心肌细胞 Na^+ 内流具有竞争性抑制作用，称为膜屏障作用。高血钙膜屏障作用增强，心肌兴奋性和传导性降低。Ca^{2+} 内流加速，以致动作电位平台期缩短，复极加速。心电图表现为 Q-T 间期缩短，房室传导阻滞。

（3）肾损害 肾对血钙升高较敏感，Ca^{2+} 主要损伤肾小管，表现为肾小管水肿、坏死、基底膜钙化。早期表现为浓缩功能障碍；晚期可见肾小管纤维化、肾钙化、肾结石；可发展为肾衰竭。

（4）其他 多处异位钙化灶的形成，例如血管壁、关节、肾、软骨、胰腺、胆道、鼓膜等，引起相应组织器官功能的损害。

当血清钙大于 4.5mmol/L，可发生高钙血症危象，如严重脱水、高热、心律失常、意识不清等，患者易死于心搏骤停、坏死性胰腺炎和肾衰竭等。

3. 防治原则 病因治疗；支持疗法和降钙治疗等。

（三）低磷血症

血清无机磷浓度小于 0.8mmol/L 称为低磷血症（hypophosphatemia）。

1. 原因和机制

（1）小肠磷吸收减低 饥饿、吐泻、$1,25-(OH)_2D_3$不足、吸收不良综合征、结合磷酸的制酸剂（氢氧化铝凝胶、碳酸铝、氢氧化镁）等。

（2）尿磷排泄增加 急性乙醇中毒，甲状旁腺功能亢进症（原发性、继发性），肾小管性酸中毒，Fanconi 综合征，维生素 D 抵抗性佝偻病，代谢性酸中毒，糖尿病，糖皮质激素和利尿剂的使用。

（3）磷向细胞内转移 应用促进合成代谢的胰岛素、雄性激素和糖类（静注葡萄糖、果糖、甘油），恢复进食综合征（refeeding syndrome），呼吸性碱中毒（激活磷酸果糖激酶促使葡萄糖和果糖磷酸化）。

2. 对机体的影响 通常无特异症状。低磷血症主要引起 ATP 合成不足和红细胞内 $2,3-DPG$ 减少。轻者无症状；重者可有肌无力、感觉异常、鸭态步、骨痛、佝偻病、病理性骨折，易激惹、精神错乱、抽搐、昏迷。

3. 防治原则 治疗原发病，及时诊断，适当补磷。

（四）高磷血症

血清无机磷成人大于 1.6mmol/L，儿童大于 1.90mmol/L，称高磷血症（hyperphosphatemia）。

1. 原因和机制

（1）急、慢性肾功能不全 肾小球滤过率在 $20\sim30$ml/min 以下时，肾排磷减少，血磷上升。继发性 PTH 分泌增多，骨盐释放增加。

（2）甲状旁腺功能低下（原发性、继发性和假性） 尿排磷减少，导致血磷增高。

（3）维生素 D 中毒 促进小肠及肾对磷的重吸收。

（4）磷向细胞外移出 见于急性酸中毒、骨骼肌破坏、高热、恶性肿瘤（化疗）、淋巴性白血病。

（5）其他 甲状腺功能亢进，促进溶骨。肢端肥大症活动期生长激素增多，促进肠钙吸收和减少尿磷排泄。使用含磷缓泻剂及磷酸盐静注。

2. 对机体的影响 高磷血症可抑制肾脏 $1a$ - 羟化酶和骨的重吸收。其临床表现与高磷血症诱导的低钙血症和异位钙化有关。

3. 防治原则 治疗原发病，降低肠吸收磷，必要时使用透析疗法。

目标检测

答案解析

思考题

1. 低渗性脱水患者为什么容易出现循环衰竭

2. 低容量性高钠血症和低容量性低钠血症在原因、病理生理变化、临床表现和治疗上有哪些主要病理生理变化上的差别？

3. 简述血管内外液体交换失衡的原因和机制。

4. 试述低钾血症的心电图特征性改变及其机制。

5. 充血性心衰患者，为什么易产生低镁血症？

（夏　雷）

第十章　酸碱平衡与酸碱平衡紊乱

📖 学习目标

1. 掌握　常见酸碱平衡紊乱的原因、发病机制、机体的代偿调节，学会鉴别常见酸碱平衡紊乱的类型，为酸碱平衡紊乱的临床诊疗奠定基础。

2. 熟悉　酸碱平衡紊乱对机体的影响，为正确理解和认识酸碱平衡紊乱导致的临床表现打下基础。

⇨ 案例引导

临床案例　患者，女，28 岁，糖尿病病史 10 年，平时多饮、多食、多尿，近期自行饮食减量且自服减肥药。3 小时前无明显诱因突发昏迷。急诊入院。实验室检查：空腹血糖：19.3mmol/L。尿常规：酮体（＋＋＋）。血气分析结果：pH 7.30，$PaCO_2$ 31mmHg，$[HCO_3^-]$ 16mmol/L，血 Na^+ 148 mmol/L，血 Cl^- 108 mmol/L。

讨论　分析该患者是否存在酸碱平衡紊乱，请做出诊断并给出诊断思路。

机体的内环境必须具有适宜的酸碱度，才能维持正常的代谢和生理功能（表 10 - 1）。正常状态下，尽管机体在代谢过程中不断产生酸性或碱性物质，也经常摄入一些酸性或碱性食物，但是体液酸碱度仍能保持相对稳定，如动脉血 pH 通常仅在 7.35 ~ 7.45 的狭窄范围内波动。机体这种处理酸碱物质含量和比例，自动维持体内 pH 相对稳定的过程，称为酸碱平衡（acid - base balance）。

表 10 - 1　不同部位体液 pH

体液	pH	体液	pH
胃液	1.0 ~ 3.0	脑脊液	7.31 ~ 7.34
尿液	5.0 ~ 6.0	胰液	7.8 ~ 8.0
动脉血	7.35 ~ 7.45		

病理状态下，因酸碱负荷过度、严重不足和（或）调节障碍，导致体内酸碱稳态的破坏，称为酸碱平衡紊乱（acid - base disturbance）或酸碱失衡（acid - base imbalance）。在临床上，酸碱平衡紊乱常作为某些疾病的继发性改变，一旦发生，将会使病情更加严重和复杂，甚至危及患者生命。因此，及时发现和正确处理酸碱平衡紊乱，常常是许多疾病治疗成功的关键。

本章以了解机体酸碱平衡调节机制为基础，学习临床常用的反映酸碱平衡状态的检测指标及意义，阐述各型酸碱平衡紊乱的常见病因和发生机制、机体的代偿调节功能以及对机体的影响，为临床诊断和防治酸碱平衡紊乱提供理论基础。

第一节 酸碱平衡及其调节

一、酸碱的概念

在化学反应中，能释放出 H^+ 的化学物质称为酸，如 HCl、H_2SO_4、NH_4^+ 和 H_2CO_3 等；反之，能接受 H^+ 的化学物质称为碱，如 OH^-、NH_3、HCO_3^- 等。

一个化学物质作为酸释放出 H^+ 时，必然有一个碱性物质形成；同样，当一个化学物质作为碱而接受 H^+ 时，也必然有一个酸性物质形成。因此，一个酸总是与相应的碱形成一个共轭体系。例如：

$$
\begin{array}{cc}
酸 & 碱 \\
H_2CO_3 \rightleftharpoons H^+ + HCO_3^- \\
NH_4^+ \rightleftharpoons H^+ + NH_3 \\
H_2PO_4 \rightleftharpoons H^+ + HPO_4^{2-} \\
HPr \rightleftharpoons H^+ + Pr^-
\end{array}
$$

二、体液中酸碱物质的来源

体液中的酸性物质主要通过体内代谢产生，而碱性物质主要来自食物。在普通膳食条件下，体内生成的酸性物质远远超过碱性物质。

（一）酸的来源

1. 挥发酸（volatile acid） 碳酸（H_2CO_3）是体内唯一的挥发酸，因其不稳定，可转变成 CO_2 经肺排出体外，故称之为挥发酸。体内的碳酸是由含碳化合物在氧化分解代谢中产生，如糖、脂肪和蛋白质在充分氧化后最终产生 CO_2，CO_2 在碳酸酐酶（carbonic anhydrase，CA）作用下与水结合生成碳酸（H_2CO_3）。碳酸可解离出 H^+ 和 HCO_3^-。正常成人在安静状态下，每天生成 300～400L 的 CO_2，如全部合成 H_2CO_3 可释放 13～15mol 的 H^+，是体内酸性物质最主要的来源。

2. 固定酸（fixed acid） 不能以气体形式经肺排出，只能经肾随尿液排出的酸性物质称为固定酸或非挥发酸（unvolatile acid）。固定酸主要包括蛋白质分解代谢产生的硫酸、磷酸和尿酸；糖酵解生成的甘油酸、丙酮酸和乳酸，糖氧化过程生成的三羧酸；脂肪代谢产生的 β-羟丁酸和乙酰乙酸等。此外，机体还会摄入少量酸性的食物或药物，如氯化铵、水杨酸等，成为固定酸的另一来源。一般情况下，固定酸的主要来源是蛋白质的分解代谢，因此，体内固定酸的生成量与食物中蛋白质的摄入量成正比。

成人每日由固定酸释放出的 H^+ 仅 50～100mmol，与每日产生的挥发酸相比要少得多。

（二）碱的来源

体内碱性物质主要来自食物，特别是蔬菜、瓜果中所含的有机酸盐，如柠檬酸盐、苹果酸盐和草酸盐（主要是 Na^+ 和 K^+ 盐），均可与 H^+ 起反应，分别转化为柠檬酸、苹果酸和草酸，经三羧酸循环代谢为 CO_2 和 H_2O，而 Na^+ 或 K^+ 则可与 HCO_3^- 结合生成碱性盐。此外，体内代谢也可产生碱性物质，如氨基酸脱氨基所产生的 NH_3，但大多数 NH_3 可经肝代谢生成尿素，故对体液的酸碱度影响不大。

三、酸碱平衡的调节

尽管机体在正常情况下不断生成和摄取酸性或碱性物质，但血液 pH 却不发生显著变化，这是由于机体对酸碱负荷有强大的缓冲能力和有效的调节功能，使酸碱平衡得以维持。其主要调节作用表现为以下四个方面。

（一）血液的缓冲作用

血液的缓冲作用主要由其缓冲系统来执行，是机体维持酸碱稳态的第一道防线。缓冲系统由弱酸（缓冲酸）及其相对应的弱酸盐（缓冲碱）组成（表10-2）。当 H^+ 过多时，表10-2中的反应向左移动，使 H^+ 的浓度不至于发生大幅度的增高，同时缓冲碱被消耗而减少；反之，当 H^+ 减少时，表10-2中反应则向右移动，使 H^+ 的浓度得到部分的恢复，同时缓冲酸被消耗而减少。

表10-2　血液主要缓冲系统及占比

缓冲酸	缓冲碱	占全血缓冲系统百分比（%）
$H_2CO_3 \rightleftharpoons HCO_3^- + H^+$		53
$HHb/HHbO_2 \rightleftharpoons Hb^-/HbO_2^- + H^+$		35
$H_2PO_4^- \rightleftharpoons HPO_4^{2-} + H^+$		5
$HPr \rightleftharpoons Pr^- + H^+$		7

1. 碳酸氢盐缓冲系统　由 HCO_3^-/H_2CO_3 构成，是细胞外液中最重要的缓冲系统。该系统具有以下的特点：①缓冲能力强，是细胞外液中含量最多的缓冲系统，占全血缓冲系总量的53%；②可进行开放性调节：缓冲过程中产生的 CO_2 由肺的呼吸运动进行调节，HCO_3^- 则由肾调节，因此将血液的缓冲作用与肺、肾的调节连为一体，使缓冲物质易于排出或补充，缓冲潜力大，远远超过了其化学反应本身所能达到的程度；③仅能缓冲固定酸和碱，不能缓冲挥发酸。体内挥发酸的缓冲主要靠非碳酸氢盐缓冲系统。

2. 血红蛋白缓冲系统　由红细胞的 Hb^-/HHb 和 $HbO_2^-/HHbO_2$ 构成，在缓冲挥发酸中起主要作用。

3. 磷酸盐缓冲系统　由 $HPO_4^{2-}/H_2PO_4^-$ 构成，存在于细胞内外液中，主要在细胞内液及肾小管中发挥缓冲作用。

4. 蛋白质缓冲系统　由 Pr^-/HPr 构成，存在于血浆及红细胞内。该系统平时缓冲作用不大，只有当其他缓冲系统都被调动后，其作用才显示出来。

需要指出的是缓冲调节属于化学反应，其特点是即刻发挥作用，但总体能力有限。这是因为缓冲系统的总体量有限，缓冲作用使缓冲系统被消耗，导致缓冲能力下降；且仅能将强酸（碱）变为弱酸（碱）而不能将其彻底清除。

（二）肺在酸碱平衡中的调节作用

肺通过改变肺泡通气量调控 CO_2 的排出来调节血浆 H_2CO_3 的浓度，使血浆 HCO_3^-/H_2CO_3 维持正常，从而保持 pH 相对稳定。通常，把肺对挥发酸排出量的调节，称为酸碱平衡的呼吸性调节。肺泡通气量是受延髓呼吸中枢控制的，呼吸中枢接受来自中枢化学感受器和外周化学感受器的刺激。正常情况下，中枢化学感受器对肺泡通气量的调节作用强于外周化学感受器。

1. 呼吸运动的中枢调节　由于呼吸中枢化学感受器对脑脊液和局部细胞外液中 H^+ 变化敏感，一旦 H^+ 浓度升高，呼吸中枢兴奋，使呼吸运动加深加快。但是，由于血液中水溶性的 H^+ 不易通过血-脑屏障，故血液 pH 的变动对中枢化学感受器的作用较小，而血液中脂溶性的 CO_2 能迅速通过血-脑屏障，使中枢化学感受器周围的 H^+ 浓度快速升高，因此中枢化学感受器对动脉血二氧化碳分压（$PaCO_2$）的变化非常敏感。$PaCO_2$ 的正常值为 40mmHg，其只需升高 2mmHg 即可刺激中枢化学感受器，进而兴奋呼吸中枢，增加肺泡通气量和 CO_2 排出量。但当 $PaCO_2$ 过高（80mmHg 以上）时，呼吸中枢反而受到抑制，这种现象被称为"CO_2 麻醉"（carbon dioxide narcosis）。

2. 呼吸运动的外周调节 主动脉体和颈动脉体等外周化学感受器，特别是颈动脉体化学感受器，能感受低氧、H^+ 浓度升高和 CO_2 潴留的刺激，其中低氧是主要刺激因素，通过反射性地兴奋呼吸中枢增加 CO_2 的排出量，但低氧对呼吸中枢的直接效应是抑制作用。因此，严重低氧对呼吸中枢的直接抑制效应若超过其对外周的刺激效应，呼吸将由兴奋转为抑制。pH 降低或 $PaCO_2$ 升高时，对外周化学感受器的刺激作用较弱，$PaCO_2$ 升高 10mmHg 才能发挥刺激作用。可见，$PaCO_2$ 主要通过刺激中枢化学感受器而非外周化学感受器来实现对肺泡通气量的调控。

（三）组织细胞在酸碱平衡中的调节作用

机体大量的组织细胞内液也是酸碱平衡的缓冲池，其缓冲作用主要是通过细胞内外离子交换进行的。

1. H^+-K^+、H^+-Na^+、Na^+-K^+ 交换 细胞膜内外通过 H^+-K^+、H^+-Na^+ 和 Na^+-K^+ 等双向离子交换以维持电中性，红细胞、肌细胞和骨组织均能发挥这种作用。当细胞外液 H^+ 过多时，H^+ 可进入细胞内，而 K^+ 从细胞内移出；反之，当细胞外液 H^+ 过少时，H^+ 由细胞内移出，而 K^+ 从细胞外移入。因此，酸中毒时，往往可伴有高钾血症，碱中毒时可伴有低钾血症。

2. $Cl^--HCO_3^-$ 交换 Cl^- 是可以自由交换的阴离子，当 HCO_3^- 升高时，可通过细胞内外 $Cl^--HCO_3^-$ 交换，实现对血浆 HCO_3^- 的调节，其中红细胞膜上的 $Cl^--HCO_3^-$ 阴离子交换体，在急性呼吸性酸碱紊乱中发挥重要调节作用。

此外，肝脏可以通过合成尿素的方式清除 NH_3，也参与调节酸碱平衡的调节；骨骼的钙盐分解也可对 H^+ 起到一定的缓冲作用，但可继发骨骼脱钙、骨质软化等病理变化，因此，它并非是生理性的酸碱平衡调节方式。

（四）肾在酸碱平衡中的调节作用

机体在代谢过程中产生的大量酸性物质，需不断消耗 $NaHCO_3$ 和其他碱性物质来中和，因此，如果不能及时补充碱性物质和排出多余的 H^+，血液 pH 就会发生变动。肾主要调节固定酸，通过排酸保碱调节血浆 HCO_3^- 的浓度，进而维持血液 pH 相对稳定。通常把肾对固定酸的调节，称为酸碱平衡的肾性调节。其主要作用机制如下。

1. 近曲小管泌 H^+ 和重吸收 HCO_3^- 正常情况下，从肾小球滤过的 HCO_3^- 几乎全部被肾小管和集合管重吸收，其中约 80% 的 HCO_3^- 由近曲小管重吸收。近曲小管上皮细胞主要以 Na^+-H^+ 交换的方式向小管腔泌 H^+ 并重吸收小管液内的 Na^+。重吸收的 Na^+ 随即在基侧膜钠泵的作用下主动转运入血，使细胞内 Na^+ 浓度始终保持低水平，利于 Na^+-H^+ 交换持续进行；在肾小管上皮细胞顶端膜表面的碳酸酐酶催化下，进入小管液的 H^+ 与肾小球滤过的 HCO_3^- 结合生成 H_2CO_3，后者迅速解离为 CO_2 和 H_2O，CO_2 以单纯扩散的形式进入肾小管上皮细胞，在胞质碳酸酐酶的催化下与 H_2O 结合生成 H_2CO_3 并迅速分解为 HCO_3^- 和 H^+，其中 H^+ 经过 Na^+-H^+ 交换又分泌至小管腔，而 HCO_3^- 主要由基侧膜 $Na^+-HCO_3^-$ 转运体转运入血。可见，近曲小管对 HCO_3^- 的重吸收是以 CO_2 的形式进行的，碳酸酐酶活性与 Na^+-H^+ 交换体功能直接影响近曲小管对 HCO_3^- 的重吸收（图 10 - 1）。

2. 远曲小管和集合管主动泌 H^+、酸化尿液并重吸收 HCO_3^- 与近曲小管不同，原尿流经远曲小管和集合管后 pH 显著下降，即发挥尿液的远端酸化作用，此过程主要由集合管的闰细胞完成。闰细胞内的碳酸酐酶催化 CO_2 和 H_2O 生成 H_2CO_3，H_2CO_3 解离出 H^+ 和 HCO_3^-。HCO_3^- 在基侧膜以 $Cl^--HCO_3^-$ 交换的方式吸收入血；H^+ 不依赖于 Na^+，而是经闰细胞顶端膜 H^+-ATP 酶主动泵入肾小管管腔，并与小管液的 HPO_4^{2-} 结合形成 $H_2PO_4^-$，使尿液酸化，发挥排酸作用。但磷酸盐酸化尿液的能力有限，当尿液 pH 低至 4.8 时，HPO_4^{2-} 与 $H_2PO_4^-$ 的比值由正常的 4:1 下降到 1:99，即尿液中的 HPO_4^{2-} 几乎都与 H^+

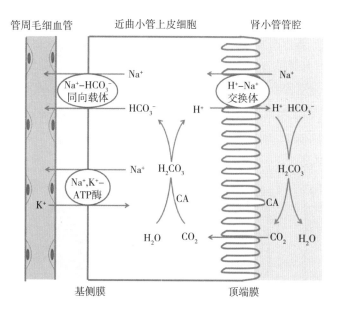

图 10 – 1 近曲小管泌 H⁺ 保 HCO₃⁻ 模式图

结合转变为 $H_2PO_4^-$，无法进一步结合 H^+ 而失去调节作用（图 10 – 2）。

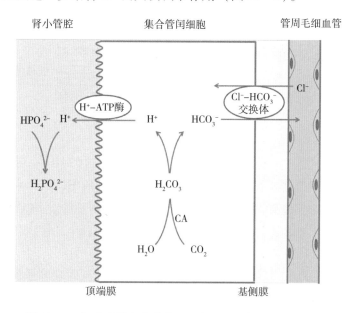

图 10 – 2 远曲小管和集合管泌 H⁺、重吸收 HCO₃⁻ 模式图

远曲小管和集合管的上皮细胞与管腔之间还存在 $Na^+ - H^+$ 交换和 $Na^+ - K^+$ 交换，且二者存在相互抑制的现象。酸中毒时，远曲小管和集合管上皮细胞内 H^+ 浓度升高，使小管液与上皮细胞之间 $Na^+ - H^+$ 交换增强而 $Na^+ - K^+$ 交换受抑，导致细胞泌 K^+ 减少引起血 K^+ 升高；反之，高钾血症时，上皮细胞内 K^+ 浓度升高，使小管液与上皮细胞之间 $Na^+ - K^+$ 交换增强而 $Na^+ - H^+$ 交换受抑，导致泌 H^+ 减少引起酸中毒。

3. NH₄⁺ 的排出 铵（NH_4^+）的生成和排出是 pH 依赖性的，即酸中毒越严重，尿排 NH_4^+ 量越多。近曲小管上皮细胞是产 NH_4^+ 的主要场所，其产生机制与谷氨酰胺代谢有关。谷氨酰胺在谷氨酰胺酶的作用下水解产生 NH_3 和谷氨酸；谷氨酸在谷氨酸脱氢酶的催化下生成第二分子 NH_3 和 α - 酮戊二酸；后者进一步分解产生 2 分子 HCO_3^-。谷氨酰胺酶是这一反应过程的限速酶，pH 越低其活性越高，

产氨和 HCO_3^- 越多。脂溶性 NH_3 与细胞内 H^+ 结合生成水溶性的 NH_4^+，经上皮细胞顶端膜的 Na^+-H^+ 交换体（由 NH_4^+ 代替 H^+）进入小管液，并从小管液换回 Na^+；NH_3 也可通过肾小管上皮细胞膜向管周间隙或管腔实现双向扩散，其扩散方向受 pH 和 NH_3 浓度梯度的影响。NH_3 易向 pH 低的管腔扩散，并与管腔液 H^+ 结合生成 NH_4^+，使管腔液 NH_3 浓度下降，在管腔膜两侧形成 NH_3 浓度差，加速 NH_3 向管腔扩散。小管液内的 NH_4^+ 不易通过细胞膜返回肾小管上皮细胞而随尿液排出体外，发挥排酸作用。HCO_3^- 与重吸收的 Na^+ 被同向转运入血，即泌 NH_4^+ 同时重吸收 HCO_3^-（图 10-3）。由此可见，氨的分泌是肾脏调节酸碱平衡的重要机制之一。

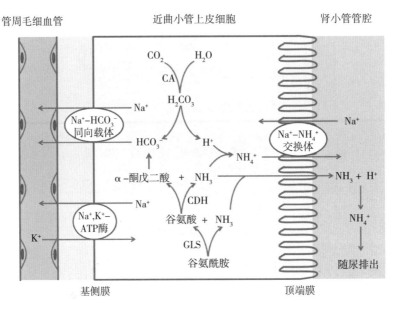

图 10-3　肾排 NH_4^+ 模式图

综上所述，肾小管上皮细胞在不断泌 H^+ 的同时，将肾小球滤过的 HCO_3^- 重吸收入血。如仍不足以维持细胞外液 HCO_3^- 浓度，则通过磷酸盐的酸化和泌 NH_4^+ 生成新的 HCO_3^-，从而维持 HCO_3^- 浓度相对稳定。反之，若体内 HCO_3^- 浓度过高，肾可减少 HCO_3^- 的吸收，恢复血浆 HCO_3^- 浓度。

以上 4 个方面在酸碱平衡的调节中具有重要意义，但不同代偿调节在作用时间和作用强度上有所差别。①血液缓冲系统是机体维持酸碱稳态的第一道防线，反应最为迅速，一旦有酸性或碱性物质入血，缓冲物质就立即与其反应，将强酸或强碱中和转变成弱酸或弱碱，同时缓冲系统自身被消耗，故缓冲作用不易持久。②肺调节酸碱平衡的效能较大，也很迅速，在几分钟内开始，30 分钟时达最高峰，但也不能持久，且仅对挥发酸具有调节作用，不能直接缓冲固定酸，故调节范围有限。③组织细胞缓冲作用较强，通过细胞内外离子交换发挥作用，2~4 小时后才能显现，但由于存在 H^+-K^+ 交换，可致 K^+ 代谢紊乱。④肾脏的调节作用发挥较慢，常在酸碱平衡紊乱发生后 12~24 小时才发挥作用，最大效能在 3~5 天之后，但效率高，作用持久，能有效调节固定酸、重吸收 HCO_3^-，常在慢性酸碱平衡紊乱中发挥重要作用。

第二节　酸碱平衡紊乱的类型及常用指标

一、酸碱平衡紊乱的分类

根据 pH 高低，将酸碱平衡紊乱分为两大类：pH 降低称为酸中毒，pH 升高称为碱中毒。血浆 H_2

CO_3 含量主要受呼吸性因素的影响，由 H_2CO_3 原发性升高或降低引起的酸碱平衡紊乱称为呼吸性酸中毒或呼吸性碱中毒；HCO_3^- 含量主要受代谢性因素的影响，由 HCO_3^- 浓度原发性减少或增多引起的酸碱平衡紊乱称为代谢性酸中毒或代谢性碱中毒；如果体内酸性或碱性物质的含量已经发生改变，但经过机体的代偿调节，血液 pH 尚在正常范围之内，称为代偿性酸或碱中毒；反之，如果血液 pH 高于或低于正常范围，则称为失代偿性酸或碱中毒。若同一患者仅发生一种类型的酸碱平衡紊乱，称为单纯型酸碱平衡紊乱。若同一患者体内，同时存在两种或两种以上的酸碱平衡紊乱，称为混合型酸碱平衡紊乱。

二、反映体内酸碱平衡变化的指标及其意义

（一）pH 和 H⁺浓度

pH 指溶液中 H⁺浓度的负对数，是表示溶液中酸碱度的简明指标。动脉血 pH 正常值为 7.35 ~ 7.45，平均值是 7.40。凡 pH 低于 7.35 为失代偿性酸中毒；凡 pH 高于 7.45 为失代偿性碱中毒。pH 在正常范围内，则可能为下列三种情况之一：无酸碱平衡紊乱，代偿性酸碱平衡紊乱，酸、碱中毒相互抵消的混合型酸碱平衡紊乱。

血液 pH 主要取决于 HCO_3^- 与 H_2CO_3 浓度的比值（pH = 7.4 时，HCO_3^- 和 H_2CO_3 的比值为 20：1），其中 HCO_3^- 是受肾调节的代谢性因素，而 H_2CO_3 是受肺调节的呼吸性因素。因此，血液 pH 受代谢和呼吸两方面因素的影响，依据 pH 仅能判断酸中毒或碱中毒，无法判断是代谢性还是呼吸性的酸碱平衡紊乱。若进一步判断酸碱平衡紊乱的性质，必须结合其他血气指标及病史进行综合分析。

（二）动脉血 CO_2 分压

动脉血 CO_2 分压（$PaCO_2$）是血浆中呈物理溶解状态的 CO_2 分子产生的张力。机体代谢产生的 CO_2 随呼气排出体外，由于 CO_2 经呼吸膜在血液和肺泡腔之间的扩散极为迅速，$PaCO_2$ 与 P_ACO_2（肺泡气 CO_2 分压）基本相等，因此测定 $PaCO_2$ 可间接反映肺泡通气量的情况，即 $PaCO_2$ 与肺泡通气量成反比，通气不足 $PaCO_2$ 升高；通气过度 $PaCO_2$ 降低，所以 $PaCO_2$ 是反映呼吸性酸碱平衡紊乱的重要指标。$PaCO_2$ 正常值为 33 ~ 46mmHg，平均值为 40mmHg。$PaCO_2 < 33$mmHg，表示肺通气过度，CO_2 排出过多，其原发性降低见于呼吸性碱中毒，继发性降低见于代偿后代谢性酸中毒；$PaCO_2 > 46$mmHg，表示肺通气不足，出现 CO_2 潴留，其原发性升高见于呼吸性酸中毒，继发性升高见于代偿后代谢性碱中毒。

（三）标准碳酸氢盐和实际碳酸氢盐

标准碳酸氢盐（standard bicarbonate，SB）是指全血标本在 $PaCO_2$ 为 40mmHg，温度 37℃，血红蛋白氧饱和度为 100% 的标准条件下，测得的血浆中 HCO_3^- 浓度。由于标准化后 HCO_3^- 浓度已排除了呼吸因素的影响，所以 SB 可作为判断代谢因素的指标。实际碳酸氢盐（actual bicarbonate，AB）是指在隔绝空气的条件下，在实际 $PaCO_2$、体温和血氧饱和度条件下测得的血浆 HCO_3^- 浓度，是人体血浆中 HCO_3^- 的实际浓度，因而受呼吸和代谢两方面因素的影响。正常人 Hb 氧饱和度和 $PaCO_2$ 与测定 SB 的标准条件基本相同，故 AB = SB，正常范围是 22 ~ 27mmol/L，平均值为 24mmol/L。两者数值均降低表明有代谢性酸中毒；两者数值均增高表明有代谢性碱中毒。发生呼吸性酸碱平衡紊乱时，AB 和 SB 可不相等，二者的差值反映了呼吸因素对酸碱平衡的影响。若 SB 正常，而 AB > SB 时，表明有 CO_2 滞留，可见于呼吸性酸中毒；反之，AB < SB，则表明 CO_2 小于正常，见于呼吸性碱中毒。SB 在慢性呼吸性酸碱中毒时，由于有肾脏代偿，也可发生继发性升高或降低。

（四）缓冲碱

缓冲碱（buffer base，BB）是血液中一切具有缓冲作用的负离子碱的总和。包括血浆和红细胞中的

HCO_3^-、Hb^-、HbO_2^-、Pr^- 和 HPO_4^{2-}，其中最主要的是 HCO_3^- 和 Hb^-。BB 通常是全血在标准条件下测定，不受呼吸因素的影响，也是反映代谢因素的指标。正常值为 45 ~ 52mmol/L，平均值为 48mmol/L。BB 降低见于代谢性酸中毒时，BB 升高见于代谢性碱中毒。

（五）碱剩余

碱剩余（base excess，BE）也是指标准条件下（37℃，Hb 氧饱和度为 100%，$PaCO_2$ 为 40mmHg），用酸或碱滴定 1L 全血标本至 pH = 7.40 时所需的酸或碱的量。若需用酸滴定，则说明被测血液的碱过多，BE 用正值表示；如需用碱滴定，则说明被测血液的碱缺失，BE 用负值表示。

全血 BE 正常值范围为 -3.0 ~ +3.0mmol/L，正常时趋近于 0。BE 不受呼吸因素的影响，是反映代谢因素的指标，能较真实地反映 BB 含量的变化。BE 正值增大，见于代谢性碱中毒；BE 负值增大，见于代谢性酸中毒。在慢性呼吸性酸碱平衡紊乱时，BE 亦可出现代偿性升高或降低。

（六）阴离子间隙

阴离子间隙（anion gap，AG）指血浆中未测定的阴离子（undetermined anion，UA）与未测定的阳离子（undetermined cation，UC）的差值，即 AG = UA - UC。临床测定时，限于条件及实际需要，一般仅测定阳离子中的 Na^+，阴离子中的 HCO_3^- 和 Cl^-。因此，Na^+ 被称为可测定阳离子，占血浆阳离子总量的 90%；HCO_3^- 和 Cl^- 被称为可测定阴离子，占血浆阴离子总量的 85%。血浆中未测定的阳离子包括 K^+、Ca^{2+} 和 Mg^{2+}，未测定的阴离子包括 Pr^-、HPO_4^{2-}、SO_4^{2-} 和有机酸阴离子。血浆中阳离子与阴离子总当量数（或总电荷数）相等，均为 151mmol/L。即，$Na^+ + UC = HCO_3^- + Cl^- + UA$，移项后可得，$AG = UA - UC = Na^+ - (HCO_3^- + Cl^-) = 140 - (24 + 104) = 12mmol/L$，正常值是 (12 ± 2) mmol/L（图 10 - 4）。

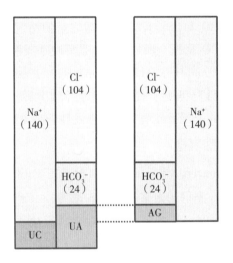

图 10 - 4　血浆阴离子间隙图解

AG 主要反映血浆固定酸含量的变化。当体内固定酸增多时，血液发生缓冲作用，固定酸中的 H^+ 消耗了血液中的 HCO_3^-，而其酸根（未测定阴离子）则在体内蓄积，从而使 AG 升高，故 AG 是间接反映血浆中硫酸、酮体和乳酸等固定酸含量的指标。AG 可增高或降低，但增高的意义较大，表明存在上述固定酸增多引起的代谢性酸中毒。目前多以 AG > 16mmol/L 作为判断是否有 AG 增高代谢性酸中毒的界限。此外，AG 值还有助于判断混合型酸碱平衡紊乱。

第三节 单纯型酸碱紊乱

单纯型酸碱平衡紊乱可分为四类，即代谢性酸中毒、代谢性碱中毒、呼吸性酸中毒和呼吸性碱中毒。

一、代谢性酸中毒

代谢性酸中毒（metabolic acidosis）是指由固定酸增多和（或）HCO_3^- 丢失所引起的 pH 下降，以血浆 HCO_3^- 原发性减少为特征，是临床上常见的酸碱平衡紊乱类型。

（一）原因和机制

酸负荷增多消耗 HCO_3^- 或血浆 HCO_3^- 直接减少，均可引起代谢性酸中毒。

1. 肾脏排酸保碱功能降低 ①肾衰竭：轻中度肾衰竭患者肾小球的滤过功能可正常，但由于肾小管氨生成障碍和碳酸酐酶活性降低，使 HCO_3^- 重吸收减少；在严重肾衰竭患者肾小球滤过功能明显降低，体内固定酸不能由尿中排泄，特别是硫酸和磷酸在体内积蓄，HCO_3^- 发挥缓冲作用被消耗减少，硫酸根和磷酸根浓度在血中增加，主要见于急性肾损伤或慢性肾衰竭的严重阶段；重金属（汞、铅等）及药物（磺胺类）可损伤肾小管上皮细胞，使其排酸保碱功能障碍。②肾小管功能障碍：Ⅰ型肾小管性酸中毒（远曲肾小管性酸中毒），由于远曲小管的泌 H^+ 功能障碍，尿液不能被酸化，H^+ 在体内蓄积，导致血浆 HCO_3^- 浓度进行性下降；Ⅱ型肾小管性酸中毒（近曲肾小管性酸中毒），由于近曲小管 $Na^+ - H^+$ 转运体功能障碍及碳酸酐酶活性降低，HCO_3^- 在近曲小管重吸收减少，尿中排出增多导致血浆 HCO_3^- 浓度降低；③应用碳酸酐酶抑制剂：大量使用碳酸酐酶抑制剂如乙酰唑胺可抑制肾小管上皮细胞内碳酸酐酶活性，使 H_2CO_3 生成减少，泌 H^+ 和重吸收 HCO_3^- 减少。

2. HCO_3^- 直接丢失过多 胰液、肠液和胆液中碳酸氢盐含量均高于血浆，严重腹泻、肠道瘘管或肠道引流等均可引起大量 HCO_3^- 丢失；大面积烧伤时，大量血浆渗出，也伴有 HCO_3^- 丢失。

3. 代谢功能障碍 ①乳酸酸中毒（lactic acidosis）：任何原因引起的缺氧或组织低灌流时，都可以使细胞内糖的无氧酵解增强，引起乳酸不能进一步氧化而堆积，导致 HCO_3^- 消耗过多而发生乳酸性酸中毒。常见于休克、心搏骤停、低氧血症、严重贫血、肺水肿、一氧化碳中毒和心力衰竭等，严重的肝疾患使乳酸利用障碍，也可引起乳酸堆积。②酮症酸中毒（keto - acidosis）：见于葡萄糖利用减少或糖原储备不足导致脂肪被过度动员的情况，如糖尿病、严重饥饿、禁食和酒精中毒等。大量脂肪酸进入肝内代谢导致酮体（其中 β - 羟丁酸和乙酰乙酸为酸性物质）堆积，超过了外周组织的氧化能力及肾排出能力时，即可发生酮症酸中毒。

4. 其他原因 ①外源性固定酸摄入过多，HCO_3^- 缓冲消耗：大量摄入阿司匹林（乙酰水杨酸）等酸性药物，HCO_3^- 发挥缓冲作用而被消耗，导致水杨酸根潴留；长期或大量服用含氯的盐类药物，如氯化铵、盐酸精氨酸等含氯酸性药物，在体内易解离出 HCl，其 H^+ 被 HCO_3^- 中和而血 Cl^- 浓度升高；如氯化铵，经肝合成尿素，并释放出 HCl；②高钾血症：各种原因引起细胞外液 K^+ 增多时，K^+ 与细胞内 H^+ 交换增强，引起细胞外 H^+ 增加，HCO_3^- 被消耗而原发性降低，导致代谢性酸中毒。此时体内 H^+ 总量并未增加，H^+ 从细胞内溢出，造成细胞内 H^+ 下降，故细胞内呈碱中毒；③血液稀释，使 HCO_3^- 浓度下降：见于快速输入大量无 HCO_3^- 的液体或生理盐水，血浆 HCO_3^- 与 H_2CO_3 被同等程度稀释，其中 H_2CO_3 可由血浆中的 CO_2 和 H_2O 结合生成而被迅速补充，而 HCO_3^- 需经肾的重吸收才能缓慢恢复，导致 HCO_3^-/H_2CO_3 一过性降低，造成稀释性代谢性酸中毒。

（二）分类

根据阴离子间隙（AG）值的变化，将代谢性酸中毒分为两类：AG 增高型代谢性酸中毒和 AG 正常型代谢性酸中毒。

1. AG 增高型代谢性酸中毒　其特点是 AG 增高，血氯正常。见于血浆中不含氯的任意固定酸浓度增大所致的代谢性酸中毒，如乳酸酸中毒、酮症酸中毒、水杨酸中毒及严重肾衰竭导致磷酸和硫酸排泄障碍引起的酸中毒。固定酸中的 H^+ 被 HCO_3^- 缓冲，其酸根（乳酸根、β－羟丁酸根、乙酰乙酸根，$H_2PO_4^-$、SO_4^{2-}、水杨酸根）增高，这部分酸根均属于未测定的阴离子。因此，血浆 HCO_3^- 降低、AG 增高而血氯正常，故此型酸中毒又称正常血氯性代谢性酸中毒（图 10－5）。

2. AG 正常型代谢性酸中毒　其特点是 AG 正常，血氯升高。常见于消化道直接丢失 HCO_3^-、轻度或中度肾衰竭、肾小管性酸中毒、使用碳酸酐酶抑制剂、高钾血症、含氯的酸性盐摄入过多和稀释性酸中毒等。此型患者肾小球滤过功能相对正常，不伴有固定酸排泄受阻和相应酸根在体内积聚，故 AG 不变。此时 Cl^- 浓度代偿性升高以弥补 HCO_3^- 的降低，故此型酸中毒又称高血氯性代谢性酸中毒（图 10－5）。

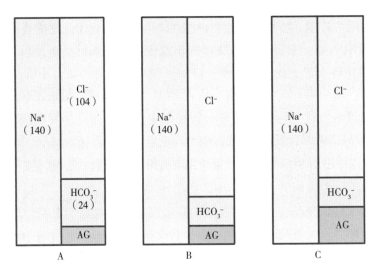

图 10－5　不同类型代谢性酸中毒时血浆阴离子间隙图解
A. 正常；B. AG 正常型代谢性酸中毒；C. AG 增高型代谢性酸中毒

（三）机体的代偿调节

血液的缓冲系统、肺、细胞内外离子的交换和肾的调节是维持酸碱平衡的重要机制，也是发生酸碱平衡紊乱后机体进行代偿的重要环节。代谢性酸中毒时，机体的代偿调节主要表现如下。

1. 血液缓冲系统的代偿　代谢性酸中毒时，血液中增多的 H^+ 立即被血浆缓冲系统进行缓冲，即 $HCO_3^- + H^+ \rightarrow H_2CO_3$，使血浆 HCO_3^- 及其他缓冲碱不断被消耗，反映代谢性因素的酸碱指标发生变化。

2. 细胞内外离子交换和细胞内缓冲　细胞内的缓冲多在酸中毒 2～4 小时后发生，细胞外液升高的 H^+ 以 $H^+ - K^+$ 交换方式向细胞内转移，并被细胞内缓冲系统缓冲，而细胞内 K^+ 从细胞内向细胞外转移，以维持细胞内外电平衡，故酸中毒易引起高钾血症。

3. 肺的代偿调节作用　血液 H^+ 浓度增高，主要通过刺激颈动脉体和主动脉体化学感受器反射性引起呼吸中枢兴奋，增加呼吸的深度和频率以提高肺的通气量。当 pH 由 7.4 降到 7.0 时，肺泡通气量由正常 4L/min 增加到 30L/min 以上，呼吸加深加快（也称为酸中毒 Kussmaul 深大呼吸）是代谢性酸中毒的主要临床表现，其代偿意义是通过 CO_2 排出增多使血液中 H_2CO_3 浓度（或 $PaCO_2$）继发性降低，代偿至最大极限时，$PaCO_2$ 可降到 10mmHg，在一定程度上利于维持 $[HCO_3^-]/[H_2CO_3]$ 接近正常，使血液 pH 趋向正常。呼吸的代偿反应是非常迅速的，一般在酸中毒 10 分钟后就出现呼吸运动增强，30 分钟后即可发挥代偿作用，12~24 小时达代偿高峰，是急性代谢性酸中毒的主要代偿方式。

4. 肾的代偿调节作用 除肾功能异常引起的代谢性酸中毒外，其他原因引起的代谢性酸中毒是通过肾的排酸保碱能力加强来发挥代偿作用的。在代谢性酸中毒时，肾小管上皮细胞中的碳酸酐酶和谷氨酰胺酶活性增强，肾泌 H^+、泌 NH_4^+ 及重吸收 HCO_3^- 增多，使血浆 HCO_3^- 有所恢复，其中泌 NH_4^+ 增加是最主要的代偿机制。同时，肾小管上皮细胞通过增强 H^+-Na^+ 交换而竞争性抑制 K^+-Na^+ 交换，使泌 H^+ 增多、排 K^+ 减少，可引起血 K^+ 升高。但肾的代偿作用较慢，12~24 小时才可发挥作用，一般 3~5 天才能发挥最大效应，对于急性代谢性酸中毒代偿意义不大。由于尿液中排出的 H^+ 增多，故代谢性酸中毒患者的尿液一般呈酸性。少数代谢性酸中毒患者的尿液也可呈碱性，这种反常现象被称为"反常性碱性尿"，主要见于肾小管性酸中毒、肾小管排酸保碱障碍和高钾血症所致的酸中毒等。

代谢性酸中毒的血气分析参数如下：由于 HCO_3^- 降低，所以 AB、SB、BB 值均降低，BE 负值加大，pH 下降，通过呼吸代偿，$PaCO_2$ 继发性下降，AB < SB。代偿性代谢性酸中毒时，pH 在正常范围内并接近下限；失代偿时，pH 低于下限。

（四）对机体的影响

代谢性酸中毒主要引起心血管系统和中枢神经系统的功能障碍，慢性代谢性酸中毒还可引起骨骼系统改变。

1. 心血管系统改变 严重的代谢性酸中毒能产生致死性室性心律失常、心肌收缩力降低以及血管对儿茶酚胺的反应性降低。

（1）室性心律失常 代谢性酸中毒时出现的室性心律失常与酸中毒导致的高钾血症密切相关。代谢性酸中毒时，细胞外 H^+ 进入细胞内与 K^+ 交换，K^+ 外移增多，同时酸中毒时肾小管上皮细胞泌 H^+ 增加，而排 K^+ 减少，使血浆 K^+ 浓度升高。高钾血症可引起室性心律失常，严重时可导致重度房室传导阻滞和心室纤维性颤动，心肌兴奋性消失，造成致死性心律失常和心跳停止。

（2）心肌收缩力降低 Ca^{2+} 是心肌兴奋-收缩耦联的重要因子。严重酸中毒（pH < 7.2）时，H^+ 浓度升高，通过影响细胞内 Ca^{2+} 浓度及功能，抑制心肌兴奋-收缩耦联，使心肌收缩力减弱。其发生的可能机制：① H^+ 增多可竞争性抑制 Ca^{2+} 与心肌肌钙蛋白亚单位结合，从而抑制心肌的兴奋-收缩耦联，降低心肌收缩性，使心输出量减少；② H^+ 影响 Ca^{2+} 内流；③ H^+ 影响心肌细胞肌浆网释放 Ca^{2+}。

（3）血管系统对儿茶酚胺的敏感性降低 H^+ 增多时，周围血管尤其是毛细血管前括约肌对儿茶酚胺的反应性降低，导致外周血管扩张，外周阻力减小，血压下降。

2. 中枢神经系统改变 代谢性酸中毒时引起中枢神经系统的代谢障碍，使其功能减退，主要表现为意识障碍、乏力、知觉迟钝，甚至嗜睡或昏迷，最后可因呼吸中枢和血管运动中枢麻痹而死亡，其发生机制如下。

（1）神经细胞能量代谢障碍 酸中毒时，生物氧化酶类的活性受到抑制，氧化磷酸化过程减弱，致使 ATP 生成减少，因而脑组织能量供应不足。

（2）抑制性神经递质 γ-氨基丁酸增多 酸中毒时，脑组织内谷氨酸脱羧酶活性增强，使 γ-氨基丁酸增多，后者对中枢神经系统具有抑制作用。

3. 骨骼系统改变 慢性肾衰竭伴酸中毒时，由于不断从骨骼释放钙盐以进行缓冲，故不仅影响骨骼的发育，延迟小儿的生长，而且还可以引起纤维性骨炎和肾性佝偻病。在成人则可导致骨软化症。

二、呼吸性酸中毒

呼吸性酸中毒（respiratory acidosis）是指 CO_2 排出障碍或吸入过多引起的 $PaCO_2$ 升高、pH 下降，以

血浆 H_2CO_3 浓度原发性升高为特征。

（一）原因和机制

1. 通气障碍　肺通气功能障碍导致的 CO_2 排出受阻，是引起呼吸性酸中毒的主要病因，临床常见原因如下。

（1）呼吸中枢抑制　颅脑损伤、脑炎、脑血管意外、呼吸中枢抑制剂（吗啡、巴比妥类）及麻醉剂用量过大或酒精中毒等，均可抑制呼吸中枢，使呼吸动力减弱甚至消失。

（2）呼吸道阻塞　喉头痉挛和水肿、溺水和异物堵塞气管，常造成急性呼吸性酸中毒；而慢性阻塞性肺部疾病、支气管哮喘等则是慢性呼吸性酸中毒的常见原因。

（3）呼吸肌麻痹　急性脊髓灰质炎、脊神经根炎、有机磷中毒、重症肌无力、家族性周期性麻痹及重度低钾血症时，呼吸运动失去动力，可造成 CO_2 排出障碍。

（4）胸廓病变　胸部创伤、严重气胸或胸膜腔积液、严重胸廓畸形等均可严重影响通气功能，引起呼吸性酸中毒。

（5）肺部疾患　如心源性急性肺水肿、重度肺气肿、肺部广泛性炎症、肺组织广泛纤维化、通气功能障碍合并急性呼吸窘迫综合征等，均可因通气障碍而发生呼吸性酸中毒。

（6）人工呼吸器管理不当　人工呼吸器管理不当，通气量过小而使 CO_2 排出困难，也可引起呼吸性酸中毒。

2. 吸入气 CO_2 含量过高　较为少见，见于外环境 CO_2 浓度过高，使吸入 CO_2 过多。

（二）分类

呼吸性酸中毒按病程可分为急性和慢性两类。

1. 急性呼吸性酸中毒　指 CO_2 潴留未达 24 小时，常见于急性气道阻塞、中枢或呼吸肌麻痹引起的呼吸暂停等。

2. 慢性呼吸性酸中毒　一般指 CO_2 潴留持续 24 小时以上，见于气道及肺部慢性炎症引起的慢性阻塞性肺疾病、肺广泛性纤维化及肺不张。

（三）机体的代偿调节

当体内 CO_2 排出受阻产生大量 H_2CO_3 时，由于碳酸氢盐缓冲系统不能缓冲挥发酸，血浆其他缓冲碱含量较低，缓冲 H_2CO_3 的能力极为有限；而且呼吸性酸中毒发生的最主要环节是肺通气功能障碍，所以呼吸系统往往不能发挥代偿作用。此时，机体主要靠血液非碳酸氢盐缓冲系统、细胞内外离子交换和肾进行代偿调节。

1. 急性呼吸性酸中毒的代偿调节　由于肾脏的代偿作用十分缓慢，在急性呼吸性酸中毒时一般来不及发挥作用；血浆非碳酸氢盐含量较少，对 H_2CO_3 的缓冲效能也不大。因此，细胞内外离子交换和细胞内缓冲的代偿调节成为急性呼吸性酸中毒时的主要代偿方式。

（1）H^+–K^+ 交换　急性呼吸性酸中毒时，血浆 H_2CO_3 浓度急剧升高，H_2CO_3 解离出的 H^+ 通过 H^+–K^+ 交换方式进入细胞内，被细胞内缓冲系统所缓冲，同时 K^+ 外移，可诱发高钾血症；H_2CO_3 解离出的 HCO_3^- 留于血浆，减小 HCO_3^-/H_2CO_3 下降的幅度，具有一定的代偿作用。

（2）红细胞的缓冲作用　血红蛋白缓冲系统在呼吸性酸中毒中发挥重要代偿作用。潴留的 CO_2 可迅速扩散入红细胞，并在碳酸酐酶作用下与 H_2O 结合生成 H_2CO_3。H_2CO_3 又解离成 H^+ 和 HCO_3^-，其中，H^+ 被红细胞内的 Hb^- 和 HbO_2^- 所缓冲，HCO_3^- 与 Cl^- 交换进入血浆，使血浆 HCO_3^- 浓度有所增加而血 Cl^- 降低。

上述代偿作用十分有限，不足以使 HCO_3^-/H_2CO_3 的比值恢复正常，所以急性呼吸性酸中毒时往往表现为失代偿状态。血气参数表现为：pH < 7.35，$PaCO_2$ 原发性升高，SB、BB 和 BE 基本正常，AB > SB。

2. 慢性呼吸性酸中毒的代偿调节　肾的代偿调节是慢性呼吸性酸中毒的主要代偿方式。当 $PaCO_2$ 和 H^+ 浓度升高持续 24 小时以上，可增强肾小管上皮细胞内碳酸酐酶和谷氨酰胺酶活性，促使肾小管上皮泌 H^+、泌 NH_4^+ 和重吸收 HCO_3^- 的能力增加。通过肾的代偿调节，使血浆 HCO_3^- 继发性升高，HCO_3^-/H_2CO_3 比值趋于正常，常表现为代偿性呼吸性酸中毒。血气参数表现为：$PaCO_2$ 原发性升高，SB、AB、BB 继发性升高，BE 正值增大，AB > SB，pH 多数在正常范围并接近下限（代偿性），严重者 pH < 7.35（失代偿性）。

（四）对机体的影响

呼吸性酸中毒时，对机体的影响基本上与代谢性酸中毒相似，也可引起心律失常、心肌收缩力减弱、外周血管扩张和血钾升高等。除此之外，呼吸性酸中毒，尤其是急性 CO_2 潴留还可引起一系列血管运动中枢和神经精神方面的障碍。

1. CO_2 直接舒张血管的作用　高浓度的 CO_2 能直接引起脑血管扩张，使脑血流增加、颅内压增高，因此常引起持续性头痛，尤以夜间和晨起时为甚。

2. 对中枢神经系统功能的影响　严重而持续的呼吸性酸中毒可引起多种神经精神症状，发生"CO_2 麻醉"。早期患者出现头痛、焦虑不安，进一步发展可有震颤、精神错乱、谵妄或嗜睡，甚至昏迷，临床称为肺性脑病（pulmonary encephalopathy）。这主要是因为：CO_2 为脂溶性，能迅速通过血 - 脑屏障，而 HCO_3^- 则为水溶性，通过屏障极为缓慢，因而脑脊液中的 pH 的降低较一般细胞外液更为显著，这可能解释为何中枢神经系统的功能紊乱在呼吸性酸中毒时较代谢性酸中毒时更为显著。

三、代谢性碱中毒

代谢性碱中毒（metabolic alkalosis）是指细胞外液 HCO_3^- 增多和（或）H^+ 丢失引起的 pH 升高，以血浆 HCO_3^- 浓度原发性升高为特征。

（一）原因和机制

正常情况下，肾具有纠正代谢性碱中毒的能力。当血浆 HCO_3^- 浓度超过 26mmol/L 时，肾可减少对 HCO_3^- 的重吸收，使血浆 HCO_3^- 浓度恢复正常。但某些因素，例如有效循环血量不足、缺氯等，可造成肾对 HCO_3^- 的调节功能障碍，使血浆 HCO_3^- 保持在高水平，产生并维持代谢性碱中毒。

1. H^+ 丢失过多　是引起代谢性碱中毒的最常见原因

（1）经胃丢失　常见于剧烈呕吐及胃液引流，使富含 HCl 的胃液大量丢失。胃黏膜壁细胞富含碳酸酐酶，能将 CO_2 和 H_2O 催化生成 H_2CO_3，并进一步解离为 H^+ 和 HCO_3^-，其中 H^+ 与来自血浆中的 Cl^- 形成 HCl，进食时分泌到胃腔中，而 HCO_3^- 则返回血液，造成血浆中 HCO_3^- 一过性增高，称为"餐后碱潮"。胃腔中酸性食糜进入十二指肠后，在 H^+ 刺激下，十二指肠上皮细胞与胰腺分泌的大量 HCO_3^- 以中和肠腔内的 H^+。胃液丢失引起代谢性碱中毒的机制为：①胃液中 H^+ 丢失，使来自肠液和胰腺的 HCO_3^- 得不到 H^+ 中和而被吸收入血，造成血浆浓度升高；②胃液中 Cl^- 丢失，可引起低氯性碱中毒；③胃液中 K^+ 丢失，可引起低钾性碱中毒；④胃液大量丢失引起有效循环血量减少，也可通过继发性醛固酮增多引起代谢性碱中毒。

（2）经肾丢失　①利尿剂的大量应用：髓袢利尿剂（呋塞米）或噻嗪类利尿剂可抑制了肾髓袢升支对 Cl^-、Na^+ 和 H_2O 的重吸收，此时，到达远曲小管的尿液流量增加，流速加快，NaCl 浓度增高。尿液的冲洗作用使肾小管内 H^+ 浓度急剧降低，促进 H^+ 排泌；肾小管液高浓度的 Na^+ 促进远曲小管泌 H^+、泌 K^+ 增加，以加强对 Na^+ 及 HCO_3^- 的重吸收；Cl^- 以氯化铵形式随尿排出，大量失氯也可引起低氯性碱中毒。②肾上腺皮质激素过多：主要见于盐皮质激素分泌过多的疾病，如肾上腺皮质增生或肿瘤可引起原发性醛固酮分泌增多及细胞外液容量减少、创伤等刺激引起的继发性醛固酮分泌增多。醛固酮可通过刺激集合管闰细胞的 H^+-ATP 酶（氢泵），促进 H^+ 排泌，也可通过保 Na^+ 排 K^+ 促进 H^+ 排泌，而造成低钾性碱中毒。此外，糖皮质激素还具有一定的盐皮质激素活性，糖皮质激素分泌过多的疾病，如 Cushing 综合征也可发生代谢性碱中毒。

2. HCO_3^- 过量负荷　常为医源性，口服或输入过多碱性物质，超过肾排 HCO_3^- 的能力。见于消化道溃疡病患者服用过多的 $NaHCO_3$；或矫正代谢性酸中毒时滴注过多的 $NaHCO_3$；摄入大量乳酸钠、乙酸钠或大量输入含柠檬酸盐抗凝的库存血，这些有机酸盐在体内氧化可产生 HCO_3^-。但应指出，肾具有较强的排泄 $NaHCO_3$ 的能力，只有当肾功能受损后，HCO_3^- 负荷过量才会发生代谢性碱中毒。

3. 低钾血症　低钾血症可引起代谢性碱中毒，其机制为：①细胞外低 K^+ 促进细胞内外 H^+-K^+ 交换，H^+ 向细胞内转移，引起细胞内酸中毒、细胞外碱中毒；②肾小管上皮细胞内 K^+ 浓度降低，使 K^+-Na^+ 交换减弱、H^+-Na^+ 交换增强，肾泌 H^+ 增多，HCO_3^- 重吸收增多，造成低钾性碱中毒。

4. 肝功能衰竭　肝功能衰竭时，血氨生成增多和清除不足，也常导致代谢性碱中毒。

（二）分类

目前，按给予生理盐水后代谢性碱中毒能否得到纠正，将其分为盐水反应性碱中毒（saline - responsive alkalosis）和盐水抵抗性碱中（saline - resistant alkalosis）。

1. 盐水反应性碱中毒　主要见于呕吐、胃液吸引及应用利尿剂时，由于伴随细胞外液减少使有效循环血量不足，也常有低 K^+ 和低 Cl^- 存在，而影响肾排出 HCO_3^- 能力，使碱中毒得以维持。给予等张或半张的盐水，一方面通过扩充有效循环血量，抑制醛固酮继发性增多；另一方面，通过补充 Cl^-，促进过多的 HCO_3^- 经肾排出，使碱中毒得到纠正，故将此类碱中毒称盐水反应性碱中毒。

2. 盐水抵抗性碱中毒　常见于全身性水肿、原发性醛固酮增多症，严重低血钾及 Cushing 综合征等。碱中毒的维持因素是盐皮质激素的直接作用和低 K^+，这种碱中毒患者给予盐水没有治疗效果，故将此类碱中毒称为盐水抵抗性碱中毒。

（三）机体的代偿调节

1. 血液的缓冲及细胞内外离子交换　代谢性碱中毒时，血液中 H^+ 浓度降低，OH^- 浓度升高，OH^- 可被缓冲系统中弱酸（H_2CO_3、$HHbO_2$、HHb、Hpr、$H_2PO_4^-$）所缓冲，使 HCO_3^- 等弱酸根离子浓度升高，反映代谢性因素的酸碱指标发生变化。但大多数缓冲系统中碱性成分远远多于酸性成分，对碱中毒的缓冲能力较弱。此外，细胞外液 H^+ 浓度降低，通过 H^+-K^+ 交换促进细胞内 H^+ 外移，使碱中毒得到缓解的同时常伴有低血钾。

2. 肺的代偿调节　血浆 H^+ 浓度降低，可抑制呼吸中枢，使呼吸变浅变慢，肺泡通气量及 CO_2 排出量减少，$PaCO_2$ 或血浆 H_2CO_3 继发性升高，使 HCO_3^-/H_2CO_3 比值接近乃至恢复正常。但这种代偿是有限度的，很少能达到完全的代偿，因为随着肺泡通气量减少，不但有 $PaCO_2$ 升高，还有 PaO_2 降低，PaO_2 降低可反射性引起呼吸中枢兴奋，限制 $PaCO_2$ 过度升高，故肺很少能达到完全代偿，$PaCO_2$ 代偿极限为 55mmHg。呼吸的代偿 30 分钟即可出现，12～24 小时可达高峰。

3. 肾的代偿调节　体液 H^+ 浓度降低，抑制肾小管上皮细胞碳酸酐酶与谷氨酰胺酶的活性，使肾泌 H^+、泌 NH_4^+ 和重吸收 HCO_3^- 减少，故一般情况下尿液呈碱性。低钾血症性碱中毒时，由于肾小管上皮细胞内缺 K^+，使 K^+-Na^+ 交换减少、H^+-Na^+ 交换增强，尿中 H^+ 排出增多，使尿液呈酸性，称为反常性酸性尿，是低钾性碱中毒的特征性改变。肾在代谢性碱中毒时对 HCO_3^- 排出增多的最大代偿时限往往需 3～5 天，所以急性代谢性碱中毒时肾代偿不起主要作用。

代谢性碱中毒的血气分析参数变化规律如下：由于 HCO_3^- 原发性增多，AB、SB 及 BB 均升高，BE 正值加大；通过呼吸代偿，$PaCO_2$ 继发性升高，AB > SB。代偿时，pH 处于正常范围上限；失代偿时，pH 高于上限。

（四）对机体的影响

1. 中枢神经系统功能改变　严重碱中毒时，患者有烦躁不安、精神错乱、谵妄、意识障碍等中枢神经系统症状。其发生机制可能是：①γ-氨基丁酸减少：γ-氨基丁酸是体内主要抑制性神经递质，血液 pH 升高，可使其合成关键酶谷氨酸脱羧酶活性降低，而其分解关键酶 γ-氨基丁酸转氨酶的活性升高，使脑内 γ-氨基丁酸生成减少而分解加强，对中枢神经系统抑制作用减弱，因而出现中枢神经系统兴奋症状。②血红蛋白氧解离曲线左移：血液 pH 升高可使血红蛋白与 O_2 的亲和力增强，以致相同氧分压下血氧饱和度可以增加，即血红蛋白氧离曲线左移，血红蛋白不易将结合的 O_2 释出，造成组织供氧不足。

2. 对神经肌肉的影响　血钙以离子钙与结合钙两种形式存在。酸碱度直接影响二者的比例，pH 增高时，离子钙的比例降低；反之，pH 降低时，离子钙的比例升高。离子钙通过稳定细胞膜电位，对神经肌肉细胞的应激性发挥抑制作用。急性代谢性碱中毒时，血总钙量可无改变，但因离子钙比例降低也可引起神经肌肉应激性增高，表现为腱反射亢进、面部和肢体肌肉抽动、手足搐搦等。此外，若患者伴有明显的低钾血症以致引起肌肉无力或麻痹时，则可暂不出现抽搐，但一旦低钾症状纠正后，抽搐症状即可发生。

3. 低钾血症　碱中毒往往伴有低钾血症。这是由于碱中毒时，细胞外 H^+ 浓度降低，细胞内 H^+ 与细胞外 K^+ 交换增强；同时，由于肾小管上皮细胞在 H^+ 减少时，H^+-Na^+ 交换减弱而 K^+-Na^+ 交换增强，使 K^+ 大量从尿中丢失，导致低钾血症。低钾血症引起神经肌肉应激性减退，出现肌无力、肠麻痹等表现，严重时还可以引起心律失常。

四、呼吸性碱中毒

呼吸性碱中毒（respiratory alkalosis）是指肺通气过度引起的 $PaCO_2$ 降低、pH 升高，以血浆 H_2CO_3 浓度原发性减少为特征。

（一）原因和机制

任何原因引起的肺通气过度，均可导致 CO_2 排出过多，使 $PaCO_2$ 和血浆 H_2CO_3 浓度原发性减少，HCO_3^-/H_2CO_3 升高，引起呼吸性碱中毒。常见病因如下。

1. 低氧血症和肺疾患　见于初到高原地区者或某些患有心肺疾患、胸廓病变的患者。由于吸入气中 PO_2 低或肺换气功能障碍，使 PaO_2 降低，引起呼吸运动增强，CO_2 排出过多，血浆 H_2CO_3 原发性减少。此外，牵张感受器和肺毛细血管旁感受器在肺疾患时过度通气的发生机制中具有重要意义。

2. 呼吸中枢受到直接刺激或精神性过度通气　中枢神经系统疾病如脑血管障碍、脑炎、脑外伤及脑肿瘤等均可刺激呼吸中枢引起过度通气；癔症发作时也可引起精神性通气过度；某些药物如水杨酸、铵盐类药物可直接兴奋呼吸中枢致通气增强。

3. 革兰阴性杆菌败血症　也是引起过度通气的常见原因，但机制尚未阐明。

4. 机体代谢旺盛　见于高热、甲状腺功能亢进时，由于血温过高和机体分解代谢亢进可刺激引起呼吸中枢兴奋，通气过度使 $PaCO_2$ 降低。

5. 人工呼吸机使用不当　常因通气量过大而引起严重呼吸性碱中毒。

（二）分类

呼吸性碱中毒也可按发病时间分为急性呼吸性碱中毒和慢性呼吸性碱中毒两类。

1. 急性呼吸性碱中毒 一般指 $PaCO_2$ 在 24 小时内急剧下降而导致 pH 升高。常见于人工呼吸机使用不当引起的过度通气、高热和低氧血症时。

2. 慢性呼吸性碱中毒 指持久的 $PaCO_2$ 下降超过 24 小时而导致 pH 升高。常见于慢性颅脑疾病、肺部疾患、肝脏疾患、缺氧和氨兴奋呼吸中枢等。

（三）机体的代偿调节

只要刺激肺通气过度的因素持续存在，肺的代偿调节作用就不明显。机体主要依靠细胞内外离子交换、细胞内缓冲和肾进行代偿调节。

1. 急性呼吸性碱中毒的代偿调节 细胞内外离子交换和细胞内缓冲是急性呼吸性碱中毒的主要代偿方式。包括：①H^+-K^+ 交换：急性呼吸性碱中毒时，血浆 H_2CO_3 浓度迅速降低，使 HCO_3^- 浓度相对升高。细胞内 H^+ 通过与 Na^+、K^+ 交换移至细胞外，并与细胞外液的 HCO_3^- 结合形成 H_2CO_3，使血浆 HCO_3^- 下降而 H_2CO_3 回升；②$HCO_3^--Cl^-$ 交换：细胞外液的 HCO_3^- 通过与细胞内的 Cl^- 交换进入红细胞，一方面，直接降低了血浆 HCO_3^- 的浓度；另一方面，细胞内 HCO_3^- 与 H^+ 结合生成 H_2CO_3，再分解成 CO_2 和 H_2O，CO_2 溢出红细胞生成 H_2CO_3，使血浆 H_2CO_3 浓度回升。

需要注意的是上述缓冲作用十分有限而肾脏也来不及代偿，故急性呼吸性碱中毒往往呈失代偿状态。血气参数表现为：pH > 7.45，$PaCO_2$ 原发性降低，SB、BB 和 BE 均正常，AB < SB。

2. 慢性呼吸性碱中毒的代偿调节 肾的代偿调节非常缓慢，故仅在慢性呼吸性碱中毒时才能充分发挥代偿作用。主要表现为谷氨酰胺酶和碳酸酐酶的活性降低，肾小管上皮细胞泌 NH_4^+、泌 H^+ 及重吸收 HCO_3^- 减少，尿液呈碱性。通过代偿调节使血浆 HCO_3^- 代偿性降低，HCO_3^-/H_2CO_3 趋于正常。

慢性呼吸性碱中毒可为代偿性或失代偿性，血气参数表现为：$PaCO_2$ 原发性降低，AB < SB；SB、AB、BB 均继发性减少，BE 负值加大，pH 在正常范围内并接近上限（代偿性碱中毒）或 pH > 7.45（失代偿性碱中毒）。

（四）对机体的影响

1. 神经系统功能障碍 呼吸性碱中毒比代谢性碱中毒更易出现眩晕，四肢及口周围感觉异常，意识障碍及抽搐等神经系统功能障碍，这除与碱中毒对脑功能的损伤有关外，还与 $PaCO_2$ 降低导致脑血管收缩，脑血流量减少有关。据报道，$PaCO_2$ 下降 20mmHg，脑血流量可减少 30% ~ 40%。因此，呼吸性碱中毒引起的中枢神经系统功能障碍往往比代谢性碱中毒更为明显。

2. 血浆磷酸盐浓度降低 严重的呼吸性碱中毒时，糖原分解增强，葡萄糖 - 6 - 磷酸盐和 1,6 - 二磷酸果糖等磷酸化合物生成增加，结果消耗了大量的磷酸盐，致使细胞外液磷进入细胞内，导致血浆磷酸盐降低。

此外，呼吸性碱中毒时也可因细胞内外离子交换和肾排钾增加而发生低钾血症；也可因血红蛋白氧离曲线左移使组织供氧不足。

第四节　混合型酸碱平衡紊乱

患者同时出现两种或两种以上单纯型酸碱平衡紊乱，称为混合型酸碱平衡紊乱（mixed acid - base disturbances）。混合型酸碱平衡紊乱有多种不同的组合形式。临床常见的类型见表 10 - 3。

表 10 - 3　临床混合型酸碱失衡的主要类型

双重性酸碱失衡	三重性酸碱失衡
呼酸合并代酸，呼酸合并代碱	呼酸合并高 AG 代酸 + 代碱
呼碱合并代酸，呼碱合并代碱	呼碱合并高 AG 代酸 + 代碱
高 AG 代酸合并代碱	

一、双重性酸碱失衡

双重性酸碱失衡（double acid - base disorders）可以有不同的组合形式。通常将两种酸中毒或两种碱中毒合并存在，使 pH 向同一方向移动的情况称为酸碱一致性或相加性酸碱平衡紊乱。如呼吸性酸中毒合并代谢性酸中毒、呼吸性碱中毒合并代谢性碱中毒。如果是一种酸中毒与一种碱中毒合并存在，使 pH 向相反方向移动时，称为酸碱混合型或相消性酸碱平衡紊乱。如呼吸性酸中毒合并代谢性碱中毒、代谢性酸中毒合并呼吸性碱中毒、代谢性酸中毒合并代谢性碱中毒。

（一）酸碱一致型

1. 呼吸性酸中毒合并代谢性酸中毒

（1）原因　常见于严重的通气障碍引起呼吸性酸中毒，同时因持续缺氧而发生代谢性酸中毒，为临床上常见的一种混合型酸碱平衡紊乱类型。例如，心搏和呼吸骤停、慢性阻塞性疾患合并心力衰竭或休克；糖尿病酮症酸中毒患者因肺部感染引起呼吸衰竭。

（2）特点　由于呼吸性和代谢性因素指标均朝向酸性方面变化，因此 HCO_3^- 减少时呼吸不能代偿，$PaCO_2$ 增多时，肾也不能代偿，两者不能相互代偿，呈严重失代偿状态，pH 明显降低，并形成恶性循环。患者 SB、AB 及 BB 均降低，BE 负值增大，$PaCO_2$ 升高，AB > SB，血浆 K^+ 浓度升高，AG 增大。

2. 代谢性碱中毒合并呼吸性碱中毒

（1）原因　常见于通气过度伴碱潴留的情况。①肝功能衰竭、败血症和严重创伤的患者：分别因高血氨、细菌毒素和疼痛刺激呼吸中枢而发生通气过度，产生呼吸性碱中毒，加上利尿剂应用不当或剧烈呕吐，而发生代谢性碱中毒。②输入大量库存血合并呼吸机使用不当时：库存血含枸橼酸钠抗凝剂，大量输入体内后可产生过多 HCO_3^-，发生代谢性碱中毒；呼吸机使用不当导致过度通气，发生呼吸性碱中毒。

（2）特点　反映呼吸性和代谢性因素指标均向碱性方面变化。HCO_3^- 增多时，肺无法代偿；$PaCO_2$ 降低时，肾也无法代偿。机体呈严重失代偿状态，pH 明显升高，AB、SB、BB 均升高，BE 正值增大，$PaCO_2$ 降低，AB < SB，血浆 K^+ 浓度降低。

（二）酸碱混合型

1. 呼吸性酸中毒合并代谢性碱中毒

（1）原因　常见于慢性阻塞性肺疾病，因通气不足引起的慢性呼吸性酸中毒；伴呕吐或因心力衰竭而应用大量排钾利尿剂时，酸性物质丢失，又出现代谢性碱中毒。

（2）特点　反映血浆 H_2CO_3 和 HCO_3^- 浓度的指标 $PaCO_2$，AB、SB 及 BB 均升高，且升高的程度均已超出彼此正常代偿范围，BE 正值加大。因酸碱抵消，pH 变动不大，可略偏高或偏低，也可以在正常范围内。

2. 代谢性酸中毒合并呼吸性碱中毒

（1）原因　①糖尿病酮症、肾衰竭或感染性休克时，体内酸性物质增多，产生代谢性酸中毒，合并高热或机械通气过度时，排出过多 CO_2，出现呼吸性碱中毒；②慢性肝病、高血氨时，血氨升高，引起过度通气，产生呼吸性碱中毒；并发肾衰竭时导致排酸减少，发生代谢性酸中毒。③水杨酸或乳酸盐中毒、有机酸（水杨酸、酮体、乳酸）生成增多，同时水杨酸盐可直接刺激呼吸中枢，引起过度通气，发生典型的代酸合并呼碱的混合型酸碱平衡紊乱。

（2）特点　反映血浆 H_2CO_3 和 HCO_3^- 浓度的指标 $PaCO_2$、AB、SB 及 BB 均降低，且降低程度均已超出彼此的代偿极限，BE 负值增大，pH 多在正常范围。

3. 代谢性酸中毒合并代谢性碱中毒

（1）原因　常见于尿毒症或糖尿病患者合并剧烈呕吐；严重胃肠炎时呕吐加严重腹泻并伴有低钾和脱水的患者。

（2）特点　由于导致血浆 HCO_3^- 升高和降低的原因同时存在，彼此相互抵消，酸根（未测定阴离子）增多。反映酸碱平衡的指标，可因酸中毒与碱中毒相互抵消的程度不同，表现为正常、增高或降低，一般在正常范围之内，AG 增高。

二、三重性酸碱平衡紊乱

由于同一患者不可能同时存在呼吸性酸中毒和呼吸性碱中毒，因此三重性酸碱平衡紊乱只存在两种类型。

（一）呼吸性酸中毒合并 AG 增高性代谢性酸中毒和代谢性碱中毒

1. 原因　可见于 Ⅱ 型呼吸衰竭患者合并呕吐或利尿剂应用不当时。Ⅱ 型呼吸衰竭患者，可因 CO_2 潴留发生呼吸性酸中毒，使 PaO_2 降低，乳酸增多，引起 AG 增高的代谢性酸中毒；而呕吐或利尿剂应用不当可致代谢性碱中毒。

2. 特点　$PaCO_2$ 明显增高，AG > 16mmol/L，HCO_3^- 一般也升高，血 Cl^- 明显降低。

（二）呼吸性碱中毒合并 AG 增高性代谢性酸中毒和代谢性碱中毒

1. 原因　肾衰竭患者在某些情况下，合并发生呕吐和发热时，有可能出现这种情况。

2. 特点　$PaCO_2$ 降低，AG > 16mmol/L，HCO_3^- 可高可低，血 Cl^- 一般低于正常。

三重性酸碱失衡比较复杂，必须在充分了解原发病情的基础上，结合实验室检查进行综合分析后才能得出正确结论。

第五节　分析酸碱平衡紊乱的方法及其病理生理基础

临床判断酸碱平衡紊乱类型时，要综合患者的病史、临床表现、血气检测结果、血清电解质检查等进行分析，其中患者的病史和临床表现为判断酸碱平衡紊乱提供了重要线索，血气检测结果是诊断的主要依据，血清电解质检查也是有价值的参考资料，计算 AG 值有助于区别单纯型代谢性酸中毒的类型以及诊断混合型酸碱平衡紊乱。

一、单纯型酸碱平衡紊乱的判断

单纯型酸碱平衡紊乱一般可通过病史、临床表现和血气分析诊断。

（一）根据 pH 或 H^+ 的变化，可判断是酸中毒还是碱中毒

凡 pH < 7.35，则为酸中毒；凡 pH > 7.45，则为碱中毒。

（二）根据病史和原发性改变可判断为呼吸性还是代谢性紊乱

密切结合病史，找出引起酸碱平衡紊乱的原发性改变，是判断酸碱平衡紊乱类型的重要依据。①主要由肺通气功能障碍导致的酸碱平衡紊乱，$PaCO_2$ 为原发性改变。如原发 $PaCO_2$ 升高，引起 pH 降低，称为呼吸性酸中毒；原发 $PaCO_2$ 降低，引起 pH 升高，称为呼吸性碱中毒。②主要由肾脏疾患、缺血缺氧、糖尿病、休克等导致的酸碱平衡紊乱，HCO_3^- 为原发性改变。如原发 HCO_3^- 降低，引起 pH 降低，称为代谢性酸中毒；如原发 HCO_3^- 升高，引起 pH 升高，称为代谢性碱中毒。

（三）根据代偿情况可判断为单纯型酸碱平衡紊乱还是混合型酸碱平衡紊乱

代偿的规律是代谢性酸碱平衡紊乱主要靠肺代偿，而呼吸性酸碱平衡紊乱主要靠肾代偿。继发性代偿改变与原发性紊乱变化方向一致，即 HCO_3^- 与 $PaCO_2$ 总是同向变化，但继发性变化幅度一定小于原发性紊乱，而且存在代偿范围和代偿极限，其代偿公式见表 10-4。符合上述规律则考虑为单纯型酸碱平衡紊乱。

表 10-4　常用单纯型酸碱平衡紊乱的预计代偿公式

原发失衡	原发性改变	继发性改变	预计代偿公式	代偿时限	代偿极限
代谢性酸中毒	[HCO_3^-]	$PaCO_2 \downarrow$	$\triangle PaCO_2 \downarrow = 1.2 \times \triangle [HCO_3^-] \pm 2$	12~24 小时	10mmHg
代谢性碱中毒	[HCO_3^-]	$PaCO_2 \uparrow$	$\triangle PaCO_2 \uparrow = 0.7 \times \triangle [HCO_3^-] \pm 5$	12~24 小时	55mmHg
呼吸性酸中毒	$PaCO_2$	[HCO_3^-] $\uparrow$			
急性			$\triangle [HCO_3^-] \uparrow = 0.1 \times \triangle PaCO_2 \pm 1.5$	数分钟	30mmol/L
慢性			$\triangle [HCO_3^-] \uparrow = 0.35 \times \triangle PaCO_2 \pm 3$	3~5 天	42~45mmol/L
呼吸性碱中毒	$PaCO_2$	[HCO_3^-] $\downarrow$			
急性			$\triangle [HCO_3^-] \downarrow = 0.2 \times \triangle PaCO_2 \pm 2.5$	数分钟	18mmol/L
慢性			$\triangle [HCO_3^-] \downarrow = 0.5 \times \triangle PaCO_2 \pm 2.5$	3~5 天	12~15mmol/L

注：有"$\triangle$"者为变化值；代偿极限：指单纯型酸碱平衡紊乱所能达到的最大值或最小值；代偿时限：指体内达到最大代偿反应所需要的时间。

二、混合型酸碱平衡紊乱的判断

在酸碱平衡紊乱时，机体的代偿调节有一定的规律性，即有一定的方向性、有一定的代偿范围（代偿预计值）和代偿的最大限度。符合规律者为单纯型酸碱平衡紊乱，不符合规律者为混合型酸碱平衡紊乱。

（一）代偿调节的方向性

1. $PaCO_2$ 与 HCO_3^- 变化方向相反者为酸碱一致型混合型酸碱平衡紊乱　由于 $PaCO_2$ 与 HCO_3^- 变化方向相反，即一个升高、一个下降，二者不能相互代偿，pH 发生显著变化，故可判定二者均为原发因素，应考虑患者发生了酸碱一致型双重性酸碱平衡紊乱。例如心跳呼吸骤停时，呼吸停止使 $PaCO_2$ 急剧升高，引起呼吸性酸中毒，而代谢紊乱引起的乳酸堆积，使 HCO_3^- 明显减少，引起代谢性酸中毒。

2. $PaCO_2$ 与 HCO_3^- 变化方向一致者为酸碱混合型酸碱平衡紊乱　一种酸中毒与一种碱中毒并存的酸碱混合型酸碱平衡紊乱，$PaCO_2$ 与 HCO_3^- 的变化方向一致，即同时升高或同时下降，但代偿幅度均超出了彼此代偿的极限，提示二者均为原发因素，应考虑患者发生了酸碱混合型双重性酸碱平衡紊乱。例如，慢性肺部疾患时，因肺通气功能障碍使 $PaCO_2$ 原发性升高，通过肾的调节，HCO_3^- 代偿性升高，此时，若使用利尿剂不当或出现呕吐，血 HCO_3^- 亦有原发性升高，较易出现呼吸性酸中毒合并代谢性碱中毒。患者 $PaCO_2$ 与 HCO_3^- 浓度均明显升高，而 pH 无显著变化。此时，单靠 pH、病史及 $PaCO_2$ 与 HCO_3^- 的变化方向已难以区别患者是单纯型酸碱平衡紊乱，还是酸碱混合型酸碱平衡紊乱，需要从代偿预计值和代偿限度来进一步分析判断。

（二）代偿预计值和代偿限度

代偿公式亦是简便有效地区别单纯型与混合型酸碱平衡紊乱的手段。单纯型酸碱平衡紊乱时，机体的代偿变化应在一个适宜的范围内，如超过代偿范围即为混合型酸碱平衡紊乱。例如，一名肾衰竭患者因无尿放置了导尿管，两天后出现低血压和发热，尿中含有大量的白细胞和细菌。血气检查为：pH 7.32、$PaCO_2$ 20mmHg、$[HCO_3^-]$ 10mmol/L。该患者为肾衰竭继发尿路感染，分析其酸碱平衡紊乱的类型。从血气变化看，pH 降低，$PaCO_2$ 与 HCO_3^- 浓度均降低。pH 7.32 表明为酸中毒，引起 pH 降低的原发因素可以是 $PaCO_2$ 升高或 HCO_3^- 浓度降低。该患者有肾衰竭及 HCO_3^- 浓度降低，故可以判断是代谢性酸中毒。是否存在混合型酸碱平衡紊乱呢？根据单纯型酸碱平衡紊乱的代偿公式，$[HCO_3^-]$ 每降低 1mmol/L，$PaCO_2$ 降低 1.2mmHg。该患者 $[HCO_3^-]$ 降低 24 - 10 = 14mmol/L，$PaCO_2$ 应降低 14 × 1.2 = (16.8 ±2) mmHg，患者如是单纯型代谢性酸中毒，其 $PaCO_2$ 应为 (40 - 16.8) ±2 = 21.2 ~ 25.2mmHg，此患者 $PaCO_2$ 为 20mmHg，低于代偿预计值，表明患者是代谢性酸中毒合并呼吸性碱中毒，为混合型酸碱平衡紊乱。

机体对单纯型酸碱平衡紊乱的代偿能力并不是无限的，会受到多种因素的综合制约。例如，代谢性碱中毒时，代偿性呼吸抑制使 $PaCO_2$ 升高，但 $PaCO_2$ 升高到一定限度，如 55mmHg (7.3kPa) 就不再上升，这是因为升高的 $PaCO_2$ 和缺氧会刺激呼吸中枢，维持一定的肺通气量。因此，在单纯型酸碱平衡紊乱时，机体的代偿反应不会超过代偿限值。

（三）以 AG 值判断三重性酸碱平衡紊乱

AG 值不但是区分代谢性酸中毒类型的标志，还是判断三重性酸碱平衡紊乱的重要指标。如果 AG 正常，则无三重性酸碱平衡紊乱；反之，如果 AG > 16mmol/L，则表明有存在 AG 增高型代谢性酸中毒或三重性酸碱平衡紊乱的可能，通过计算 AG 值能将潜在的代谢性酸中毒显露出来。例如，某肺心病、呼吸衰竭合并肺性脑病患者，用利尿剂、激素等治疗，血气及电解质检查为：pH 7.43，$PaCO_2$ 61mmHg，$[HCO_3^-]$ 38mmol/L，$[Na^+]$ 140mmol/L，$[Cl^-]$ 74mmol/L，$[K^+]$ 3.5mmol/L。该患者 $PaCO_2$ 原发性增高，为慢性呼吸性酸中毒，计算 $[HCO_3^-]$ 代偿预计值应为 (31.4 ±3) mmol/L；实测值为 38mmol/L，表示有代谢性碱中毒存在。计算 AG 值。AG = 140 - 38 - 74 = 28，明显升高，提示患者还有代谢性酸中毒存在，故该患者为三重性酸碱平衡紊乱。

需要指出的是，无论是单纯型还是混合型酸碱平衡紊乱，都不是一成不变的，随着疾病的发展，治疗措施的影响，原有的酸碱失衡可能被纠正，也可能转变或合并其他类型的酸碱平衡紊乱。因此，在诊断和治疗酸碱平衡紊乱时，一定要密切结合患者的病史，观测血 pH $PaCO_2$ 及 $[HCO_3^-]$ 的动态变化，综合分析病情，及时作出正确诊断和治疗。

目标检测

答案解析

思考题

1. 简述维持酸碱平衡的四种调节机制的特点。

2. 动脉血 pH 正常代表有哪些酸碱平衡和酸碱平衡紊乱的情况？

3. 简述代谢性酸中毒对心血管系统的影响及其机制

4. 试分析呼吸性酸中毒与代谢性酸中毒对机体的影响有何异同，为什么？

5. 某患者血浆 pH 7.35 ~ 7.45，AB 增多，$PaCO_2$ 升高，试问该患者可能存在哪种类型酸碱平衡紊乱？为什么？

（李虎虎 姜希娟 杨 琳）

第十一章 泌尿系统疾病

📖 学习目标

    1. 掌握 肾小球肾炎的发病机制；急性弥漫性增生性肾小球肾炎、膜性肾小球病、膜增生性肾小球肾炎和慢性肾小球肾炎的病理变化及临床病理联系；肾盂肾炎的感染途径；急、慢性肾盂肾炎的病理变化和临床病理联系。

    2. 熟悉 快速进行性肾小球肾炎、微小病变性肾小球病和IgA肾病的病理变化和临床病理联系。

    3. 了解 系膜增生性肾小球肾炎、局灶性节段性肾小球硬化的病理变化和临床病理联系；急性药物性间质性肾炎、镇痛药性肾炎和马兜铃酸肾病的病理变化。肾和膀胱的常见肿瘤。

    4. 学会 通过病理变化推测可能的临床表现，具备分析临床症状差异的能力。

    泌尿系统由肾脏、输尿管、膀胱和尿道组成。泌尿系统疾病或病变包括先天性畸形、炎症、血管疾病、代谢性疾病、肿瘤和尿路梗阻等。肾脏是泌尿系统中最重要的脏器，肾脏各部分在结构和功能方面相互联系，有的损伤因子可引起多个部位的损伤，且一个部位病变的发展可累及其他部位。各种原因引起的肾脏慢性病变最终均可引起慢性肾衰竭。

⇒ **案例引导**

    临床案例 患者，女，30岁。主诉：反复血尿近半年现病史：半年前发现尿液颜色加深，去医院检查发现尿中有红细胞，自行服用中药治疗，复检时尿中红细胞消失。后反复出现肉眼或镜下血尿，均在受凉后2~3天出现，持续一周左右。发病时伴有咽痛，偶有低热。既往史：既往体健。否认高血压、糖尿病史。否认结核病、肝炎史。否认药物和食物过敏史。否认手术史。查体：T 36.8℃，P 85次/分，R 18次/分，Bp 110/78mmHg。全身浅表淋巴结未触及，眼睑、下肢无浮肿。肾区无叩痛，移动性浊音（-）。心肺腹查体（-）。辅助检查：尿常规RBC 90/μl，24h尿蛋白0.59g。

    讨论 1. 根据患者的临床表现，最可能的疾病是什么？

           2. 为明确诊断还需要进行哪些检查？该疾病会出现哪些病理变化？

第一节 肾小球肾炎

    肾小球肾炎（glomerulonephritis，GN）简称肾炎，是以肾小球损害为主的一组疾病。可分为原发性肾小球疾病、继发性肾小球疾病和遗传性疾病。原发性肾小球疾病是原发于肾脏的独立疾病，肾小球是唯一或主要损伤的部位。继发性肾小球疾病是指肾小球病变为系统性疾病的组成部分，多见于系统性红斑狼疮、高血压病和糖尿病等。遗传性疾病是指以肾小球病变为主的遗传性家族性疾病（表11-1）。

表 11 - 1　肾小球疾病分类

原发性肾小球疾病	继发性肾小球疾病	遗传性疾病
急性弥漫性增生性肾小球肾炎	狼疮性肾炎	Alport 综合征
快速进行性（新月体性）肾小球肾炎	糖尿病性肾病	Fabry 病
膜性肾小球病	淀粉样物沉积症	薄基膜病
膜增生性肾小球肾炎	肺出血肾炎综合征	
系膜增生性肾小球肾炎	显微型多动脉炎	
局灶性节段性肾小球硬化	Wegener 肉芽肿	
微小病变性肾小球病	过敏性紫癜	
IgA 肾病	细菌性心内膜炎相关性肾炎	
慢性肾小球肾炎		

本节主要讨论原发性肾小球疾病。

一、病因和发病机制

原发性肾小球疾病的病因和发病机制尚未完全阐明，但目前已公认，大多数原发性肾小球疾病肾小球损伤的原因是抗原抗体反应所引起的超敏反应。

引起肾小球肾炎的抗原物质很多，大致可分为内源性抗原和外源性抗原。内源性抗原包括肾小球性抗原（肾小球自身成分，如足突抗原、基膜抗原等）和非肾小球性抗原（核抗原、DNA 等）。外源性抗原包括各种细菌、病毒、寄生虫和异种血清等。抗原抗体免疫复合物引起肾小球肾炎有两种方式：

（一）循环免疫复合物沉积

机体在非肾小球抗原物质的刺激下产生相应的抗体，抗原与抗体在血液循环内形成免疫复合物，随血液流经肾脏在肾小球内沉积，并常与补体结合，引起肾小球损伤。免疫复合物在电镜下表现为电子致密物，常沉积在上皮下（上皮细胞与基膜间）或内皮下（内皮细胞与基膜间）。

免疫复合物的分子大小和携带的电荷影响了循环免疫复合物是否在肾小球内沉积、沉积的部位和数量。大分子复合物常被血液中的吞噬细胞清除，小分子复合物易通过肾小球滤过膜，均不易在肾小球内沉积，只有中等大小的复合物易沉积在肾小球内，导致肾小球损伤。肾小球滤过膜带负电荷，含阳离子的复合物可穿过基膜，沉积于上皮下；含阴离子的复合物不易通过基膜，常沉积于内皮下；电荷中性的复合物易沉积于系膜区。

（二）原位免疫复合物沉积

抗体与肾小球本身的抗原成分或经血液循环植入肾小球的抗原发生反应，在肾小球内形成原位免疫复合物，导致肾小球病变。

1. 抗肾小球基膜性肾炎　抗肾小球基膜抗体与肾小球基膜本身的抗原成分反应引起。用大鼠肾皮质匀浆免疫兔，获取兔抗大鼠肾组织的抗体并将抗体注入大鼠后，可引起肾小球肾炎。人类抗肾小球基膜性肾炎是由抗基膜的自身抗体引起。可能是由于感染或其他因素使基膜结构发生改变或某些病原微生物与基膜具有共同抗原性而引起交叉反应，导致抗体沿基膜沉积。免疫荧光检查显示连续的线性荧光。

2. Heymann 肾炎（Heymann nephritis）　以近曲小管刷状缘成分为抗原免疫大鼠，使大鼠产生抗刷状缘抗体，引起与人膜性肾小球病相似的病变。电镜显示上皮下电子致密物沉积。免疫荧光检查显示不连续的颗粒状荧光。

3. 植入性抗原　非肾小球抗原与肾小球基膜结合，形成植入性抗原。机体产生的抗体与植入性抗原在肾小球内结合形成免疫复合物而引起肾炎。免疫荧光检查显示散在的颗粒状荧光。

（三）细胞免疫

致敏 T 淋巴细胞也可引起肾小球损伤，细胞免疫可能是未发现抗体反应的肾炎发病的主要机制。此外，补体替代途径的激活也参与了某些肾小球肾炎的发病。

（四）肾小球损伤的炎症介质

肾小球肾炎发病过程中，炎症介质的产生并引起肾小球损伤是一个重要环节。

1. 肾小球固有细胞　肾小球固有细胞受炎症刺激后，可释放多种炎症介质，如白细胞介素 - 1、花生四烯酸衍生物、一氧化氮和内皮素等。

2. 炎细胞及其产物　巨噬细胞、中性粒细胞、淋巴细胞等因抗体或细胞介导的反应浸润至肾小球，被激活后释放大量生物活性因子，引起肾小球损伤。

3. 补体成分　免疫复合物可激活补体。补体激活产生 C5a 等趋化因子，引起中性粒细胞和单核巨噬细胞浸润。中性粒细胞产生多种介质，形成补体 - 中性粒细胞依赖性损伤。C5 ~ C9 构成膜攻击复合物，引起细胞溶解，刺激系膜细胞释放氧化剂和蛋白酶。

二、基本病理变化

通过对肾穿刺进行肾组织的病理学检查，在肾小球疾病的诊断方面具有不可替代的作用。除苏木素 - 伊红染色外，还需进行其他特殊检查。常用的技术包括显示基膜的过碘酸 - Schiff（PAS）和过碘酸六胺银（PASM）等特殊染色，标记免疫球蛋白和补体等的免疫荧光和免疫酶标技术，以及显示肾小球超微结构的电子显微镜术。

1. 增生性病变　表现为肾小球的固有细胞数量增多，主要是系膜细胞和内皮细胞。壁层上皮细胞增生时，可形成新月体。常伴有中性粒细胞、巨噬细胞和淋巴细胞浸润。

2. 毛细血管壁增厚　可以是基膜本身的增厚，也可以是免疫复合物沉积（包括内皮下、上皮下及基膜内沉积）等。

3. 渗出性变化和坏死　肾小球内可有中性粒细胞等炎细胞浸润和纤维素渗出。毛细血管壁可发生纤维素样坏死，可伴有血栓形成。

4. 硬化性改变　包括系膜基质硬化（系膜区细胞外基质增多，使系膜区变宽），血管袢硬化（肾小球毛细血管袢塌陷、基膜增厚皱曲）和肾小球纤维化进而玻璃样变。

5. 肾小管和肾间质的改变　肾小管上皮细胞常发生变性，管腔内可出现管型。肾间质可发生充血、水肿和炎细胞浸润。肾小球发生玻璃样变和硬化时，相应肾小管萎缩或消失，间质发生纤维化。

三、临床表现

肾小球肾炎的临床症状包括尿量、尿液性状的改变、水肿和高血压等。尿量的改变包括少尿、无尿、多尿或夜尿。24 小时尿量少于 400ml 为少尿（oliguria），少于 100ml 为无尿（anuria）。24 小时尿量超过 2500ml 为多尿。尿液性状的改变包括血尿、蛋白尿和管型尿。血尿分为肉眼血尿和显微镜下血尿。尿中蛋白含量超过 150mg/d 为蛋白尿，超过 3.5g/d 则为大量蛋白尿。管型（cast）由蛋白质、细胞或细胞碎片在肾小管凝集形成，尿中出现大量管型则为管型尿。

肾小球肾炎的类型、病程、病变性质和程度的不同常使患者出现不同临床症状的组合，即为综合征，主要有以下几种。

1. 急性肾炎综合征（acute nephritic syndrome）　起病急，以少尿、轻到中度蛋白尿、血尿、高血压为主要表现，水肿的程度较轻。主要病理类型为急性弥漫性增生性肾小球肾炎。

2. 快速进行性肾炎综合征（rapidly progressive nephritic syndrome）　起病急，进展快。表现为血

尿和蛋白尿等，迅速恶化为少尿或无尿，伴氮质血症，并发生急性肾衰竭。主要病理类型是新月体性肾小球肾炎。

3. 肾病综合征（nephrotic syndrome） 主要表现为大量蛋白尿，严重水肿，低白蛋白血症和高脂血症。多种类型的肾小球肾炎均可表现为肾病综合征。

4. 慢性肾炎综合征（chronic nephritic syndrome） 主要表现为多尿、夜尿、低比重尿、高血压、贫血、氮质血症和尿毒症，见于各型肾炎的终末阶段。

5. 无症状性血尿或蛋白尿（asymptomatic hematuria or proteinuria） 表现为持续或反复发作的镜下或肉眼血尿，可伴轻度蛋白尿。主要见于 IgA 肾病。

四、常见病理类型

（一）急性弥漫性增生性肾小球肾炎

急性弥漫性增生性肾小球肾炎（acute diffuse proliferative glomerulonephritis）的病变特点是弥漫性毛细血管内皮细胞和系膜细胞增生，伴中性粒细胞和巨噬细胞浸润，是临床常见的肾小球肾炎。本型肾炎又称毛细血管内增生性肾小球肾炎（endocapillary proliferative glomerulonephritis）。大多数病例与链球菌感染有关，故又称链球菌感染后性肾炎（poststreptococcal glomerulonephritis）。本病起病急，多见于儿童和青年。

1. 病因和发病机制 本型肾炎主要与 A 族乙型溶血性链球菌感染有关。患者常在发病前 1~3 周有链球菌感染史，如扁桃体炎、咽喉炎等。肾炎通常发生于链球菌感染 1~3 周之后。这一间隔期与抗体和免疫复合物形成所需的时间相符。大多患者血清抗链球菌溶血素 "O" 和抗链球菌其他抗原的抗体滴度增高，血清补体水平降低。上述变化说明，本病与超敏反应有关，而不是病原体感染直接引起。

2. 病理变化 肉眼观察，双侧肾脏轻到中度肿大，被膜紧张。肾脏表面光滑，色红，称为 "大红肾"。如肾表面及切面有散在的小出血点，又有 "蚤咬肾" 之称，肾切面可见肾皮质肿胀增宽。

镜下观察，病变累及双肾，呈弥漫性，病变肾小球体积增大，内皮细胞和系膜细胞增生，内皮细胞肿大，压迫毛细血管腔，使管腔变狭窄，肾小球呈缺血状态。肾小球内还可见中性粒细胞浸润。严重病例，白细胞渗出增多，毛细血管襻可发生纤维素样坏死而致破裂出血，可伴血栓形成。肾小管上皮细胞可发生细胞水肿和玻璃样变性。肾小管管腔内可出现蛋白管型、红细胞管型和白细胞管型等。肾间质内可见不同程度的充血、水肿和中性粒细胞浸润（图11-1）。

免疫荧光观察，显示 IgG 和 C3 沿肾小球毛细血管壁呈不连续的颗粒荧光（图11-2）。

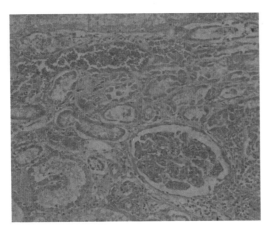

图11-1 急性弥漫性增生性肾小球肾炎（电镜）

肾小球体积增大，细胞数目增多，毛细血管腔狭窄，肾间质充血

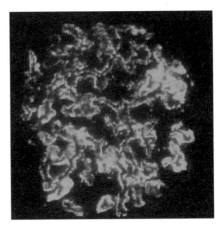

图11-2 急性弥漫性增生性肾小球肾炎免疫荧光图

IgG 沿肾小球毛细血管壁呈不连续的颗粒荧光

电镜观察，可见基膜与足细胞间有电子致密物沉积（即上皮下沉积的免疫复合物），沿基膜外侧突起，呈小丘状，称为驼峰（hump）。免疫复合物也可位于系膜区。

3. 临床病理联系　主要表现为急性肾炎综合征。血尿是最常见的症状，多数患者出现镜下血尿。由于肾小球滤过膜通透性增高，血浆蛋白和红细胞可漏出至球囊腔内，出现蛋白尿和血尿；有毛细血管坏死者可出现肉眼血尿。蛋白、红细胞、白细胞和脱落的肾小管上皮细胞可在远端肾小管内浓缩及酸度升高而发生凝集，形成各种管型（透明管型、细胞管型、颗粒管型），随尿排出，称管型尿。

由于肾小球内皮细胞及系膜细胞增生肿大，使毛细血管腔狭窄，造成肾小球缺血，滤过率降低，而肾小管的重吸收功能无明显改变，故出现少尿甚至无尿。

患者可出现轻到中度水肿，常见于组织疏松部位，如眼睑等处，严重者可遍及全身。其发生机制主要为少尿或无尿，致使水钠在体内潴留。此外，也可能与超敏反应所引起的全身毛细血管通透性增加有关。患者常伴有高血压，血压升高主要与肾小球滤过率减少引起水钠潴留而致血容量增加有关。

儿童患者预后好，多数患儿肾脏病变逐渐消退，症状缓解和消失。但有约1%的患儿可转变为新月体性肾小球肾炎。少数患儿病变缓慢进展，转为慢性肾小球肾炎。成人患者预后较差，15%～50%的患者转为慢性，以后可发展为慢性肾小球肾炎。

（二）新月体性肾小球肾炎

新月体性肾小球肾炎（crescentic glomerulonephritis）的病变特点是肾小球壁层上皮细胞增生，多数肾小球内有新月体（crescent）形成，故又称毛细血管外增生性肾小球肾炎。临床表现为快速进行性肾炎综合征，病情进展迅速，常在数周或数月内发生肾衰竭，预后较差，又称为快速进行性肾小球肾炎。

1. 病因和发病机制　新月体性肾小球肾炎为一组由不同原因引起的疾病，可为原发性，也可为继发性。根据免疫学和病理学检查结果，可将新月体性肾小球肾炎分为三类。

Ⅰ型为抗肾小球基膜性肾小球肾炎。免疫荧光显示有IgG和C3沿毛细血管壁沉积，呈线性荧光。患者体内有的抗基膜抗体与肺泡基膜发生交叉反应，引起肺出血。临床表现为反复咯血，伴有肾功能改变。此类病例被称为肺出血肾炎综合征（goodpasture syndrome）（图11-3）。

Ⅱ型为免疫复合物性肾炎，此型在我国较常见。免疫荧光检查显示肾小球内有颗粒状荧光。

Ⅲ型为免疫反应缺乏型肾炎。免疫荧光和电镜检查肾小球内均无抗基膜抗体或抗原-抗体复合物沉积。

2. 病理变化　肉眼观察，双侧肾脏肿大，色苍白，表面常有点状出血，切面见肾皮质增厚。

镜下观察，可见多数肾小球内有新月体形成。新月体主要由增生的壁层上皮细胞和渗出的单核细胞构成，还可有中性粒细胞和淋巴细胞，上述成分在球囊腔内毛细血管丛周围形成新月形结构或环状结构，称为新月体或环状体。早期新月体以细胞成分为主，为细胞性新月体。以后纤维成分增多，形成纤维-细胞性新月体。最终新月体纤维化，成为纤维性新月体。新月体形成使肾小球球囊腔变窄或闭塞，并压迫毛细血管丛，使肾小球丧失功能（图11-4）。肾小球毛细血管襻损伤导致纤维素渗出是刺激新月体形成的重要原因。

肾小管上皮细胞水肿，严重时可发生萎缩、坏死。肾间质常有炎细胞浸润、水肿和纤维化。

免疫荧光观察，Ⅰ型显示IgG和C3沿肾小球毛细血管壁呈连续线形沉积；Ⅱ型显示不同的免疫球蛋白和C3在肾小球呈不规则的颗粒状沉积；Ⅲ型为阴性。

电镜观察，肾小球基膜有裂孔和缺损。Ⅱ型出现电子致密沉积物。肾球囊有壁层上皮细胞增生，伴有单核细胞浸润。

3. 临床病理联系　临床表现为快速进行性肾炎综合征。由于毛细血管基膜损伤及毛细血管纤维素样坏死，临床血尿常较明显，有重度蛋白尿，伴有不同程度的高血压和水肿。由于大量新月体形成，肾小球受到挤压，肾小球滤过率下降，可迅速发展为少尿和无尿。如不及时治疗，患者常在数周至数月死于急性肾衰竭。

此类肾炎的预后较差，一般与受累肾小球新月体形成数密切相关，如新月体肾小球数超过80%者，多数在半年内死于尿毒症。

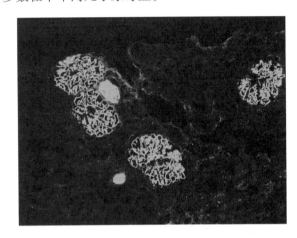

图 11-3　新月体性肾小球肾炎（免疫荧光）
IgG 沿肾小球毛细血管壁呈线性荧光

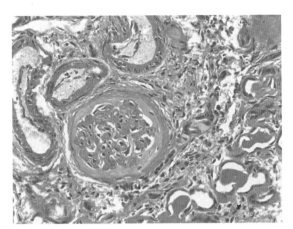

图 11-4　新月体性肾小球肾炎（纤维性环状体）
有环状体形成，肾小管内有蛋白管型

（三）膜性肾小球病

膜性肾小球病（membranous glomerulopathy）的病变特征是肾小球毛细血管基膜弥漫性增厚，是引起成人肾病综合征最常见的原因。由于早期光镜下细胞增生或炎性渗出变化不明显，又称膜性肾病（membranous nephropathy）。目前认为，膜性肾小球病为慢性免疫复合物介导的疾病。

1. 病理变化　肉眼观察，两侧肾脏肿大，颜色苍白，称为"大白肾"。

镜下观察，早期，肾小球毛细血管壁变化不明显。随着病变的发展，肾小球毛细血管壁均匀增厚，银染色可见基膜外侧有许多钉状突起，与基膜垂直相连形如梳齿状，称为钉突（spike）。钉突间有免疫复合物。钉突逐渐增粗而相互融合，并将沉积物包围。沉积物被分解吸收，基膜内出现许多空隙，呈虫蚀状。基膜的这些空隙最终被基膜样物质填充，基膜高度增厚，毛细血管腔逐渐狭小甚至闭塞，最终导致肾小球硬化、纤维化、玻璃样变。肾小管上皮细胞肿胀，常有玻璃样小滴。晚期肾小管萎缩，间质慢性炎细胞浸润伴纤维化。

免疫荧光观察，IgG 和 C3 沿肾小球毛细血管壁呈颗粒状沉积。

电镜观察，足细胞肿胀，足突融合，上皮下有大量电子致密物沉积。

2. 临床病理联系　本病多见于成人，临床常表现为肾病综合征。由于肾小球基膜损伤严重，大量血浆蛋白滤出到原尿中，出现严重的非选择性蛋白尿。大量血浆蛋白丢失，出现低蛋白血症。低蛋白血症导致血浆胶体渗透压降低，出现水肿，患者常表现为全身性水肿。高脂血症的形成可能是低蛋白血症使肝脏合成更多的脂蛋白所致。

膜性肾小球病病程较长，对肾上腺皮质激素不敏感，部分患者发展为慢性肾小球肾炎，最终导致慢性肾衰竭。

（四）膜增生性肾小球肾炎

膜增生性肾小球肾炎（membranoproliferative glomerulonephritis，MPGN）的病变特点是肾小球细胞增生、系膜基质增多和肾小球基膜增厚。由于系膜细胞增生明显，故又称为系膜毛细血管性肾小球肾炎

（mesangiocapillary glomerulonephritis）。根据超微结构和免疫荧光的特点可分为两型，Ⅰ型多见，约占膜增生性肾小球肾炎的2/3。

1. 病因和发病机制　膜增生性肾小球肾炎可以是原发性的，也可以是继发性的。Ⅰ型由循环免疫复合物沉积引起，并有补体的激活。Ⅱ型患者常出现补体替代途径的异常激活。

2. 病理变化　光镜下两个类型病变相似。肾小球体积增大，系膜细胞和内皮细胞增生，可见白细胞浸润。部分病例有新月体形成。由于肾小球系膜细胞增生和基质增多，插入毛细血管内皮细胞和毛细血管基膜之间，导致毛细血管基膜弥漫增厚，肾小球呈分叶状。插入的系膜基质与基膜染色特点相似，所以在六胺银染色时基膜呈双轨状。

免疫荧光观察，显示IgG和C3在系膜区或沿肾小球毛细血管壁呈颗粒状沉积，并可出现C1q和C4等补体成分。Ⅱ型显示C3沿毛细血管壁沉积，通常无IgG、C1q和C4出现。

电镜观察，Ⅰ型的特点是系膜区和内皮细胞下出现电子致密沉积物。Ⅱ型又称致密沉积物病（dense - deposit disease），较少见。有大量块状电子密度极高的沉积物在基膜内沉积。

3. 临床病理联系　本病多发生于儿童和青年，女性稍多于男性。主要表现为肾病综合征，常伴有血尿，也可仅表现为蛋白尿。一般为慢性进展性，预后较差。

（五）系膜增生性肾小球肾炎

系膜增生性肾小球肾炎（mesangial proliferative glomerulonephritis）的病变特点是弥漫性系膜细胞增生及系膜基质增多，晚期常发生系膜硬化。本病在我国和亚太地区常见。

1. 病因和发病机制　尚未明确，可能存在多种致病途径。

2. 病理变化　光镜观察，弥漫性系膜细胞增生和系膜基质增多，系膜区增宽。轻者系膜区仅有轻度系膜细胞增生，重者系膜细胞增生明显且伴有系膜基质增多，毛细血管受到挤压（图11 - 5）。

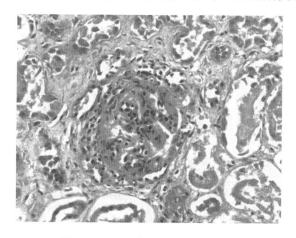

图 11 - 5　系膜增生性肾小球肾炎
系膜细胞增生，毛细血管腔闭塞

免疫荧光观察，在我国最常见的是IgG及C3沉积，在其他国家则多表现为IgM和C3沉积（又称IgM肾病）。

电镜观察，部分病例系膜区见有电子致密物沉积。

3. 临床病理联系　本病多见于青少年，男性多于女性。临床表现不一，可表现为肾病综合征，也可表现为无症状蛋白尿和（或）血尿。病变轻者预后较好，病变重者可发展为肾衰竭，预后较差。

（六）局灶性节段性肾小球硬化

局灶性节段性肾小球硬化（focal segmental glomerulosclerosis，FSG）的病变特点为部分肾小球的部分小叶发生硬化性改变。临床主要表现为肾病综合征。

1. 病因和发病机制 尚未完全阐明。本病主要由于足细胞的损伤，导致局部毛细血管通透性明显增高，血浆蛋白和脂质在细胞外基质内沉积，激活系膜细胞，导致节段性的玻璃样变和硬化。

2. 病理变化 光镜观察，病变呈局灶性分布，早期仅皮髓交界处肾小球出现节段性硬化，以后波及皮质全层。病变肾小球部分毛细血管袢内系膜基质增多，基膜塌陷，严重者管腔闭塞。随病变进展，受累肾小球增多。肾小球内系膜基质增多，最终引起整个肾小球的硬化，并伴有肾小管萎缩和间质纤维化。

免疫荧光观察，病变部位有 IgM 和 C3 沉积。

电镜观察，弥漫性足细胞足突融合，部分上皮细胞从肾小球基膜剥脱。

3. 临床病理联系 主要表现为肾病综合征，少数仅表现为蛋白尿，常伴血尿和高血压。本型肾炎预后较差，多发展为慢性肾小球肾炎。小儿患者预后较好。

（七）微小病变性肾小球病

微小病变性肾小球病（minimal change glomerulopathy），又称微小病变性肾小球肾炎（minimal change glomerulonephritis）或微小病变性肾病（minimal change nephrosis）。病变特征是弥漫性肾小球足细胞足突消失。多发生于儿童，是儿童肾病综合征的最常见病理类型。

1. 病因和发病机制 肾小球内无免疫复合物沉积，但很多证据表明本病与免疫机制有关。

2. 病理变化 肉眼观察，肾脏肿胀，颜色苍白。切面肾皮质增厚，可出现黄白色条纹。

光镜观察，肾小球基本正常，近曲小管上皮细胞内有脂质沉积，故又称为脂性肾病（lipoid nephrosis）。

免疫荧光观察，无免疫球蛋白或补体沉积。

电镜观察，弥漫性足细胞足突融合。

3. 临床病理联系 主要表现为肾病综合征。水肿最早出现，为选择性蛋白尿。90% 以上的儿童患者对皮质类固醇治疗敏感，但部分患者可复发。远期预后较好，患儿至青春期病情常可缓解。

（八）IgA 肾病

IgA 肾病由 Berger 于 1968 年首先报道，故又称 Berger 病，在我国十分常见，约占肾活检病例的 1/3 以上。本病在全球范围内可能是最常见的肾炎类型。IgA 肾病的病变特征是免疫荧光显示在系膜区有 IgA 沉积，临床通常表现为反复发作的镜下或肉眼血尿。

1. 病因和发病机制 IgA 肾病分为原发性和继发性，前者与遗传、免疫调节异常有关；后者可见于全身性疾病，如过敏性紫癜、肝脏和肠道疾病等。

2. 病理变化 光镜观察，肾小球病变程度的差异很大，病变以局灶性节段性或弥漫性球性系膜细胞增生和基质增多为主要形态特征。少数病例可有新月体形成。

免疫荧光观察，IgA 呈颗粒状或融合为团块状沉积于系膜区，常伴有 C3，也可有少量 IgG 和 IgM。

电镜观察，系膜区有电子致密沉积物。

3. 临床病理联系 本病多见于儿童和青年，发病前常有上呼吸道感染。部分患者 20 年内出现慢性肾衰竭。发病时年龄大，出现大量蛋白尿、高血压或肾活检时发现血管硬化或新月体形成者预后较差。

（九）慢性肾小球肾炎

慢性肾小球肾炎（chronic glomerulonephritis）为不同类型肾小球疾病发展的终末阶段，病变特点是大量肾小球硬化和玻璃样变，又称为慢性硬化性肾小球肾炎（chronic sclerosing glomerulonephritis）。

1. 病理变化 肉眼观察，双侧肾脏对称性体积缩小，表面呈弥漫性细颗粒状，故称为继发性颗粒性固缩肾。切面可见肾皮质变薄，皮髓质分界不清。肾盂周围脂肪增多（图 11-6）。

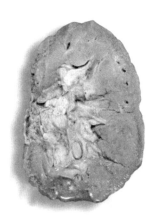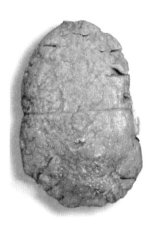

图 11 - 6　慢性肾小球肾炎（大体观）
两侧肾脏对称性缩小，表面有细颗粒，切面皮质变薄，肾盂周围脂肪增多

　　镜下观察，早期具有原肾小球疾病类型的病变特点。长期持续性进行性破坏的结果，大量肾小球硬化、玻璃样变，其所属的肾小管由于缺血而萎缩、消失。残存的肾小球代偿性肥大，其所属肾小管管腔代偿性扩张，甚至呈囊状，管腔内可有管型。肾间质纤维组织增生，并伴有淋巴细胞浸润。由于间质纤维组织的收缩，使病变肾小球互相靠近。肾小动脉管壁增厚、管腔狭窄（图 11 - 7）。

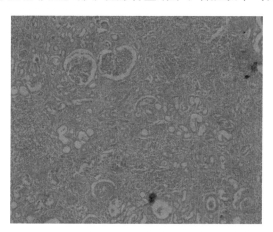

图 11 - 7　慢性肾小球肾炎（电镜）
部分肾小球玻璃样变，肾小管萎缩、消失。部分肾小球肥大，肾
小管扩张。肾间质纤维组织增生，淋巴细胞浸润

　　2. 临床病理联系　部分患者有其他类型肾炎的病史，部分患者起病隐匿，主要表现为慢性肾炎综合征。

　　（1）多尿、夜尿、低比重尿　由于大量肾单位破坏，单位时间内通过残存肾单位的血流量增多，滤过率增加，而肾小管重吸收功能有限，水分不能被大量吸收。

　　（2）高血压　因大量肾单位硬化、纤维化，肾单位缺血，肾素分泌增加所致。高血压所引起的细、小动脉硬化可进一步加重肾缺血，血压持续增高，进而可引起左心室肥大。

　　（3）贫血　由于肾组织破坏，促红细胞生成素分泌不足所致。大量代谢产物在血液内积聚抑制骨髓的造血功能也是贫血的原因之一。

　　（4）氮质血症和尿毒症　大量肾单位破坏，代谢产物在体内积聚所致。

　　本型肾炎预后较差。患者可死于肾衰竭、心力衰竭或脑出血。

第二节　肾小管间质性肾炎

肾小管间质性肾炎（tubulointerstitial nephritis）为一组累及肾小管和肾间质的炎症性疾病，可分为急性和慢性两类，是导致肾衰竭的重要原因之一。

本节主要讨论肾盂肾炎以及药物和中毒引起的肾小管间质性肾炎。

一、肾盂肾炎

肾盂肾炎（pyelonephritis）是肾脏最常见的疾病之一，分为急性和慢性两类，是肾盂、肾间质和肾小管的炎症性疾病。急性肾盂肾炎通常由细菌感染引起，往往与尿路感染有关。慢性肾盂肾炎除了细菌感染外，还与膀胱输尿管反流和尿路阻塞等因素有关。本病多见于女性，临床表现为发热、腰痛、血尿和脓尿等，常伴有尿频、尿急、尿痛等泌尿道刺激症状。

（一）病因和发病机制

肾盂肾炎主要由革兰阴性杆菌引起，以大肠埃希氏菌最多见，其他细菌和真菌也可致病。大部分尿路感染的病原体为肠道菌属，属内源性感染。

1. 感染途径　细菌可通过两条途径累及肾脏。

（1）下行性（血源性）感染（descending or hematogenous infection）　较少见。感染性心内膜炎或败血症时，细菌随血液进入肾脏，首先栓塞于肾小球或肾小管周围毛细血管网，局部出现化脓性改变。常累及双侧肾脏，容易发生在有尿路阻塞、衰弱或免疫抑制的个体。金黄色葡萄球菌为最常见的致病菌。

（2）上行性感染（ascending infection）　为常见的感染途径。下位尿路发生尿道炎、膀胱炎等炎症时，细菌可沿输尿管或输尿管周围淋巴结上行到肾盂、肾盏和肾间质，引起化脓性炎症。病原菌以大肠埃希氏菌为主，也可由其他细菌引起。病变可为单侧，也可为双侧性。

2. 诱发因素　正常情况下，排尿对泌尿道有冲洗自净作用，细菌不易在泌尿道繁殖。因此，膀胱和膀胱内尿液是无菌的。当正常的防御机制受损时，细菌才可能感染泌尿道，引起肾盂肾炎。以下因素可促进肾盂肾炎的发生。

（1）泌尿道阻塞　如前列腺肥大、肿瘤或尿路结石等导致尿液排出受阻，尿液潴留，有利于细菌繁殖。

（2）黏膜损伤　如导尿管、膀胱镜及其逆行造影、尿道手术等损伤泌尿道黏膜，细菌容易从尿道侵入膀胱，导致膀胱炎。另外，女性尿道短，尿道口靠近肛门，更容易发生上行性感染。

（3）膀胱输尿管反流　含菌的尿液可通过反流进入肾盂、肾盏，并通过肾乳头的乳头孔进入肾实质，引起肾盂肾炎。

（二）类型

1. 急性肾盂肾炎　急性肾盂肾炎（acute pyelonephritis）是由细菌感染引起肾盂、肾间质和肾小管的化脓性炎症。

（1）病理变化　肉眼观察，肾脏体积增大，表面充血，有隆起的散在黄白色小脓肿，脓肿周围见暗红色充血带。病灶呈弥漫性分布，也可局限于某一区域。多个病灶可相互融合，形成大的脓肿。肾脏切面肾髓质内有不规则分布的黄色条纹，并向皮质延伸。肾盂黏膜充血、水肿，表面有脓性渗出物。镜下观察，肾间质水肿，有大量中性粒细胞浸润，有脓肿形成。早期，化脓性病变仅限于肾间质，随着病变的发展可累及肾小管，导致肾小管上皮细胞变性、坏死，管腔内充满中性粒细胞，形成白细胞管型。一般肾小球较少受累，但严重病例也可累及肾小球（图11-8）。

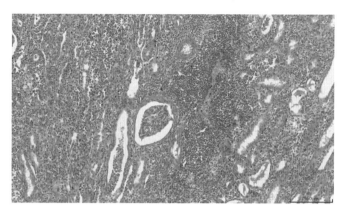

图 11-8　急性肾盂肾炎
肾间质有化脓性病灶，部分肾小管有坏死

上行性感染引起的病变首先累及肾盂，从肾乳头向肾皮质形成不规则脓肿，多伴有肾盂和肾盏的变形。下行性感染引起的肾盂肾炎首先累及肾皮质，尤其是肾小球和肾小球周围的间质。以后病灶逐渐扩大，破坏邻近组织，蔓延至肾盂。

（2）并发症

1）肾乳头坏死（renal papillary necrosis）　又称坏死性乳头炎。由于肾髓质血液供应障碍，肾乳头因缺血和化脓发生坏死。肉眼可见，肾锥体乳头侧有灰黄色或灰白色的坏死灶，可累及单个或多个肾乳头。镜下可见，肾乳头发生凝固性坏死，正常组织和坏死组织交界处可见中性粒细胞浸润。

2）肾盂积脓（pyonephrosis）　严重尿路阻塞，特别是有输尿管高位阻塞时，脓性渗出物不能排出，潴留于肾盂、肾盏内，形成肾盂积脓。

3）肾周围脓肿（perinephric abscess）　病变严重时，肾内化脓性炎症可穿破肾被膜，形成肾周围脓肿。

（3）临床病理联系　本病起病急，患者出现发热、寒战和白细胞增多等症状。肾脏肿大，牵拉被膜，故常有腰部酸痛和肾区叩痛。上行性感染由于膀胱和尿道的刺激，可出现尿频、尿急和尿痛等。化脓性病变破入肾小管，尿液检查显示脓尿、蛋白尿、管型尿和菌尿，也可出现血尿。由于肾小球通常较少受累，急性肾盂肾炎一般不出现高血压、氮质血症和肾功能障碍。

急性肾盂肾炎一般预后较好，大多数患者经抗生素治疗后症状于数天内消失。但治疗不彻底，易反复发作，转为慢性。

2. 慢性肾盂肾炎　可以是急性肾盂肾炎反复发作所致，也可以是起病时即呈慢性经过。病变特征是慢性间质性炎症、纤维化和瘢痕形成，常伴有肾盂和肾盏的纤维化和变形。慢性肾盂肾炎是慢性肾衰竭的重要原因之一。

（1）分型

1）反流性肾病（reflux nephropathy）　又称慢性反流性肾盂肾炎（chronic reflux-associated pyelonephritis），为常见的类型。多在儿童期发病，具有先天性膀胱输尿管反流或肾内反流的患者，常反复发生感染，可累及一侧或双侧肾脏。

2）慢性阻塞性肾盂肾炎（chronic obstructive pyelonephritis）　尿路阻塞导致尿液潴留，使感染反复发作，并有大量瘢痕形成。病变可为双侧或单侧。

（2）病理变化　肉眼观察，肾脏表面被膜增厚，两侧改变不对称，一侧或双侧肾脏体积缩小、变硬，表面可见粗大不规则的凹陷性瘢痕。切面皮髓质界限不清，肾乳头萎缩，肾盏和肾盂因瘢痕收缩而变形，肾盂黏膜粗糙（图11-9）。

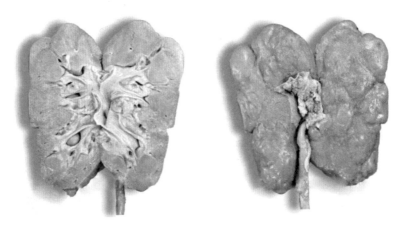

图11-9　慢性肾盂肾炎（大体观）
两侧改变不对成，表面有粗大不规则瘢痕，切面皮髓质界限不清

镜下观察，病灶呈不规则片状分布，间质有大量纤维组织增生及大量淋巴细胞、浆细胞浸润，部分肾小管萎缩或消失。部分肾小管管腔扩张，管腔内充满均匀红染的蛋白管型，形似甲状腺滤泡（图11-10）。早期肾小球很少受累，仅见肾小球周围纤维化。晚期肾小球纤维化和玻璃样变，其所属肾小管萎缩、消失。慢性肾盂肾炎急性发作时可有大量中性粒细胞，并有小脓肿形成。

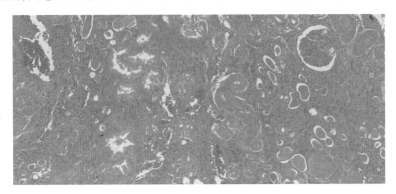

图11-10　慢性肾盂肾炎
肾小管扩张，管腔内充满红色的蛋白管型

（3）临床病理联系　慢性肾盂肾炎病程较长，常反复发作，主要表现为无症状性菌尿、脓尿，伴有腰痛、发热等。肾小管病变出现早且重，对尿液的浓缩功能下降和丧失可导致多尿和夜尿。钠、钾和碳酸氢盐丢失可引起低钠血症、低钾血症及代谢性酸中毒。晚期，肾纤维化和和小血管硬化导致局部缺血，肾素分泌增加，引起高血压，最终导致肾衰竭。

二、药物和中毒引起的肾小管间质性肾炎

药物是引起肾脏损伤的重要原因之一。药物和中毒可诱发间质的免疫反应，引起急性药物性间质性肾炎，也可造成肾小管的慢性损伤，最终导致慢性肾衰竭。

（一）急性药物性间质性肾炎

急性药物性间质性肾炎（acute drug-induced interstitial nephritis）可由抗生素、利尿药、非甾体抗炎药（non-steroidal anti-inflammatory drugs，NSAIDs）等引起。

患者多在用药后 2~40 天（平均 15 天）出现，除了血尿、轻度蛋白尿和白细胞尿外，还常出现发热、一过性嗜酸性粒细胞增高等症状。约有一半的患者可出现血清肌酐水平升高，也可出现急性肾衰竭的症状。

镜下观察，可见肾间质水肿明显，有淋巴细胞和巨噬细胞浸润，还可有大量嗜酸性粒细胞和中性粒细胞。有的可见间质有肉芽肿性改变。肾小管表现不同程度的变性和坏死。

急性药物性间质性肾炎主要由免疫损伤导致。药物作为半抗原与肾小管上皮细胞胞质或细胞外成分结合，产生抗原性，引起 IgE 的产生和（或）细胞介导的免疫反应，导致肾小管上皮细胞和基膜的损伤。

（二）镇痛药性肾炎

镇痛药性肾炎（analgesic nephritis）又称镇痛药性肾病，是由于服用镇痛药引起的肾炎，病变特征是肾乳头坏死和慢性肾小管间质性炎症。患者长期大量服用至少两种镇痛药。

肉眼观察，两侧肾脏体积轻度缩小，皮质变薄。肾乳头发生不同程度的坏死，伴有钙化。镜下观察，肾乳头出现灶状或整个坏死，有灶状钙化。皮质肾小管萎缩，间质纤维化并有淋巴细胞和巨噬细胞浸润。

临床常表现为慢性肾衰竭、高血压和贫血。镇痛药代谢产物可能对红细胞产生损伤，故表现贫血。停用镇痛药可使病情稳定，并可能恢复肾功能。

（三）马兜铃酸肾病

马兜铃酸肾病（aristolochic acid nephropathy，AAN）是一种慢性间质性肾脏疾病，其发病与服用含马兜铃酸的中草药有关。有人发现大量服用关木通后可发生急性肾衰竭，并将此称为"中草药肾病"。后来，我国学者提出马兜铃酸可能是引起"中草药肾病"的主要毒性物质，将其命名为马兜铃酸肾病。

马兜铃酸肾病多为慢性，起病隐匿，少数患者进展迅速，在发病 1 年内出现尿毒症。急性马兜铃酸肾病的病变特征是急性肾小管坏死，表现为急性肾衰竭。

第三节　肾和膀胱常见肿瘤

一、肾细胞癌

肾细胞癌（renal cell carcinoma），又称肾癌、肾腺癌（adenocarcinoma of the kidney）或透明细胞肾腺癌。多发生于 40 岁以后人群，男性发病多于女性，现已明确肿瘤属肾小管上皮细胞分化而来，是肾脏最常见的恶性肿瘤。

流行病学调查显示，吸烟是肾细胞癌最重要的危险因素，吸烟者肾癌发生率是非吸烟者的两倍；其他危险因素包括肥胖（特别是女性）、高血压、接触石棉、石油产品和重金属等。

肾细胞癌具有散发性和遗传性两种类型。散发性占绝大多数，发病年龄大，多发生于一侧肾脏。家族性肾细胞癌为常染色体显性遗传，发病年龄小，肿瘤多为双侧多灶性。遗传性肾细胞癌仅占 4%。

肾细胞癌多见于肾脏上、下两极。常表现单个圆形肿物，直径 3~15cm。切面淡黄色或灰白色，伴灶状出血、坏死、软化或钙化等改变，故多表现为红、黄、灰、白等多种颜色相交错的多彩特征。肿瘤界限清楚，可有假包膜形成。肿瘤较大时伴有出血和囊性变。肿瘤可蔓延到肾盏、肾盂和输尿管，并常侵犯肾静脉，静脉内柱状的瘤栓可延伸至下腔静脉，甚至右心。

依据细胞形态将肾癌分为肾透明细胞癌（图 11-11）、乳头状肾细胞癌和嫌色性肾细胞癌（图 11-

12）等多种类型，在各种类型中肾透明细胞癌（renal clear cell carcinoma，RCCC）最多见，占肾细胞癌70%～80%。镜下肿瘤细胞体积较大，圆形或多边形，胞质丰富，透明或颗粒状，间质具有丰富的毛细血管和血窦。95%的病例为散发性。散发和遗传性病例均有染色体3p序列的缺失。缺失区域含有*VHL*基因，具有抑癌基因的特征。

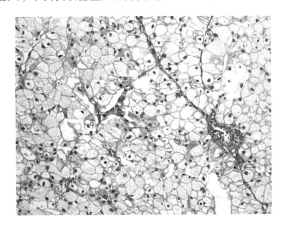

图 11 – 11　肾透明细胞癌

瘤细胞呈多边形，胞浆透明

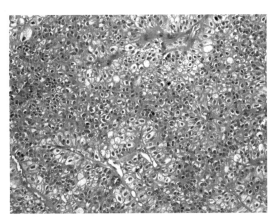

图 11 – 12　嫌色性肾细胞癌

瘤细胞大小不一，胞浆淡染或呈嗜碱性

　　肾细胞癌早期症状不明显，发现时肿瘤体积常已较大。间歇无痛性血尿是其主要症状，早期可仅表现为镜下血尿。腰痛、肾区肿块和血尿为具有诊断意义的三个典型症状，但很少有病例三者同时出现。肿瘤可产生异位激素和激素样物质，患者可出现多种副肿瘤综合征，如红细胞增多症、高钙血症、Cushing 综合征和高血压等。肾细胞癌容易转移。转移最常发生于肺和骨，也可发生于局部淋巴结、肝、肾上腺和脑。肾细胞癌病人预后较差，5 年生存率为45%。

二、肾母细胞瘤

　　肾母细胞瘤（nephroblastoma），由 Max Wilms 医师于 1899 年首先予以描述，又称 Wilms 瘤（Wilms tumor）。肿瘤起源于后肾胚基组织，为儿童期肾脏最常见的恶性肿瘤，多发生于儿童，偶见于成人。多数为散发性，但也有家族性病例的报道（占 1%～2.4%），以常染色体显性方式遗传，伴不完全外显性。部分患者伴有先天畸形，其发生可能与间叶胚基细胞向后肾组织分化障碍并持续增殖有关。

　　肾母细胞瘤多表现为单个实性肿物，体积较大，边界清楚，可有假包膜形成。少数病例为双侧和多灶性。肿瘤质软，切面呈鱼肉状，灰白或灰红色，可有灶状出血、坏死或囊性变。镜下具有肾脏不同发育阶段的组织学结构，细胞成分包括间叶组织细胞、上皮样细胞和幼稚细胞三种（图 11 – 13）。上皮样细胞体积小，圆形、多边形或立方形，可形成小管或小球样结构，并可出现鳞状上皮分化。间叶细胞多为纤维性或黏液性，细胞较小，梭形或星状，可出现横纹肌、软骨、骨或脂肪等分化。胚基幼稚细胞为小圆形或卵圆形原始细胞，胞质少。

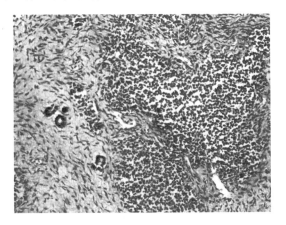

图 11 – 13　肾母细胞瘤

瘤组织有间叶组织的细胞、上皮样细胞和幼稚细胞

　　肾母细胞瘤的主要症状是腹部肿块。部分病例可出现血尿、腹痛、肠梗阻和高血压等症状。肿瘤可侵及肾周脂肪组织或肾静脉，可出现肺等脏器的转移。有的病例在诊断时已发生肺转移。

三、尿路与膀胱上皮肿瘤

尿路上皮肿瘤可发生于肾盂、输尿管、膀胱和尿道，但以膀胱最为常见，约95%的膀胱肿瘤起源于上皮组织，绝大多数上皮性肿瘤成分为尿路上皮（urothelium，即移行上皮），故称为尿路上皮肿瘤（urothelial tumor）或移行上皮肿瘤（transitional cell tumor）。

膀胱癌多发生于男性，男女之比约为3:1。发达国家发病率较发展中国家高，城市人口发病率高于农村居民，大多数患者发病在50岁以后。

（一）病因和发病机制

膀胱癌的发生与吸烟、接触芳香胺、埃及血吸虫感染、辐射和膀胱黏膜的慢性刺激等有关。吸烟可明显增加膀胱癌发病的危险性，是最重要的影响因素。

膀胱癌发生的分子模式包括两条途径。第一条途径是通过位于9p和9q的抑癌基因的缺失，引起浅表的乳头状肿瘤。一些病例在此基础上发生 *TP53* 基因缺失或突变，肿瘤发生浸润。另一条途径是通过 *TP53* 基因突变导致原位癌，再发生9号染色体的缺失，发展为浸润癌。

病理变化，膀胱癌好发于膀胱侧壁和膀胱三角区近输尿管开口处。肿瘤可为单个，也可为多发性。肿瘤大小不等。可呈乳头状或息肉状，也可呈扁平斑块状。镜下癌细胞核浓染，部分细胞异型性明显，核分裂象较多，可有病理性核分裂象。细胞排列紊乱，极性消失。有的可见乳头状结构和巢状浸润灶。

（二）临床病理联系

膀胱肿瘤最常见的症状是无痛性血尿。肿瘤乳头的断裂、肿瘤表面坏死和溃疡均可引起血尿。部分病例因肿瘤侵犯膀胱壁，刺激膀胱黏膜或并发感染，出现尿频、尿急和尿痛等膀胱刺激症状。肿瘤阻塞输尿管开口时可引起肾盂积水、肾盂肾炎甚至肾盂积脓。不论分化程度如何，膀胱移行细胞起源的肿瘤手术后容易复发。

目标检测

答案解析

思考题

1. 简述免疫复合物引起肾小球肾炎的方式。
2. 简述急性弥漫性增生性肾小球肾炎的病理变化。
3. 膜性肾小球病的病理变化和临床病理联系。
4. 慢性肾小球肾炎的病理变化。
5. 急性肾盂肾炎的病理变化和临床病理联系。

（王 谦 王 杰）

第十二章　肾功能不全

📖 学习目标

1. 掌握　急慢性肾衰竭和尿毒症的概念、发病机制、机体的功能代谢变化，为肾功能不全的临床诊疗奠定基础。

2. 熟悉　肾功能不全的基本发病环节和急性肾功能衰竭的病因和类型。

⇒ 案例引导

临床案例　患者，女，65 岁，近 10 年来反复出现双下肢和眼睑水肿，尿液检查偶尔可见蛋白尿和血尿，近 1 年出现血压升高、夜尿增多、乏力等症状。1 周前因吃冰箱冷藏西瓜，出现严重呕吐、腹泻，少尿及水肿进行性加重。

讨论　1. 患者的临床表现与肾脏疾病有什么关系？

　　　　2. 患者本次病情加重的病因和诱因是什么？

肾脏是人体重要的生命器官，在维持人体内环境的稳态中起着非常重要的作用。①排泄功能：通过泌尿功能排出体内代谢产物、药物和毒物；②调节功能：维持体液量及各种成分的恒定，调节水、电解质和酸碱平衡，调控血压；③内分泌功能：产生肾素、促红细胞生成素、$1,25-(OH)_2D_3$ 和前列腺素，灭活甲状旁腺激素和胃泌素等；④代谢功能：生成氨、葡萄糖异生。

当各种病因引起肾功能严重障碍时，出现多种代谢产物、药物和毒物在体内蓄积，水、电解质和酸碱平衡紊乱，以及肾脏内分泌功能障碍，进而出现一系列症状和体征的临床综合征称为肾功能不全（renal insufficiency）。肾功能不全的晚期阶段称为肾衰竭（renal failure）。两者本质是相同的，只是程度有所区别，所以在临床应用中，这两者往往属同一概念而不加区别。

根据病因、发病的急缓及病程的长短，肾衰竭可分为急性和慢性。急性肾衰竭（acute renal failure，ARF）发展快，机体来不及代偿适应，代谢产物在体内堆积可导致严重的后果。但若处理及时，大多数的 ARF 是可逆的，这与慢性肾衰竭（chronic renal failure，CRF）的不可逆性进展明显不同。无论是急性还是慢性肾衰竭发展到严重阶段时，均以尿毒症（uremia）而告终。因此，尿毒症可看作是肾衰竭的最终表现。

第一节　肾功能不全的基本发病环节

肾脏发挥排泄与调节的基本环节包括肾小球滤过、肾小管的重吸收与分泌以及生物代谢活动。其中任何一个环节发生异常都可导致肾功能不全。

一、肾小球滤过功能障碍

正常情况下，成人肾小球每日通过超滤形成 180L 的超滤液（125ml/min），其中 99% 又被重吸收回血。肾小球仅允许水和小分子物质自由通过，而没有血浆蛋白等大分子的丢失，表现为选择性滤过功能。肾小球滤过功能障碍主要表现为肾小球滤过率（glomerular filtration rate，GFR）下降和（或）肾小球滤过膜通透性的改变。

（一）肾小球滤过率降低

肾小球滤过率是衡量肾脏滤过功能的重要指标，以下因素可以导致 GFR 降低。

1. 肾血流量减少　肾血流有自身调节机制，当动脉血压维持在 80～180mmHg 时，肾脏可通过自身调节保持肾血流量和 GFR 相对恒定。但当休克、心力衰竭、严重脱水等使全身动脉压低于 80mmHg 或肾血管收缩时，可使肾血流量显著减少，GFR 随之降低。

2. 肾小球有效滤过压降低　肾小球有效滤过压 = 肾小球毛细血管血压 −（肾小球囊内压 + 血浆胶体渗透压）。大量失血和严重脱水等引起全身动脉压下降时，肾小球毛细血管血压随之下降；尿路梗阻、肾小管阻塞、肾间质水肿压迫肾小管时，肾小球囊内压升高，导致肾小球有效滤过压降低。血浆胶体渗透压影响不大，因为其降低会引起组织液生成增多，循环血量减少，进而通过肾素 – 血管紧张素系统引起肾小球入球小动脉收缩，结果肾小球毛细血管血压亦下降。

3. 肾小球滤过面积减少　肾脏储备功能较强，切除一侧肾脏使肾小球滤过面积减少 50%，健侧肾脏往往可代偿其功能。慢性肾炎、慢性肾盂肾炎时造成肾单位大量破坏，肾小球滤过面积减少，GFR 降低，出现肾功能不全。

（二）肾小球滤过膜通透性的改变

肾小球滤过膜由毛细血管内皮细胞、基底膜和肾小囊脏层上皮细胞（足细胞）组成。基底膜和足突间缝隙覆有的薄膜富含黏多糖并带负电荷，而带负电荷的分子如白蛋白因受同性电荷排斥的作用，滤过极少。炎症、损伤和免疫复合物可破坏滤过膜的完整性、电荷屏障作用减弱而导致通透性增加，引起蛋白尿和血尿。

二、肾小管功能障碍

肾小管的重吸收、分泌和排泄功能，调节水、电解质和酸碱平衡，对维持机体内环境的恒定起着重要的作用。由于不同区段的肾小管功能特性各异，故损伤后所表现的功能障碍各不相同。

（一）近曲小管功能障碍

近曲小管功能障碍可导致肾性糖尿、氨基酸尿、钠水潴留和肾小管性酸中毒（renal tubular acidosis）等。此外，近曲小管具有排泄功能，能排泄对氨马尿酸、酚红、青霉素及某些泌尿系造影剂等，故其障碍时可导致上述物质在体内潴留。

（二）髓袢功能障碍

髓袢功能障碍时，肾髓质高渗环境受破坏，原尿浓缩障碍，可出现多尿、低渗尿或等渗尿。

（三）远曲小管和集合管功能障碍

远曲小管功能障碍可导致钠、钾代谢障碍和酸碱平衡失调。远曲小管和集合管在 ADH 作用下，对尿液进行浓缩和稀释。若集合管出现功能障碍可导致肾性尿崩症。

三、肾脏内分泌功能障碍

肾脏可以合成、分泌、激活或降解多种激素和生物活性物质，在调节血压、维持水电解质平衡、调节红细胞生成与钙磷代谢等起着重要的作用。因此，肾脏受损可引起内分泌功能障碍，并出现一系列功能代谢紊乱，如高血压、贫血和骨营养不良等。

（一）肾素分泌增多

肾素（renin）的分泌受肾入球小动脉处的牵张感受器、致密斑细胞和交感神经三方面的调节。在全身平均动脉压降低、脱水、肾动脉狭窄、低钠血症、交感神经紧张性增高等情况下，均可引起肾素释放增多，激活肾素 – 血管紧张素 – 醛固酮系统（renin – angiotensin – aldosterone system，RAAS），从而可提高平均动脉血压和促进钠水潴留。

（二）促红细胞生成素合成减少

肾是促红细胞生成素（erythropoietin，EPO）产生的主要部位。慢性肾病患者，由于肾组织进行性破坏，EPO 合成减少，导致红细胞生成减少，时引起肾性贫血的重要原因之一。

（三）前列腺素合成不足

肾由髓质的间质细胞和集合管上皮细胞合成 PGE_2、PGI_2 和 PGF_2。其中 PGE_2、PGI_2 可以抑制平滑肌收缩使血管扩张，外周阻力降低；另外，还可以抑制 ADH 对集合管的作用，减少对水的重吸收，从而发挥降压的作用。肾脏功能障碍、肾脏受损时可使前列腺素（prostaglandin，PG）合成不足，这可能是肾性高血压的另一个重要发病环节。

（四）肾激肽释放酶 – 激肽系统功能障碍

肾脏含有激肽释放酶（kallikrein），其中 90% 来自皮质近曲小管细胞，可以催化激肽原（kiningen）生成激肽（kinin），激肽可以对抗血管紧张素，扩张小动脉，使血压下降，同时还可作用于肾髓质乳头部的间质细胞，引起前列腺素释放。如果肾激肽释放酶 – 激肽系统（renal kallikrein kinin system，RKKS）发生障碍，则易促进高血压发生。

（五）$1,25-(OH)_2D_3$ 减少

肾脏是体内唯一能生成 $1,25-(OH)_2D_3$ 的器官。1α – 羟化酶只存在于肾脏，其他器官不含此酶。肾器质性损害时，由于 1α – 羟化酶生成障碍，可使 $1,25-(OH)_2D_3$ 生成减少，影响了钙在肠道的吸收，从而诱发肾性骨营养不良。

（六）甲状旁腺激素和胃泌素灭活作用减弱

肾脏可以灭活甲状旁腺激素（parathyroid hormone，PTH）和胃泌素（gastrin）。肾严重损伤后，对这两种激素灭活减少，易发生肾性骨营养不良和消化性溃疡。

第二节　急性肾衰竭

急性肾衰竭（acute renal failure，ARF）是指各种原因在短期内，引起的双肾泌尿功能急剧下降，以致机体内环境严重紊乱的临床综合征，临床表现主要为水中毒、氮质血症、高钾血症和代谢性酸中毒。多数患者伴有少尿（成人每日尿量 < 400ml）或无尿（成人每日尿量 < 100ml），即少尿型 ARF（oliguric ARF）。少数患者尿量并不减少，但肾脏排泄功能障碍，氮质血症明显，称为非少尿型 ARF（non oliguric ARF）。

尽管 ARF 概念明确，但缺乏统一的诊断标准。2005 年国际肾脏病学界和急救医学界提出了急性肾损伤（acute kidney injury，AKI）的概念，建议将 ARF 更名为 AKI。AKI 与 ARF 相比能更好地反映急性肾损伤的全过程，AKI 的提出更强调对这一综合征早期诊断、早期治疗的重要性。

ARF 是临床较为常见的一种危重症，病情凶险，但若及时诊断、治疗，大多数 ARF 患者的肾脏功能可以恢复正常。

一、分类和病因

引起急性肾衰竭的病因很多，一般根据发病环节可将其分为肾前性、肾性和肾后性三大类。然而这种划分并不是绝对的，因为无论是肾前性或肾后性损伤，如果持续较久或者比较严重，均可转为肾性肾衰。

（一）肾前性急性肾衰竭

肾前性肾衰（prerenal failure）是指肾脏血液灌流量急剧减少引起肾小球滤过率下降所致的急性肾衰竭。常见于各型休克早期，由于血容量减少、心泵功能障碍或血管床容积增大，引起有效循环血量减少和肾血管强烈收缩，导致肾血液灌流量和 GFR 显著降低，出现尿量减少和氮质血症等内环境紊乱。

肾前性急性肾功能衰竭时，肾脏无器质性病变，及时恢复肾灌流量，肾功能也可以迅速恢复。所以这种肾衰又称功能性肾衰（functional renal failure）或肾前性氮质血症（prerenal azotemia）。但若肾缺血持续过久导致肾小管坏死，则会发展为肾性急性肾功能衰竭。

（二）肾性急性肾衰竭

肾性肾衰（intrarenal failure）是由于各种原因引起肾实质病变而产生的急性肾衰竭，又称器质性肾衰（parenchymal renal failure），是临床常见的危重病症。根据损伤的组织学部位可分为肾小球、肾间质、肾血管和肾小管损伤，其主要病因概括如下。

1. 肾脏本身的疾病　见于急性肾小球肾炎、狼疮性肾炎、多发性结节性动脉炎和过敏性紫癜性肾炎等引起的肾小球损伤；急性间质性肾炎、药物过敏及巨细胞病毒感染等导致的肾间质损伤；肾小球毛细血管血栓形成和微血管闭塞等微血管疾病，以及肾动脉粥样栓塞和肾动脉狭窄等大血管病变等，造成肾单位的病变。

2. 急性肾小管坏死　急性肾小管坏死（acute tubular necrosis，ATN）是引起肾性 ARF 的最常见、最重要原因。导致 ATN 的因素主要如下。

（1）肾缺血和再灌注损伤　肾前性肾衰的各种病因（如休克），在早期未能得到及时的抢救，因持续的肾缺血而引起 ATN，由功能性肾衰发展为器质性肾衰。此外，休克复苏后的再灌注损伤也是导致 ATN 的主要因素之一。

（2）肾毒物　引起肾中毒的毒物包括外源性肾毒物和内源性肾毒物两类。常见的外源性肾毒物包括：①药物，如氨基苷类抗生素、四环素族和两性霉素 B 等，静脉注射或口服 X 线造影剂也可直接损伤肾小管；②有机溶剂，如四氯化碳、乙二醇和甲醇等；③重金属，如汞、镉、铅、锑、砷等化合物；④生物毒素，如生鱼胆、蛇毒、蜂毒等。内源性肾毒物主要包括：血红蛋白、肌红蛋白和尿酸等。如输血时血型不合或疟疾等引起的溶血，挤压综合征等严重创伤引起的横纹肌溶解症，过度运动、中暑等引起的非创伤性横纹肌溶解症，从红细胞和肌肉分别释出的血红蛋白和肌红蛋白，经肾小球滤过而形成肾小管色素管型，堵塞并损害肾小管，引起 ATN。

在许多病理条件下，肾缺血与肾毒物常同时或相继发生作用。肾毒物可引起局部血管痉挛而致肾缺血；反之，肾缺血时也常伴有毒性代谢产物在体内蓄积。

（三）肾后性急性肾衰竭

由肾以下尿路（从肾盏到尿道口）梗阻引起的肾功能急剧下降称肾后性急性肾衰竭（postrenal failure），又称肾后性氮质血症（postrenal azotemia）。

常见于双侧输尿管结石、盆腔肿瘤和前列腺肥大等引起的尿路梗阻。尿路梗阻使梗阻上方的压力升高，引起肾盂积水，肾间质压力升高，肾小球囊内压升高，导致肾小球有效滤过压下降而引起 GFR 降低，出现少尿、氮质血症和酸中毒等。肾后性 ARF 早期并无肾实质损害，如及时解除梗阻，肾泌尿功能可迅速恢复。

二、发病机制

ARF 的发病机制十分复杂，至今尚未完全阐明。不同原因所致 ARF 的机制不尽相同，但其发病的中心环节均为 GFR 降低。以下主要围绕 ATN 引起的 ARF，且主要针对其少尿型的发病机制进行论述。

（一）肾血管及血流动力学改变

虽然 ATN 时细胞损伤以肾小管上皮细胞为主，但引起肾功能障碍和内环境持续紊乱的中心环节仍是 GFR 降低。临床试验和动物实验研究表明，在 ARF 的初期，有肾血流量减少和肾内血液分布异常，而且肾缺血的程度与形态学损害及功能障碍之间存在着平行关系。肾血管及血流动力学的异常是 ARF 初期 GFR 降低和少尿的主要机制。

1. 肾灌注压降低　当系统动脉血压低于 80mmHg，有效循环血量减少程度超过肾脏自身调节的范围时，肾脏血液灌流量即明显减少，GFR 降低，导致无尿或少尿。

2. 肾血管收缩　肾皮质血管收缩的机制主要与以下因素有关。

（1）交感-肾上腺髓质系统兴奋　在 ATN 时，因有效循环血量减少或毒物的作用，机体交感-肾上腺髓质系统兴奋，释放儿茶酚胺，通过刺激 α 肾上腺素受体使肾血管收缩，肾血流量减少，GFR 降低。皮质肾单位分布在肾皮质外 1/3，其入球小动脉对儿茶酚胺敏感，因而皮质呈缺血改变。

（2）肾素-血管紧张素系统激活　①有效循环血量减少使肾血管灌注压降低，入球小动脉管壁受牵拉程度减小，可刺激肾小球球旁细胞分泌肾素；②交感神经兴奋时释放肾上腺素和去甲肾上腺素，亦可刺激球旁细胞释放肾素。③肾缺血或中毒时，近曲小管和髓袢升支粗段受损，对 Na^+、Cl^- 的重吸收减少，使流经致密斑处的 Na^+ 浓度增高，刺激肾素分泌。上述因素均引起肾素产生增多，促使肾内血管紧张素Ⅱ（angiotensin，Ang Ⅱ）生成增加，引起入球小动脉及出球小动脉收缩。因肾皮质中的肾素含量丰富，故 RAS 系统激活，致使肾皮质缺血更甚。

（3）肾内收缩及舒张因子释放失衡　肾缺血或肾中毒使肾血管内皮细胞受损，可引起血管内皮源性收缩因子（如内皮素）分泌增多以及血管内皮源性舒张因子（如一氧化氮）释放减少；此外，急性肾衰时，肾内前列腺素及激肽合成减少，扩张血管的作用减弱。收缩与舒张因子释放的失衡可加强肾血管的持续收缩，使 GFR 降低。

3. 肾毛细血管内皮细胞肿胀　肾缺血、缺氧及肾中毒时，肾脏细胞代谢受影响，使 ATP 生成不足，Na^+,K^+-ATP 酶活性减弱，细胞内钠、水潴留，细胞发生水肿。随着细胞水肿的发生，细胞膜通透性改变，大量的 Ca^{2+} 涌入细胞内，形成细胞内 Ca^{2+} 超载。同时，Ca^{2+}-ATP 酶活性减弱也使肌浆网摄取 Ca^{2+} 受限以及细胞内钙泵出减少，引起细胞胞质内游离钙增加。细胞内游离钙增加又可妨碍线粒体的氧化磷酸化功能，使 ATP 生成更加减少，从而形成恶性循环。肾细胞水肿，特别是肾毛细血管内皮细胞肿胀，可使血管管腔变窄，血流阻力增加，肾血流量减少。

4. 肾血管内凝血　ARF 患者血和尿中纤维蛋白降解产物（FDP）增多，红细胞变形能力下降并发生聚集、破裂、血红蛋白释出以及血小板聚集等引起血液黏滞度升高；白细胞黏附、肾小球毛细血管内微血栓形成，引起肾内 DIC。这些均可引起微血管阻塞，血流阻力增加，使肾血流进一步减少。

（二）肾小管损伤

ATN 时，肾小管细胞可因缺血、缺血后再灌流以及毒物等共同作用引起损伤。肾小管细胞的严重损伤和坏死脱落可导致肾小管阻塞、原尿回漏和管-球反馈机制失调（图 12-1）。

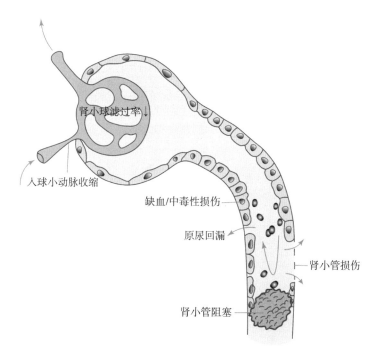

图 12 - 1　导致急性肾衰竭的肾小管因素示意图

1. 肾小管阻塞　肾缺血、肾毒物引起肾小管坏死时的细胞脱落碎片，异型输血时的血红蛋白、挤压综合征时的肌红蛋白以及磺胺等药物均可在肾小管内形成各种管型，阻塞肾小管管腔，引起少尿。同时，由于管腔内压升高，使肾小球囊内压增加，有效滤过压降低，导致 GFR 减少。肾小管阻塞可能在某些 ARF 持续少尿中是导致 GFR 降低的重要因素。

2. 原尿回漏　持续的肾缺血和肾毒物引起肾小管上皮细胞变性、坏死和基底膜断裂，原尿通过受损肾小管壁处回漏入周围肾间质，除直接造成尿量减少外，还引起肾间质水肿压迫肾小管，造成囊内压升高，使 GFR 减少，出现少尿。

3. 管 - 球反馈机制失调　管 - 球反馈（tubuloglomerular feedback，TGF）是在肾单位水平上的自身调节，即当肾小管液中的溶质浓度和流量改变时，其信号通过致密斑和肾小球旁器感受、放大和传递，从而改变肾小球的灌流和 GFR，使之平衡。肾缺血或肾毒物对肾小管各段损伤的程度不同，近曲小管和髓袢容易受到损害，因而对 Na^+ 和 Cl^- 的重吸收减少，使远曲小管内液中的 Na^+ 和 Cl^- 浓度升高，刺激远曲小管起始部的致密斑分泌肾素，促进 Ang Ⅱ 生成并收缩入球小动脉及出球小动脉，使 GFR 降低。

（三）肾小球滤过系数降低

GFR 的大小取决于肾小球有效滤过压与肾小球滤过系数（filtration coefficient，K_f）。肾小球滤过率 = 滤过系数 × 有效滤过压。K_f 代表肾小球的通透能力，与滤过膜的面积及其通透性的状态有关。肾缺血和肾中毒时，肾小球毛细血管内皮细胞肿胀、足细胞足突结构变化、滤过膜上的窗孔大小及密度改变使 K_f 降低，也是导致 GFR 降低的机制之一。此外，肾缺血或肾中毒可促进许多内源性及外源性的活性因子释放，如 Ang Ⅱ 和血栓素 A_2（thromboxane A_2，TXA_2）等可引起肾小球系膜细胞收缩，从而导致肾小球滤过面积减少。庆大霉素等氨基苷类抗生素所致的急性肾衰，K_f 可下降 50%；硝酸铀等毒物也可直接促使肾小球系膜细胞收缩，导致 K_f 降低。

综上所述，肾缺血和肾中毒等因素导致的肾血管及血流动力学改变、肾小管损伤和肾小球滤过系数降低，是 ATN 引起的少尿型急性肾衰竭的主要发病机制（图 12 - 2）。

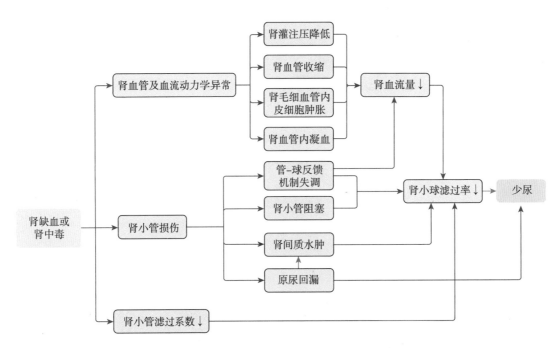

图 12 - 2　ATN 引起少尿型 ARF 发生机制示意图

三、发病过程及功能代谢变化

急性肾衰竭按其发病时尿量是否减少，可分为少尿型 ARF 和非少尿型 ARF。

（一）少尿型急性肾衰竭

少尿型 ARF 的发病过程包括少尿期、移行期、多尿期和恢复期四个阶段。

1. 少尿期　为病情最危重阶段，可持续数天至数周，持续时间越长，预后愈差。此期不仅尿量显著减少，而且还伴有严重的内环境紊乱，常有以下主要的功能代谢变化。

（1）尿的变化　①少尿或无尿：发病后尿量迅速减少而出现少尿（<400ml/d）或无尿（<100ml/d）；少尿的发生是肾血流减少、肾小管损害及滤过系数降低等因素综合作用的结果；②低比重尿：常固定于 1.010 ~1.015，是由于肾小管损伤造成肾脏对尿液的浓缩和稀释功能障碍所致；③尿钠高：肾小管对钠的重吸收障碍，致尿钠含量增高；④血尿、蛋白尿、管型尿：由于肾小球滤过障碍和肾小管受损，尿中可出现红细胞、白细胞和蛋白质等；尿沉渣检查可见透明、颗粒和细胞管型。

功能性 ARF 肾小管功能未受损，其少尿主要是由于 GFR 显著降低，以及远曲小管和集合管对钠水的重吸收增加所致，而 ATN 所致的器质性 ARF 则有严重的肾小管功能障碍虽然二者都有少尿，但尿液成分有本质上的差异，这是临床鉴别诊断的重要依据。鉴别功能性与器质性 ARF，对于判断预后和指导治疗都具有重要意义（表 12 -1）。

表 12 -1　功能性与器质性 ARF 尿液变化的不同特点

	功能性肾衰（肾前性肾衰竭）	器质性肾衰竭（ATN 少尿期）
尿比重	>1.020	<1.015
尿渗透压（mM）	>500	<350
尿钠（mmol/L）	<20	>40
尿/血肌酐比	>40∶1	<20∶1

续表

	功能性肾衰（肾前性肾衰竭）	器质性肾衰竭（ATN 少尿期）
尿蛋白	阴性或微量	+ ~ + + + +
尿沉渣镜检	轻微	显著、褐色颗粒管型、红白细胞及变形上皮细胞
甘露醇利尿效应	良	差

（2）水中毒　尿量减少，体内分解代谢加强以致内生水增多，以及因治疗不当、输入葡萄糖溶液过多等原因，可发生体内水潴留并从而引起稀释性低钠血症。除可发生全身软组织水肿以外，由于血容量增加，心脏负荷加重可导致心功能不全及体液渗透压下降，水分还可向细胞内转移而引起细胞内水肿。严重时可发生脑水肿、肺水肿和心力衰竭，为 ARF 的常见死因之一。因此，对急性肾衰竭患者，应严密观察和记录出入水量，严格控制补液速度和补液量。

（3）高钾血症　是 ARF 患者的最危险的并发症，常为少尿期致死原因。其主要发生机制：①尿量减少，钾随尿排出减少；②组织损伤和分解代谢增强，钾大量释放到细胞外液；③酸中毒时，细胞内钾离子向细胞外转移增加；④输入库存血或食入含钾量高的食物或药物等。⑤低钠血症使远曲小管的钠、钾交换减弱，更加重了高血钾。高钾血症可引起心脏传导阻滞和心律失常，严重时可出现心室颤动或心搏停搏。

（4）代谢性酸中毒　具有进行性、不易纠正的特点。其发生原因为：①GFR 降低，酸性代谢产物排出减少；②肾小管分泌 H^+ 和 NH_4^+ 能力降低，使 $NaHCO_3$ 重吸收减少；③分解代谢增强，固定酸产生增多。酸中毒可抑制心血管系统和中枢神经系统，影响体内多种酶的活性，并促进高钾血症的发生。

（5）氮质血症　血中尿素、肌酐、尿酸等非蛋白氮（non protein nitrogen，NPN）含量显著升高，称为氮质血症（azotemia）。其发生机制主要是由于肾脏排泄功能障碍和体内蛋白质分解增加（如感染、中毒、组织严重创伤等）所致。ARF 少尿期，氮质血症进行性加重，严重可出现尿毒症。

2. 移行期　当尿量增加到每日大于 400ml 时，提示患者已度过危险的少尿期进入移行期，肾小管上皮细胞已开始修复再生，是肾功能开始好转的信号。在移行期，肾功能尚处于刚开始修复阶段，虽然肾血流量和肾小球滤过功能逐渐恢复，但肾脏排泄能力仍低于正常。因此，氮质血症、高钾血症和酸中毒等内环境紊乱尚未立即改善。

3. 多尿期　每日尿量可达 3000ml 或更多。多尿期产生多尿（polyuria）的机制是：①肾血流量和肾小球滤过功能逐步恢复正常；②肾小管上皮细胞开始再生修复，但是新生的肾小管上皮细胞功能尚不成熟，钠水重吸收功能仍低下；③肾间质水肿消退，肾小管内管型被冲走，阻塞解除；④少尿期中潴留在血中的尿素等代谢产物经肾小球大量滤出，产生渗透性利尿。

多尿期早期阶段血中尿素氮等仍明显增高，此后，随着尿量继续增加，水肿消退，尿素氮等逐渐趋于正常。此外，由于尿量明显增加，水和电解质大量排出，易发生脱水、低钾血症和低钠血症。多尿期持续 1 ~ 2 周，可进入恢复期。

4. 恢复期　多尿期过后，肾功能已显著改善，尿量逐渐恢复正常，血尿素氮和血肌酐基本恢复到正常水平，水、电解质和酸碱平衡紊乱得到纠正。此时，坏死的肾小管上皮细胞已被再生的肾小管上皮细胞所取代，但肾小管功能需要数月甚至更长时间才能完全恢复。

ATN 引起的 ARF 病情虽然很严重，但是只要处理得当，情况是可以逆转的，多数患者肾功能可望逐渐恢复正常。少数患者由于肾小管上皮细胞和基底膜破坏严重，出现肾组织纤维化而转变为慢性肾衰竭。

（二）非少尿型急性肾衰竭

非少尿型 ARF，系指患者在进行性氮质血症期内每日尿量持续在 400ml 以上，甚至可达 1000 ~

2000ml。非少尿型 ARF 时，肾脏泌尿功能障碍的严重程度较少尿型 ARF 为轻，肾小管部分功能还存在，以尿浓缩功能障碍为主，所以尿量较多，尿钠含量较低，尿比重也较低。尿沉渣检查细胞和管型较少。非少尿型急性肾小管坏死患者 GFR 的减少，引起氮质血症，但因尿量不少，故高钾血症较为少见。其临床症状也较轻，病程相对较短，并发症少，肾功能恢复较快，预后较好。但由于尿量减少不明显，容易被临床忽视而漏诊。

少尿型与非少尿型 ARF 可以相互转化，少尿型 ARF 经利尿或脱水治疗有可能转化为非少尿型；而非少尿型如果忽视而漏诊或治疗不当，可转变为少尿型，表示预后不良。

四、防治的病理生理基础

（一）积极治疗原发病或控制致病因素

首先是尽可能明确急性肾衰竭的病因，采取措施消除病因。如解除尿路阻塞，解除肾血管的阻塞，尽快清除肾的毒物，纠正血容量不足，抗休克等；合理用药，避免使用对肾脏有损害作用的药物。

（二）纠正内环境紊乱

1. 纠正水、电解质紊乱　在少尿期应严格控制体液输入量，以防水中毒发生。多尿期注意补充水和钠、钾等电解质，防止脱水、低钠血症和低钾血症。

2. 处理高钾血症　①限制含钾丰富的食物及药物；②静脉滴注葡萄糖和胰岛素，促进细胞外钾进入细胞内；③缓慢静脉注射葡萄糖酸钙，对抗高钾血症的心脏毒性作用；④应用钠型阳离子交换树脂，使钠和钾在肠内交换；⑤严重高钾血症时，应用透析疗法。

3. 纠正代谢性酸中毒

4. 控制氮质血症　①滴注葡萄糖以减轻蛋白质分解；②静脉内缓慢滴注必需氨基酸，促进蛋白质合成和肾小管上皮再生；③采用透析疗法以排除非蛋白氮等。

5. 透析治疗。

（三）抗感染和营养支持

1. 抗感染治疗　急性肾衰竭极易合并感染，而且感染也是急性肾衰竭比较常见的原因之一。在应用抗生素时应避免肾毒性。

2. 饮食与营养　补充营养可维持机体的营养供应和正常代谢，有助于损伤细胞的修复和再生，提高存活率。患者每日所需能量主要由碳水化合物和脂肪供应，蛋白质的摄入量应严格限制。

（四）针对发生机制用药

常用自由基清除剂、RAAS 的阻断剂、钙通道阻断剂、能量合剂、膜稳定剂等。

第三节　慢性肾衰竭

各种慢性肾脏疾病引起肾单位慢性进行性、不可逆性破坏，以致残存的肾单位不足以充分排除代谢废物和维持内环境恒定，导致水、电解质和酸碱平衡紊乱，代谢产物在体内积聚，以及肾内分泌功能障碍，并伴有一系列临床症状的病理过程，被称为慢性肾衰竭（chronic renal failure，CRF）。

CRF 是各种慢性肾脏病持续进展的共同结局，发展呈渐进性，病程迁延，病情复杂，常以尿毒症为结局而导致死亡。2002 年美国肾脏病基金会定义了慢性肾脏病（chronic kidney disease，CKD）。CKD 是指肾脏损害和（或）GFR 下降（<60ml/min）持续 3 个月以上，其中肾脏损害是指肾脏结构和功能异常，包括肾脏影像学检查异常、肾脏病理形态学异常、血和（或）尿成分异常。

一、病因

CKD 的病因多样、复杂，凡是能造成肾实质慢性进行性破坏的疾患均可引起 CRF。包括原发性和继发性肾脏疾患两类。

（一）肾脏疾患

引起 CRF 的原发性肾脏疾患包括慢性肾小球肾炎、肾小动脉硬化症、慢性肾盂肾炎、肾结核，急性肾衰竭转为慢性，肾毒性物质对肾的损伤等。

（二）继发肾损伤

继发于全身性疾病的肾损害主要包括糖尿病肾病、高血压性肾损害、过敏性紫癜肾炎、狼疮性肾炎等。

二、发病过程

当部分肾单位受损时，未受损的肾单位可通过适应代偿反应维持内环境的稳定，故不出现肾功能不全的征象，临床可无症状，为肾储备能力降低期。两侧肾共有约 200 万个肾单位，实验证明，只要有 50 万个肾单位功能正常就能维持内环境的稳定。只有肾发生了广泛而严重损害时，才会出现肾功能不全的表现。随着病情的进展，肾功能的变化以及临床症状的出现也是相继发生的。美国肾脏基金会指定的指南将慢性肾脏疾病分为 1 - 5 期（表 12 - 2）。

表 12 - 2　CKD 分期

分期	特征	GRF [ml/（min·1.73m^2）]
1	GFR 正常或升高	≥90
2	GFR 轻度降低	60 ~ 89
3a	GFR 轻到中度降低	45 ~ 59
3b	GFR 中到重度降低	30 ~ 44
4	GFR 重度降低	15 ~ 29
5	肾衰竭	<15 或透析

三、发病机制

CRF 的发病机制复杂，迄今为止尚无一种理论或学说能完全阐述清楚。目前认为，CRF 导致肾单位不断损伤，肾功能进行性减退，最终发展为终末期肾衰竭（图 12 -3）。

（一）原发病的作用

各种慢性肾脏疾病和继发于全身性疾病的肾损害导致肾单位破坏、使其功能丧失的机制不尽相同，有些疾病以损伤肾小球为主，有些疾病则以损害肾小管及肾间质破坏为主。①炎症反应：如慢性肾小球肾炎、慢性肾盂肾炎、肾结核等；②缺血：如肾小动脉硬化症、结节性动脉周围炎等；③免疫反应：如膜性肾小球肾炎、肾毒性血清性肾炎、系统性红斑狼疮等；④尿路梗阻：如尿路结石、前列腺肥大等；⑤大分子沉积：如淀粉样变性等。

（二）肾小球继发性改变的作用

目前认为，继发性进行性肾小球硬化是导致继发性肾单位丧失的重要因素，其发生主要与以下机制有关。

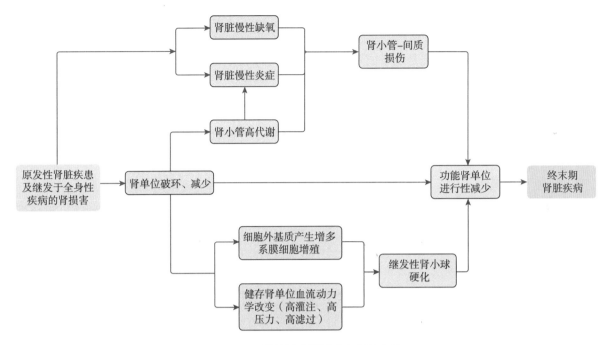

图 12-3 慢性肾衰竭发病机制示意图

1. 健存肾单位血流动力学的改变

（1）1960 年，Bricker 提出健存肾单位假说（intact nephron hypothesis），认为各种损害肾脏的因素持续不断地作用于肾脏，导致部分肾单位功能丧失，而另一部分损伤较轻或未受损伤的"健存"肾单位通过增强其滤过功能进行代偿适应机体需要。当代偿不足以完成肾脏的排泄和调节等功能时，机体则表现出水、电解质紊乱及酸碱失衡等 CRF 的症状。

（2）肾小球过度滤过学说 20 世纪 80 年代初，Brenner 等对健存肾单位假说进行了修正，提出肾小球过度滤过假说（glomerular hyperfiltration hypothesis），亦称"三高学说"。该学说认为，部分肾单位功能丧失后单个健存肾单位的血流量和血管内流体静压增高，使 GFR 相应增高，形成肾小球高压力、高灌注和高滤过的"三高"状态。健存肾单位的过度灌注和过度滤过导致肾小球纤维化和硬化，进一步破坏健存肾单位，导致继发性肾单位丧失，从而促进肾衰竭。肾小球过度滤过是 CRF 发展至尿毒症的重要原因之一。

2. 系膜细胞增殖和细胞外基质产生增多 肾小球系膜细胞增殖及细胞外基质增多和聚集在肾小球硬化中起了重要作用。体内、外多种物质（如内毒素、免疫复合物、糖基化终末产物、各种炎性介质和细胞因子）可导致肾小球系膜细胞增殖和释放多种细胞因子，使细胞外基质产生增加并沉积，从而导致肾小球纤维化和硬化。

（三）肾小管-间质损伤的作用

1. 慢性炎症 多数严重 CRF 患者可因多种因素影响处于慢性炎症状态中。单核-巨噬细胞浸润是肾小管-间质病变的重要病理表现。巨噬细胞可与肾脏固有细胞及细胞外基质相互作用，通过产生活性氧、一氧化氮及多种细胞炎症因子，直接损伤肾脏固有细胞，促进细胞外基质聚集；还可通过转化生长因子 β（transforming growth factor β，TGF-β）作用于肾小管上皮细胞，诱导肾小管上皮细胞分化，从而加重肾脏损伤，促进肾间质纤维化。

2. 慢性缺氧 慢性缺氧时 RAS 局部激活，血管紧张素 Ⅱ 增加，促使出球小动脉收缩，进而使球后肾小管管周毛细血管灌注不足，导致下游肾小管间质缺氧。缺氧可导致细胞凋亡或肾小管上皮细胞间充质转分化又加重了肾脏纤维化和慢性缺氧，构成了恶性循环。

3. 肾小管高代谢　部分肾单位破坏后，残留肾单位的肾小管系统重吸收及分泌明显增强，引起肾小管 – 间质损害不断加重和肾单位的进一步丧失。此外，由于残存肾小管功能代偿性增强，进一步加重肾小管和间质病变。

此外，蛋白尿、高血压、高脂血症、高血糖以及尿毒症毒素等因素均可加重 CRF 的进展。

四、功能代谢变化

（一）尿的变化

1. 尿量的改变　慢性肾衰竭的早期和中期主要表现为夜尿和多尿，晚期发展成为少尿。

（1）夜尿　CRF 患者，早期即有夜间排尿增多的症状，夜间尿量和白天尿量相近，甚至超过白天尿量，这种情况称之为夜尿（nocturia），其机制目前尚不清楚，可能与平卧后肾血流量增加导致原尿生成增多及肾小管对水的重吸收减少有关。尿量昼夜颠倒是 CRF 的重要标志。

（2）多尿　成人 24 小时尿量超过 2000ml 称为多尿。CRF 患者发生多尿的机制主要是由于尿液未经浓缩或浓缩不足所致。①原尿流速增快：健存肾单位的血流量代偿性增多，使其 GFR 增高，原尿生成增多，流经肾小管时流速增快，与肾小管接触时间过短，肾小管来不及充分重吸收，导致尿量增多；②渗透性利尿：健存肾单位滤出的原尿中溶质（如尿素等）含量代偿性增高，产生渗透性利尿；③尿液浓缩功能障碍：慢性肾盂肾炎患者肾间质损害，髓袢主动重吸收 Cl^- 减少，导致髓质高渗环境形成障碍，尿液浓缩功能降低。

（3）少尿　CRF 晚期，由于肾单位极度减少，尽管有功能的每一个肾单位生成尿液仍多，但 24 小时总尿量还是少于 400ml。

2. 尿渗透压的变化　CRF 早期，肾浓缩能力减退而稀释功能正常，出现低比重尿或低渗尿（hyposthenuria）；CRF 晚期，肾浓缩功能和稀释功能均丧失，以致尿比重值接近于血浆晶体渗透压，故称为等渗尿（isosthenuria）。

3. 尿成分的变化

（1）蛋白尿　CRF 时，由于肾小球滤过膜通透性增强，导致大量蛋白质滤过，同时伴有肾小管重吸收功能受损，因此可出现蛋白尿。蛋白尿的程度与肾功能受损严重程度成正相关。

（2）血尿　尿沉渣镜检每高倍镜视野红细胞超过 3 个，称为血尿。CRF 时，由于肾小球基底膜断裂，红细胞通过该裂缝时受血管内压力挤压而受损，受损的红细胞随后通过肾小管各段又受不同渗透压的作用，表现出变形红细胞血尿。

（3）管型尿　尿中蛋白管型的出现表示蛋白质在肾小管内凝固，其形成与尿液酸碱度、尿蛋白的性质和浓度以及尿量有密切关系。CRF 时，肾小管内可形成各种管型，随尿排出，其中以颗粒管型最为常见。

（二）氮质血症

CRF 时，由于 GFR 降低导致含氮的代谢终产物在体内蓄积，进而引起血中非蛋白氮含量增高，即出现氮质血症。其中最常见的 NPN 包括血浆尿素氮、血浆肌酐以及血浆尿酸氮。

1. 血浆尿素氮　CRF 患者血浆尿素氮（blood urea nitrogen，BUN）的浓度与 GFR 的变化密切相关，但不呈线性关系。GFR 减少到正常值的 50% 时，血浆 BUN 含量仍未超出正常范围。由此可见，血浆 BUN 浓度的变化并不能平行地反映肾功能变化，只有在较晚期才较明显地反映肾功能损害程度。血浆 BUN 值还受外源性（蛋白质摄入量）与内源性（感染、肾上腺皮质激素的应用、胃肠出血等）尿素负荷的大小影响，因此，根据血浆 BUN 值判断肾功能变化时，应考虑这些尿素负荷的影响。

2. 血浆肌酐　血浆肌酐含量与蛋白质摄入量无关，主要与肌肉中磷酸肌酸分解产生的肌酐量和肾排泄肌酐的功能有关。血肌酐含量改变在 CRF 早期也不明显，只是在晚期才明显升高。临床上常同时测定血浆肌酐浓度和尿肌酐排泄率，根据计算的内生肌酐清除率（＝尿中肌酐浓度×每分钟尿量/血浆肌酐浓度）反映 GFR。内生肌酐清除率和肾的结构改变，如纤维性变、功能肾单位数减少等也有很大关系。因此，内生肌酐清除率与 GFR 的变化呈平行关系，临床上常采用内生肌酐清除率来判断肾功能损伤的严重程度。

3. 血浆尿酸氮　慢性肾功能不全时，血浆尿酸氮虽有一定程度的升高，但较尿素、肌酐为轻。这主要与肾远曲小管分泌尿酸增多和肠道尿酸分解增强有关。

（三）水、电解质和酸碱平衡紊乱

1. 水钠代谢障碍　CRF 时，由于有功能肾单位的减少以及肾浓缩与稀释功能障碍，肾脏对水代谢的调节适应能力减退：①在摄水不足或由于某些原因丢失水过多时，由于肾对尿浓缩功能障碍，易引起血容量降低和脱水等；②当摄水过多时，由于肾稀释能力障碍，又可导致水潴留、水肿和水中毒等。

水代谢紊乱可引起血钠过高或过低，而钠代谢异常也常合并水代谢障碍。随着 CRF 的进展，有功能的肾单位进一步破坏，肾储钠能力降低。如果钠的摄入不足以补充肾丢失的钠，即可导致机体钠总量的减少和低钠血症。CRF 晚期，肾已丧失调节钠的能力，常因尿钠排出减少而致血钠增高。如摄钠过多，极易导致钠、水潴留、水肿和高血压。

2. 钾代谢障碍　CRF 时，虽然 GFR 降低，但由于尿量没有减少，而且醛固酮代偿性分泌增多、肾小管上皮和集合管泌钾增多以及肠道代偿性排钾增多，可使血钾维持在相对正常的水平。但是 CRF 时，机体对钾代谢平衡的调节适应能力减弱可出现钾代谢失衡。低钾血症见于：①厌食而摄钾不足；②呕吐、腹泻使钾丢失过多；③长期应用排钾利尿剂，使尿钾排出增多。晚期可发生高钾血症，机制为：①晚期因尿量减少而排钾减少；②长期应用保钾类利尿剂；③酸中毒；④感染等使分解代谢增强；⑤溶血；⑥含钾饮食或药物摄入过多。高钾血症和低钾血症均可影响神经肌肉的应激性，并可导致心律失常，严重时可危及生命。

3. 钙磷代谢障碍

（1）高磷血症　在 CRF 早期，尽管 GFR 降低可引起血磷浓度上升，但为维持钙磷乘积不变，血中游离 Ca^{2+} 减少，进而刺激甲状旁腺分泌 PTH，后者可抑制肾小管对磷的重吸收，使尿磷排出增多而维持血磷浓度在正常范围内。到 CRF 晚期，由于 GFR 极度下降（<30ml/min），继发性 PTH 分泌增多已不能使聚集在体内的磷充分排出，血磷水平明显升高。同时，PTH 的持续增加又可增强溶骨活动，使骨磷释放增多，从而形成恶性循环，导致血磷水平不断上升。

（2）低钙血症　其原因有：①为维持血液中钙磷乘积不变，在 CRF 出现高磷血症时，必然会导致血钙浓度降低；②血磷升高时，肠道磷酸根分泌增多，磷酸根可在肠内与食物中的钙结合形成难溶解的磷酸钙，从而妨碍肠钙的吸收；③肾毒物损伤肠道，影响肠道钙磷吸收；④由于肾实质破坏，1,25 - $(OH)_2D_3$ 生成不足，肠钙吸收减少。

CRF 患者血钙降低但很少出现手足搐搦，主要因为患者常伴有酸中毒，使血中结合钙趋于解离，故而游离钙浓度得以维持。同时 H^+ 离子对神经肌肉的应激性具有直接抑制作用，因此在纠正酸中毒要注意防止低钙血症引起的手足搐搦。

4. 代谢性酸中毒　CRF 患者发生代谢性酸中毒的机制主要包括：①肾小管排 NH_4^+ 减少：CRF 早期，肾小管上皮细胞产 NH_3 减少，泌 NH_4^+ 减少使 H^+ 排出障碍；②GFR 降低：当 GFR 降至 10ml/min 以下时，硫酸、磷酸等酸性产物滤过减少而在体内蓄积，血中固定酸增多；③肾小管重吸收 HCO_3^- 减少：继发性 PTH 分泌增多可抑制近曲小管上皮细胞碳酸酐酶活性，使近曲小管泌 H^+ 和重吸收 HCO_3^- 减少。④进食少和继发感染：使组织分解代谢增强，体内产酸增加，可加重酸中毒。

（四）肾性骨营养不良

肾性骨营养不良（renal osteodystrophy）又称肾性骨病，是指 CRF 时，由于钙磷及维生素 D 代谢障碍、继发性甲状旁腺功能亢进、酸中毒和铝积聚等所引起的骨病，包括儿童的肾性佝偻病和成人的骨质软化、纤维性骨炎、骨质疏松和骨囊性纤维化等，是 CRF 严重的并发症之一。

（五）肾性高血压

因肾实质病变引起的高血压称为肾性高血压（renal hypertension），是继发性高血压中最常见的一种类型。慢性肾衰竭患者伴发高血压的机制主要与下列因素有关。

1. 钠、水潴留　CRF 时肾脏对钠水的排泄能力下降，可出现钠水潴留，从而引起：①血容量增多，心脏收缩加强，心输出量增加，血压升高；②动脉灌注压升高，反射性地引起血管收缩，外周阻力增加；③长时间血管容量扩张可刺激血管平滑肌细胞增生，血管壁增厚，血管阻力增加。对该类高血压患者限制钠盐摄入和应用利尿剂以加强尿钠的排出，可以收到较好的降压效果。

2. 肾素分泌增多　主要见于慢性肾小球肾炎、肾小动脉硬化症等疾病引起的 CRF，由于常伴随肾血液循环障碍，肾相对缺血，激活肾素 - 血管紧张素系统，使血管紧张素 II 形成增多，可直接引起小动脉收缩和外周阻力增加，又能促使醛固酮分泌，导致钠水潴留，并可兴奋交感 - 肾上腺髓质系统，引起儿茶酚胺释放和分泌增多，故可导致血压上升。

3. 血管舒张物质生成减少　肾单位大量破坏，肾脏产生的激肽，PGE_2、PGA_2 及 Ang1 ~ 7 等降压物质减少，也是引起肾性高血压的原因之一。

（六）出血倾向

CRF 患者常伴有出血倾向，表现为皮下瘀斑和黏膜出血，如鼻出血、胃肠道出血等。这主要是由于体内蓄积的毒性物质（如尿素、胍类、酚类化合物等）抑制血小板的功能所致。血小板功能障碍表现为：①血小板第 III 因子（磷脂，是 FIX、FX、凝血酶原活化场所）的释放受到抑制，因而凝血酶原激活物生成减少；②血小板的黏附和聚集功能减弱，因而出血时间延长。

（七）肾性贫血

CRF 患者大多伴有贫血，且贫血程度与肾功能损害程度往往一致。肾性贫血（renal anemia）的发生机制：①EPO 生成减少，导致骨髓红细胞生成减少；②体内蓄积的毒性物质（如甲基胍）对骨髓造血功能的抑制；③毒性物质抑制血小板功能所致的出血；④毒性物质使红细胞破坏增加，引起溶血；⑤肾毒物可引起肠道对铁和叶酸等造血原料的吸收减少或利用障碍。

第四节　尿毒症

尿毒症（uremia）是急、慢性肾功能衰竭发展到最严重阶段，由于肾单位大量破坏，导致代谢终末产物和毒性物质在体内大量潴留，并伴有水、电解质和酸碱平衡的严重紊乱以及某些内分泌功能失调，从而引起一系列自体中毒症状的综合征，患者需靠透析或肾移植来维持生命。其发生率逐年增多。

一、发病机制

尿毒症的发病机制非常复杂，毒性物质蓄积在尿毒症的发病中起着重要作用。

（一）甲状旁腺激素

持续增高的甲状旁腺激素（PTH）能引起尿毒症的大部分症状和体征：①可引起肾性骨营养不良；

②皮肤瘙痒；③PTH 增多可刺激胃泌素释放，刺激胃酸分泌，促使溃疡生成；④血浆 PTH 持久异常增高，可促进钙进入施万细胞或进入轴突，造成周围神经损害，PTH 还能破坏血 - 脑屏障的完整性，使钙进入脑细胞。脑中铝的蓄积可产生尿毒症痴呆，而铝在脑的沉积又与 PTH 相关；⑤软组织坏死是尿毒症严重而危及生命的病变，这种病变只能在甲状旁腺次全切除后方能缓解；⑥PTH 可增加蛋白质的分解代谢，从而使含氮物质在血内大量蓄积；⑦PTH 还可引起高脂血症与贫血等。

（二）胍类化合物

胍类化合物是体内精氨酸的代谢产物。正常情况下精氨酸主要在肝脏通过鸟氨酸循环不断生成尿素、胍乙酸和肌酐。肾衰竭晚期，这些物质的排泄发生障碍，因而精氨酸通过另一种途径转变为甲基胍和胍基琥珀酸。甲基胍（methylguanidine）是毒性最强的小分子物质。甲基胍可引起体重下降、呕吐、腹泻、肌肉痉挛、嗜睡、红细胞寿命缩短及溶血、心室传导阻滞等。胍基琥珀酸（guanidinosuccinic acid）可影响脑细胞功能，引起脑病变。

（三）尿素

尿素过高可引起头痛、厌食、恶心、呕吐、糖耐量降低和出血倾向等。近年研究发现，尿素的毒性作用与其代谢产物 - 氰酸盐（cyanate）有关。

（四）胺类

胺类是氨基酸代谢产物，包括脂肪族胺、芳香族胺和多胺，可引起厌食、恶心、呕吐和蛋白尿，促进红细胞溶解，抑制 Na^+,K^+ - ATP 酶活性，增加微血管壁通透性，促进肺水肿和脑水肿的发生。

（五）中分子物质

分子量在 500 ~ 5000 的一类物质，化学结构不明，推测为多肽类物质。因其更易于透过腹膜，近年来腹膜透析重新受到重视。

此外，肌酐、尿酸、酚类、晚期糖基化终末产物、β_2 - 微球蛋白等，对机体也有一定毒性作用。尿毒症是一个很复杂的临床综合征，很难将其归因于某种单一的毒素，往往是多因素综合作用的结果。

二、功能代谢变化

尿毒症可出现各器官系统功能及代谢障碍所引起的临床表现。

（一）神经系统

有资料报道，尿毒症患者出现神经系统症状者可高达 86%。

1. 中枢神经系统功能障碍 表现为不安、思维不集中、记忆力减退、失眠等，严重者嗜睡甚至惊厥、昏迷，称之为尿毒症性脑病。

2. 周围神经病变 尿毒症时周围神经病变较为常见，男性多见，其表现为足部发麻，腱反射减弱或消失，甚至远侧肌肉麻痹等。病理形态变化为神经脱髓鞘等变化。其原因是患者血中胍基琥珀酸或PTH 增多，抑制神经中的转酮醇酶，故髓鞘发生病变而表现外周神经症状。

（二）消化系统

消化系统的症状是最早出现和最突出的症状。早期表现厌食，以后出现恶心、呕吐、腹泻、口腔黏膜溃疡，以及消化道出血等症状。其发生可能与消化道排出尿素增多，受尿素酶分解生成氨，刺激胃肠黏膜产生炎症甚至溃疡有关。此外，因肾实质破坏使胃泌素灭活减弱，PTH 增多又刺激胃泌素释放，故胃泌素增加，刺激胃酸分泌，促使溃疡发生。

（三）心血管系统

主要表现为充血性心力衰竭和心律失常，晚期可出现尿毒症心包炎。

（四）呼吸系统

尿毒症时伴有的酸中毒可引起呼吸加深加快，严重时可出现酸中毒固有的深大呼吸（kussmaul 呼吸）甚至潮式呼吸。由于尿素经唾液酶分解生成氨，故呼出气可有氨味。肺部并发症包括肺水肿、纤维素性胸膜炎或肺钙化等病变。

（五）免疫系统

尿毒症患者免疫功能低下。其主要表现为细胞免疫反应受到明显抑制，而体液免疫反应正常或稍减弱。其所以出现细胞免疫功能异常，可能因毒性物质对淋巴细胞分化和成熟有抑制作用，或者对淋巴细胞有毒性作用。

（六）皮肤变化

患者常出现皮肤瘙痒、干燥、脱屑和色素沉着等，其中瘙痒可能与毒性物质刺激皮肤感觉神经末梢及继发性甲状旁腺功能亢进所致皮肤钙沉积有关。尿素随汗液排出，在汗腺开口处形成的细小白色结晶，称为尿素霜（urea cream）。

（七）物质代谢紊乱

1. 糖代谢　约半数病例伴有葡萄糖耐量降低，其机制如下：①胰岛素分泌减少；②生长激素（可拮抗胰岛素）分泌增多；③胰岛素与靶细胞受体结合障碍；④肝糖原合成酶活性降低。

2. 蛋白质代谢　患者常出现消瘦、恶病质、低蛋白血症等负氮平衡的体征，其发生机制：①患者摄入蛋白质减少或因厌食、恶心、呕吐、腹泻使蛋白质吸收减少；②毒性物质（如甲基胍）使组织蛋白分解加强；③随尿丢失一定量蛋白质；④因出血使蛋白丢失；⑤合并感染可导致蛋白分解增强。

3. 脂肪代谢　患者血中甘油三酯含量增高，出现高脂血症。这是由于胰岛素拮抗物使肝脏合成甘油三酯增加，周围组织脂蛋白酶活性降低而清除甘油三酯减少所致。

三、慢性肾衰竭和尿毒症防治的病理生理基础

（一）治疗原发病

积极治疗原发病，可防止肾实质的继续破坏，从而改善肾功能。

（二）减轻肾负荷

控制感染、高血压、心力衰竭等，避免使用血管收缩药物与肾毒性药物，及时纠正水、电解质和酸碱平衡紊乱，以延缓疾病进展。

（三）饮食控制与营养疗法

饮食控制与营养疗法是非透析治疗最基本、有效的措施。其关键是蛋白质摄入量及成分的控制，要求采取优质低蛋白高热量饮食，保证足够的能量供给，减少蛋白质分解。其他方面还包括磷、嘌呤及脂质摄入的控制。

（四）透析疗法

透析治疗可以大大减轻尿毒症的各种症状，延长尿毒症患者的生命。

（五）肾移植

肾移植是目前治疗尿毒症最根本的方法。但目前仍存在供肾来源困难、移植肾被排斥及移植受者感染等问题。

附：泌尿系统三幕式案例分析

第一幕

患者，女，40岁。

主诉：发现蛋白尿8年，全身水肿伴少尿3天。

现病史：患者于8年前无明显诱因出现全身水肿、泡沫尿，在当地医院住院治疗。入院检查：下肢重度水肿，血压120/80mmHg，尿蛋白（＋＋＋＋）；尿液镜检：红细胞0～1/HP；TC 10mmol/L；ALB 20g/L；血清补体含量低于正常；肾脏活检：标本中20个肾小球，4个发生硬化改变。给予强的松1mg/（kg·d）及抗凝等治疗后，患者病情好转出院。出院后间断复查：尿蛋白（±）；24小时尿蛋白定量波动于0.2～2.0g；ALB 30g/L；Cr 135μmol/L。3天前，患者再次出现全身水肿，双下肢明显，尿量减少，约500mL/24h，伴尿中泡沫增多；食欲减退，恶心呕吐，进食后加重，皮肤瘙痒，胸闷、憋喘间作，平卧及活动后加重，无尿频、尿急、尿痛及肉眼血尿，为求进一步诊治收住入院。患者近期精神、睡眠欠佳，大便三日未行。

既往史：高血压病史4年，最高达200/120mmHg，时有头晕、头痛，每日口服一次硝苯地平缓释片20mg及苯那普利10mg，血压控制于(130～150)/(80～95)mmHg。否认糖尿病、冠心病病史。否认肝炎、结核等传染病病史。否认外伤、手术及输血史。

个人及家族史：无不良嗜好，无家族性遗传病史。

讨论：

1. 结合病史，推测患者8年前最可能患有何种肾脏疾病？其诊断依据是什么？

2. 患者为何会出现高血压？是否能称其为高血压病？其与肾脏疾病有何关联？

3. 分析患者出现消化系统症状的原因是什么？

4. 你认为还需要对患者进行哪些方面的检查？各项检查的意义分别是什么？

第二幕

体格检查

T 36.5℃，P 90次/分，R 21次/分，BP 160/100mmHg

神志清楚，发育一般，营养不良，贫血貌（面色及睑结膜苍白）。全身皮肤黏膜无黄染及出血点，浅表淋巴结未及肿大。颜面、胸腹水肿，眼、耳、鼻未见异常。双肺叩诊清音，呼吸音粗，可闻及细湿性啰音及胸膜摩擦音。心律齐，心尖区可闻及心包摩擦音，叩诊心界扩大。腹软，无压痛及反跳痛，肝脾未及。双肾未触及，肾区无压痛及叩击痛。双下肢及脚踝部凹陷性水肿（＋＋＋）。四肢、关节无异常，生理反射存在，病理反射未引出。

辅助检查

实验室检查：血常规：HGB 89g/L；RBC 2.04×10^{12}/L；WBC 17.5×10^9/L；PLT 86×10^9/L。尿常规：尿蛋白（＋＋＋），尿比重低并固定于1.010。血生化：Cr 720μmol/L；BUN 48.5mmol/L。K^+ 6.3mmol/L；Ca^{2+} 1.7mmol/L；磷2.0mmol/L；PTH 295 pg/mL。

B超检查：双侧肾脏明显缩小，表面不光滑，呈细颗粒状。

X线检查：左心肥大，少量心包积液。

讨论：

1. 本次入院患者的临床表现有何变化？患者的肾脏功能如何？

2. 患者心包摩擦音和肺部表现，说明疾病发生了什么进展？这些表现与肾脏疾病有何关联？

3. 患者血常规改变说明了什么，试分析其发生的原因。

4. 患者钙磷代谢紊乱与其多年来所患疾病有何联系？

第三幕

治疗经过：患者住院 3 个月，虽给予控制血压、利尿、血透、纠正酸中毒及水电解质紊乱等治疗，但病情无好转。血 BUN 逐渐升高，并出现胸水和腹水（均为漏出液）；可闻及心包摩擦音，血压持续升高，尿量显著减少。今晨因情绪激动出现口吐白沫，继而昏迷，经抢救无效死亡。

尸检摘要：女尸，身长 165cm，营养差，面部及双下肢水肿。腹部膨隆，各脏器位置正常，双侧胸腔有草黄色澄清积液，左侧 240ml，右侧 210ml，胸膜无粘连。心包腔内有草黄色澄清积液 150ml，腹腔有草黄色澄清积液 450ml。

心脏：重 370g，表面及心包膜壁层可见灰白色纤维素性渗出物，呈绒毛状。左心室壁厚 2.3cm，右心室壁厚 1.0cm。左房及左室轻度扩张，各瓣膜未见明显异常。镜检：心外膜明显增厚，其表面附近有片状及条索状均质红染的纤维素性渗出物，其间可见较多的单核细胞、淋巴细胞及中性粒细胞浸润。心肌细胞肥大，间质血管明显扩张、充血，间质结构疏松水肿。

肾脏：左肾 60g，右肾 70g，双肾表面见大小较一致的颗粒状改变，切面皮髓质分界不清，肾盂周围脂肪组织增多。镜检：大部分肾小球纤维化、玻璃样变，相应肾小管消失；部分残余肾小球呈代偿性肥大，相应肾小管高度扩张；间质纤维组织增生，并有大量淋巴细胞及少许中性粒细胞浸润，可见"肾小球集中"现象。

讨论：

1. 分析 8 年来患者肾脏疾病是如何发展的？患者可能的直接死因有哪些？
2. 根据尸检结果，分析死者肾脏病变属于何种病理类型？

目标检测

答案解析

思考题

1. 急性肾功能衰竭多尿期发生多尿的机制是什么？
2. 急性肾功能衰竭最危险的并发症是什么？为什么？
3. 急性肾功能衰竭少尿期产生代谢性酸中毒的原因是什么？
4. 试述慢性肾功能衰竭发生代谢性酸中毒的机制。
5. 慢性肾功能衰竭对机体的影响有哪些？机制是什么？

（王 彧 杨 波）

参考文献

［1］付升旗，游言文，汪永锋．系统解剖学［M］．北京：中国医药科技出版社，2017.

［2］段斐，任明姬．组织学与胚胎学［M］．北京：中国医药科技出版社，2016.

［3］李继承，曾园山．组织学与胚胎学［M］.9版．北京：人民卫生出版社，2018.

［4］刘黎青，葛钢锋．组织学与胚胎学［M］.4版．北京：人民卫生出版社，2021.

［5］周忠光，汪涛．组织学与胚胎学［M］.5版．北京：中国中医药出版社，2021.

［6］王庭槐．生理学［M］.9版．北京：人民卫生出版社，2018.

［7］叶本兰，明海霞．生理学［M］．北京：中国医药科技出版社，2016.

［8］郭健，杜联．生理学［M］．北京：人民卫生出版社，2021.

［9］朱大诚．生理学［M］．北京：中国医药科技出版社，2016.

［10］赵铁建，朱大诚．生理学［M］.11版．北京：中国中医药出版社，2021.

［11］郑煜，陈霞．呼吸系统［M］．北京：人民卫生出版社，2015.

［12］王建枝，钱睿哲．病理生理学［M］.9版．北京：人民卫生出版社，2018.

［13］吴立玲，刘志悦．病理生理学［M］.4版．北京：北京大学医学出版社，2019.

［14］申丽娟，王娅兰．病理学［M］．北京：中国中医药出社，2016.

［15］步宏，李一雷．病理学［M］.9版．北京：人民卫生出版社，2018.

［16］苏宁，王世军．病理学［M］.3版．北京：人民卫生出版社，2021.

［17］刘春英，高维娟．病理学［M］．北京：中国中医药出版社，2021.

［18］葛均波，徐永健，王辰．内科学［M］．北京：人民卫生出版社，2018.

［19］姜希娟．病理学PBL教程［M］.2版．北京：中国中医药出版社，2020.

［20］曾南，周玖瑶．药理学［M］.2版．北京：中国医药科技出版社，2018.

［21］杨宝峰，陈建国．药理学［M］.9版．北京：人民卫生出版社，2018.

［22］胡刚，周玖瑶．药理学［M］.4版．北京：人民卫生出版社，2021.

［23］张硕峰，方晓艳，药理学［M］.11版．北京：中国中医药出版社，2021.